日本の
バイオイノベーション

オープンイノベーションの進展と
医薬品産業の課題

元橋一之【編著】
Kazuyuki Motohashi

Biotechnology Innovation in Japan:
Advancement of Open Innovation Model and
its Challenge for Pharma Industry

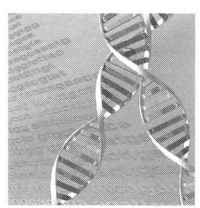

東京 白桃書房 神田

目　次

第1章　はじめに
……………………………………………………元橋一之／1
　　1．問題意識
　　2．本書の構成
　　3．本書の概要
　　4．本書から得られるインプリケーション

第Ⅰ部　製薬企業におけるオープンモデルへの取り組み

第2章　医薬品産業を巡る環境変化と外部連携の実態
……………………………………………………元橋一之／17
　　1．はじめに
　　2．研究開発に関する外部連携の状況
　　3．医薬品の研究開発を巡る環境の変化
　　4．アンケート調査による外部連携に関する要因分析
　　5．結　論

第3章　医薬品産業におけるアライアンス
　　　　―全国イノベーション調査結果による研究―
……………………………………………………小田切宏之／41
　　1．はじめに
　　2．全国イノベーション調査で見る共同研究の実態
　　3．おわりに

第4章　日本のバイオ分野の技術優位性と海外からの技術の取り込み
……………………………………………………岩佐朋子／65
　　1．はじめに
　　2．国の技術優位性と海外からの技術の取り込みとの関係
　　3．日本のバイオ・製薬分野における技術優位性と海外からの技術の取り込み

　　　　　　4．結　　論
第5章　製薬イノベーションにおけるオープンモデル
　　　　……………………………………松本弥生・坂田恒昭／89
　　　　　　1．はじめに
　　　　　　2．産学官連携の現状
　　　　　　3．国立大学法人間格差
　　　　　　4．製薬分野での産学官連携の問題点
　　　　　　5．シオノギ創薬イノベーションコンペ（FINDS）とは
　　　　　　6．おわりに

第Ⅱ部　医薬イノベーションにおける外部連携に関する分析

第6章　日本の製薬業における共同開発
　　　　　―新薬開発プロジェクト・データからの分析―
　　　　……………………………………………… 中村　豪／113
　　　　　　1．はじめに
　　　　　　2．日本の製薬業における共同開発の傾向
　　　　　　3．共同開発プロジェクトの特徴
　　　　　　4．共同開発の成功確率：国内企業と外資系企業の比較
　　　　　　5．まとめ
第7章　医薬品アライアンスの統計分析
　　　　……………………………………絹川真哉・元橋一之／133
　　　　　　1．はじめに
　　　　　　2．アライアンス件数の動向と構造変化
　　　　　　3．アライアンスの地域差
　　　　　　4．契約金額の地域差
　　　　　　5．まとめ

第Ⅲ部　バイオイノベーションにおける大学の役割

第8章　医薬・バイオ産業における産学連携
―特許出願行動で見るプロパテント政策の効果と産学間の研究契約に関する考察―
………………………………………………… 中村健太／159
1. はじめに
2. 産学官連携にかかわる諸制度
3. バイオテクノロジー特許の出願動向分析
4. 産学間研究契約の特徴
5. おわりに

第9章　大学等発ベンチャーの現状と課題
―ライフサイエンス分野の大学等発ベンチャーの特徴―
………………………………………………… 小倉　都／185
1. はじめに
2. 産学連携制度の展開
3. ライフサイエンス分野のベンチャーが重要な理由
4. 大学等発ベンチャーの環境変化
5. 大学等発ベンチャーの現状と課題
6. まとめと考察

第10章　大学教育組織の展開と産学連携
―ライフサイエンス・バイオテクノロジー分野の実証分析―
………………………………… 加藤雅俊・小田切宏之／213
1. はじめに
2. ライフサイエンス分野における教育組織の設置
3. バイオテクノロジー分野の産学連携に与える影響
4. おわりに

第Ⅳ部　バイオベンチャーとバイオ分野への新規参入

第11章　バイオベンチャーの活動に関する日米比較分析
　　　　　　　　　　　　　　　　　　　　　　　　　元橋一之／237
　　　1．はじめに
　　　2．日米バイオベンチャー活動の概況
　　　3．企業規模に関する定量分析
　　　4．まとめと考察

第12章　日本の創薬系バイオベンチャーの成長要因
　　　―産学官連携の有効性―
　　　　　　　　　　　　　　　　　　　　西村淳一・岡田羊祐／259
　　　1．はじめに
　　　2．日本の創薬関連バイオベンチャーの成長と研究開発
　　　3．実証分析
　　　4．おわりに

第13章　IT企業によるライフサイエンス分野への参入戦略
　　　―日立ソフトに関する事例研究―
　　　　　　　　　　　　　　　　　　　　　　　　　太田啓文／285
　　　1．はじめに
　　　2．本研究の動機
　　　3．日立ソフトのライフサイエンス事業
　　　4．質問票調査によるデータと分析結果
　　　5．結　　論

あとがき／305

索引／309

第1章　はじめに

元橋一之

1. 問題意識

　医薬品研究開発の分野は，分子生物学の進歩やゲノム情報をベースとした創薬技術などのバイオテクノロジーの進歩によって，その研究開発のあり方が大きく変わってきている．このような新たな技術の進展によって，研究開発における基礎研究の重要性が高まっており，大学や公的研究機関との連携が進んでいる．また，医薬品の研究開発の最終的なアウトプットは新薬を上市することであるが，その過程においては治験制度や薬価制度など多くの規制が存在する．この薬事法による各種規制も見直されているところであり，医薬品の研究開発に少なからぬ影響を与えている．治験制度については国際的な整合化が図られており，製薬メーカーの国際的な競争が激化しており，研究開発スピードや効率の向上が求められている．さらに，ここ数年間の間で「知的財産立国」を目指したプロパテント制度改革が行われ，また国立研究機関や国立大学の法人化によって産学連携が活発に行われるようになるなど制度的な要因についても，医薬品研究開発に大きな影響を与えていると考えられる．

　これらの技術面，市場面，制度面のそれぞれにおける状況の変化は，製薬会社が自社内のリソースのみによって新薬の開発を行うのではなく，外部機関との共同研究・共同開発や知財（知的財産）のライセンスなどを用いた外部連携モデルを取り入れるようになったことと関係が深い．バイオテクノロジーの進展や産学連携政策などについては，主に上流の研究分野において，外部連携を進める効果があると考えられる．一方で，規制改革に伴う市場競争の激化や国際化の進展によって，主に開発などの下流部分において企業間

のアライアンスや医薬品のライセンス活動が影響を受けている．医薬品の研究開発プロセスは10年〜15年という長い年月に渡って行われ，主に影響を及ぼす部分は異なるものの，ここ5年〜10年の状況の変化によって，製薬メーカーはオープンイノベーションモデルを追求するようになっている．

しかし，日本のイノベーションシステムは，大企業を中心とする「自前主義」を特徴とし，大学やベンチャー企業との連携については十分に行われていないといわれてきた（元橋，2001）．大企業においては自社内に豊富な研究リソースを有することから，外部連携を行うインセンティブは中小企業と比べて小さい．イノベーションにおいてハイテクスタートアップが大きな役割を担うダイナミックは米国のシステムと比較して，日本においては戦前から存在する大企業が中心的な役割を担っている．大企業においてはNIH（Not Invented Here）シンドロームが見られ，外部連携に対しては消極的になりがちである（Motohashi, 2005）．このような大企業を中心としたシステムにおいては，国全体としてのイノベーション創出に向けた大学などの公的研究機関やベンチャー企業の役割が相対的に小さくなる．外部連携モデルに移行しようとする製薬企業によって，「自前主義」を特徴とする日本のイノベーションシステムは，国際競争の足かせになりかねない．このような問題意識の下，本書においては，医薬品産業を中心としたバイオテクノロジーを用いたハイテク産業のチャレンジについてさまざまな角度から検討していくこととする．

2．本書の構成

本書においては，以下の大きく4つの視点からバイオイノベーションを取り巻く状況環境の変化と製薬企業やイノベーション政策のあり方について分析を行っている．
- ・製薬企業におけるオープンモデルへの取り組み
- ・医薬イノベーションにおける外部連携に関する分析
- ・バイオイノベーションにおける大学の役割
- ・バイオベンチャーとバイオ分野への新規参入

2. 本書の構成

図1：製薬イノベーションのオープン化の進展

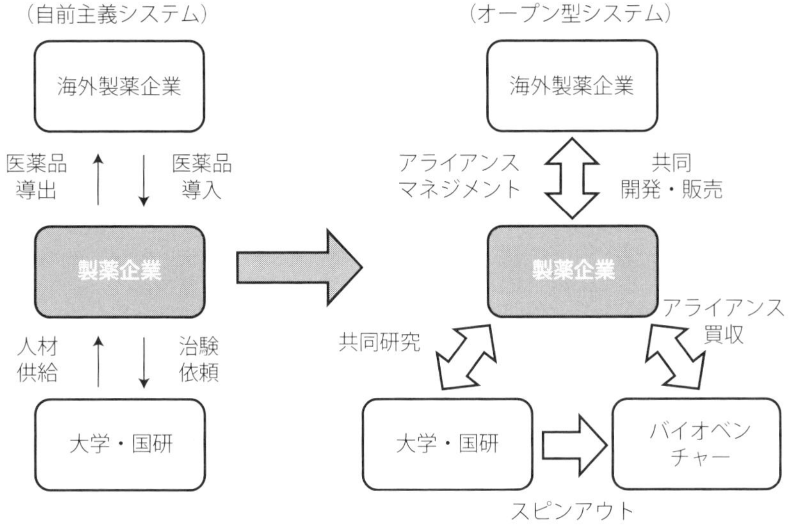

（自前主義システム）

- 海外製薬企業
  - 医薬品導出 ↑ ↓ 医薬品導入
- 製薬企業
  - 人材供給 ↑ ↓ 治験依頼
- 大学・国研

→

（オープン型システム）

- 海外製薬企業
  - アライアンスマネジメント ⇕ 共同開発・販売
- 製薬企業
  - 共同研究 ⇕ ⇕ アライアンス買収
- 大学・国研 ⇒ バイオベンチャー
  - スピンアウト

4つのそれぞれの視点は相互補完関係にあり，図1はその内容を図示したものである．従来型の自前主義イノベーションシステムにおいて，製薬イノベーションは企業内の研究所や開発部門によって進められてきた．製薬企業は，従前より他企業や大学・国研（国立試験研究機関）と強いつながりを持っていた．しかし，例えば，海外の製薬企業との関係については，国ごとに治験制度や医薬品販売に関する商慣行が異なることから，医薬品の導入や導出を通じての付き合いが中心であった．また，大学や国研については治験の依頼先や人材の供給元として捉えられていた．このように，従来型の外部連携はあくまで自社の研究開発リソースを補完するための位置づけでしかなかった．

これが，大学や国研における基礎研究をベースとしたバイオ技術の進展や医薬品に関する規制制度の国際的ハーモナイゼーションなどを背景として，米国を中心にネットワーク型のイノベーションシステムが広がってきた．国際的に医薬品の研究開発競争が激化する中で日本の大手製薬メーカーもこのトレンドを無視することはできない．まず，海外や国内の製薬メーカーとの

関係としては，単に医薬品に導入・導出にとどまらず共同開発や共同マーケティングといった複雑な形態のアライアンス契約が結ばれるようになった．また，契約内容が複雑化・長期化するにつれてアライアンスをより効果的に進めるためのアライアンスマネジメントの重要性が高くなっている．

大学や国研との間でもより緊密な関係が構築されている．遺伝子機能の解析やタンパク工学などのバイオ技術は大学や国研における研究成果から生まれることが多く，これらの技術なしに医薬品の研究開発が進められなくなっている．また，遺伝子治療などの分野では臨床の現場における研究が重要であることから，いわゆるトランスレーショナルリサーチの場としての大学病院との関係も重要になっている．

さらにバイオ医薬の分野におけるイノベーションシステムを考える上で重要なのが，バイオベンチャー（BV）の役割である．バイオベンチャーの多くは大学や国研における研究成果をベースにしたものであり，大学における基礎研究と製薬メーカーが必要とする商品化に近い技術のギャップを埋める働きをしている．医薬品の研究開発プロセスは数万分の1の確率で医薬品となる化合物を探し出すリスクの高いものであるが，特にリスクの高い上流部分の研究はバイオベンチャーによるところが大きい．大手製薬メーカーは，バイオベンチャーから医薬品化合物をインランセンスすることで研究開発効率の向上を図っている．

このようにオープン型のシステムにおいては，製薬企業と大学・国研，バイオベンチャーが相互補完的に鼎立する構造になっているが，日本においては自前主義システムからの脱却が遅れている．特に顕著なのはバイオベンチャーが未成熟であることである．また，国研や国立大学の法人化，TLO補助金などの影響によって，このところ産学連携は大幅に進んできているが，米国の大学と比べるとまだ発展途上といえよう．

本書においては，図1の自前主義システムからオープンイノベーションシステムへの移行にあたって，日本の企業や大学・国研がどのような状況にあるか，欧米と比べて移行が遅れているとするとどのような点に問題があるのかについて明らかにする．まず，第2章～第5章で医薬品産業における外部連携の実態や製薬企業におけるオープンイノベーションに対する取り組みに

ついて述べる．第6章と第7章では，製薬企業の共同開発やアライアンスにフォーカスして，大学や他企業との連携内容に関してよりミクロに突っ込んだ分析結果を示す．第7章〜第9章においては，バイオイノベーションにおける大学の役割について検討する．最後に第10章〜第12章において，バイオベンチャーの活動について日米比較も含めた分析結果を示すとともに，既存企業のライフサイエンス分野への参入にあたっての研究開発戦略を明らかにする．

3. 本書の概要

まず，外部連携の実態について概観するために，第2章においては大手製薬企業に対するアンケート調査の結果を用いて，連携の相手，内容とその要因（バイオ技術の進展といった技術的要因，国際的競争の激化という市場要因，産学連携政策などの政策要因）の関係について分析を行っている．その結果として，主にバイオテクノロジーの進展という技術的要因の影響によって，海外のベンチャー企業との連携を強化していることがわかった．また，グローバル市場を睨んだ新薬開発という市場要因については，海外の大手製薬メーカーとの連携を強化させる方向に影響していることがわかった．

第3章においては，「全国イノベーション調査」（科学技術政策研究所）のデータを用いて医薬品のアライアンスに関する状況を明らかにした．「全国イノベーション調査」は全産業に対して行われたものであるので，医薬品産業の特徴を明らかにしたものとして意義が高い．医薬品産業においては，大学や公的研究機関との連携が活発で，イノベーションのための情報源としてもこれらのサイエンスセクターが高く評価されている．大企業の自前主義が特徴的で，産学連携などが活発に行われてこなかった日本のイノベーションシステムは，医薬品産業において特に大きな足かせになっている可能性がある．産学連携政策は日本においてバイオテクノロジーやライフサイエンス分野のイノベーションを振興するために特に重要であることを示唆している．

第4章は日本のバイオ分野の海外からの技術の取り込みについて分析を行っている．まず，特許データによる顕示技術優位（Revealed Comparative

Advantage）指数や発明者ウェイトによるとバイオ分野の日本の技術競争力は低下傾向にあることがわかった．そのために日本企業は海外からの技術の取り込みを積極的に行う必要があるが，この技術ソーシングの決定要因について分析を行ったところ，自国において相対的に遅れている分野において活発に行われている．ただし，海外の研究所など自国外で海外の技術を取り込む場合は，比較的競争力のある技術分野である場合が多い．日本におけるバイオイノベーションを振興するためには海外の研究機関なども含めたグローバルなシステムを構築していくことが重要である．

　第5章は製薬企業におけるオープンイノベーションモデルを取り入れた事例研究となっている．塩野義製薬が行っているFINDS（シオノギ創薬イノベーションコンペ：PHarma INnovation Discovery competition Shionogi）は，同社が提示するニーズに対する創薬研究に関するアイディアを全国から公募するシステムである．実施案件の選択にあたっては塩野義製薬の若手研究員が関与するなど，社内の研究ニーズと外部研究のマッチングに配慮している．提案者が大学の場合，基礎的な研究内容であることも多いが，事業化への道筋が見えることを採択要件としており，特許取得において大学サイドにノウハウがない場合，塩野義製薬の知財部がサポートを行うこともある．大学サイドにおいて企業のニーズが見えない，企業サイドにおいて大学に必要な技術が見あたらないという産学双方の問題を乗り越える新たなオープンイノベーションモデルの事例として意義の大きいステムであると考えられる．

　これまでの医薬品産業や製薬企業におけるオープンイノベーションの実態に関する概況を踏まえて，第6章と第7章では共同開発やアライアンスといった具体的な連携の内容に踏み込んだ研究成果を示している．まず，第6章は個々の新薬開発プロジェクトに関する詳細データ（テクノミック「明日の新薬」）を用いて医薬品の共同開発の実態を明らかにしている．共同開発は自社にないリソースを求めて行われるものであることから，相対的に研究開発能力が低い企業において多く見られる．しかし，新薬開発が次々と行われ市場成長率の高い分野において，共同研究の割合が高くなることから技術の補完と同時に研究開発スピードを上げることを目的としたものが多いことを示唆している．また，共同開発の成功には，技術情報の共有が大きな影響

を与えていることがわかった．開発相手との情報共有をスムーズに行うためのアライアンスマネジメントの重要性を物語る結果となっている．

　第7章は医薬品関係のライセンスやアライアンスの内容について詳細な分析を行っている．世界的に見たアライアンスの研究は1990年代後半から急増しており，1件あたりの契約件数についても高騰している（2007年の中心値が約4,500万ドル）．ここでは米国上場バイオベンチャーが各種製薬メーカーにライセンスアウトしたディールに関する情報を用いており，欧米企業と比べた日本の製薬メーカーの特徴が明らかにされている．まず日本の製薬メーカーがライセンシーであるディールについてフェーズⅡ以降のレイトステージのものの割合が多くなっているが，欧米企業との違いは統計的に有意なものではないことがわかった．また，技術分野や契約形態についても大きな違いはなく，日本の製薬メーカーがグローバルなアライアンス戦略を進めていることが背景にあると考えられる．また，技術分野や契約形態などでコントロールした契約金額を比較すると，1994年以前の契約については日本企業や欧米企業より高額な対価を要求されていたが，最近ではその差がなくなった．アライアンス戦略の内容はパフォーマンスについて日本の製薬メーカーは欧米と遜色ないレベルであるということができる．

　第8章からはバイオイノベーションシステムにおける大学の役割について述べている．まず第8章はバイオテクノロジー関係の特許データを用いて1990年代の後半から制定されたTLO法や日本版バイドール法などの大学・国研に対するプロパテント政策の効果に関する分析を行っている．その結果，公的研究機関における特許はその質の向上が見られる一方で大学においては特許の質は大きく変わらないことがわかった．その一方でプロパテント政策によって大学における出願特許数は大幅に増加しているので，バイオイノベーションへの貢献という意味で，大学や国研などの研究成果のポテンシャルは高まっていることを示唆している．問題はこの特許が民間企業に対してライセンスされたり，大学発ベンチャーとして事業化されるなど，イノベーションへの貢献が行われているかどうかである．

　第9章は科学技術政策研究所において行われたアンケート調査を用いて，この大学発ベンチャーの問題に対して見たものである．大学発ベンチャーの

重要性については，科学技術基本計画においても明記されており，2001年には当時の経済産業大臣の名称をとった平沼プラン（大学発ベンチャー1,000社計画）が発表された．なお，経済産業省調査によると2007年末の大学発ベンチャーの数は1,700社を超えており，この計画は達成されている．そのうち約3分の1はライフサイエンス分野であり，かつこの分野では設立時に学生ではなく教授か同等の研究員が関与した上で，大学等から特許を技術移転して立ち上げる例が多いという特徴がある．ただし，その規模は設立時の平均従業員数が4.6人，現在で12.3人とまだ小さい規模にとどまっている．平均設立時は2003年とまだ若い企業が中心であることから，今後の動向が注目される．ライフサイエンス分野の大学発ベンチャーは資金面で問題があるとする企業の割合が多いが，2008年秋以降の不況で資金調達環境がさらに悪化していることもわかった．このようにライフサイエンスは大学発ベンチャーによって大学等における研究成果の事業化を行うのに適した分野であると思われるが，設立後のリスクマネー供給体制など資金面における環境整備が重要といえる．

　第10章は大学におけるライフサイエンス関係学科の設置状況から，同分野における大学の役割について研究を行ったものである．日本の大学は米国の大学と比べて教育組織の改廃スピードが遅いといわれている（山田・塚原，1986）．それではライフサイエンスという比較的新しい学問領域について，早くから学科の設置が行われているのはどのような大学であろうか．日本においては大半の大学が1980年代にライフサイエンス関係の学科が設置され，規模の大きい大学，理系を有する大学において設置に積極的であったことがわかった．また，ライフサイエンス学科の設置状況と産学研究の状況についての分析を見ると，ライフサイエンス学科を古くから設置している企業ほど産学連携を積極的に行っていることがわかった．

　第11章からはバイオベンチャーやバイオ分野における異業種の参入に関する研究成果を集録している．まず，第11章は日米のバイオベンチャーの比較分析である．「大学発ベンチャー1,000社計画」などの影響もあり，企業数でいうと日本のバイオベンチャーの活動はそこそこ活発といえる．しかし，上場企業数について見ると，日本は10数社であり，米国の400社以上と雲

泥の差がある．また，日本のベンチャー企業は企業年齢とともに序々に成長するパターンであるのに対して，米国のベンチャー企業は創立時からある程度の規模を有しているという違いがある．また，米国のバイオベンチャーは創薬系といったリスクの高い分野に集中しているのに対して，日本においては研究サービスなど「日銭を稼ぐ」モデルをとっている企業が多いことも特徴的である．このようなベンチャー企業の違いは，日米においてリスクマネーを供給する資金環境が違うことの影響が大きいと思われる．米国においては独立系のベンチャーキャピタリストがアーリーステージのリスクの高い段階から深くて長い資金投資を行っているのに対して，日本では銀行や事業会社系のベンチャーキャピタル（VC）が中心で大きなリスクをとらないといわれている．このような資金環境の違いは長い研究開発プロセスを必要とする創薬系のベンチャー企業にとって生死を決する要因といっても過言ではない．

　第12章においては，創薬系のバイオベンチャーの成長要因についてより詳細な分析が行われている．特に産学連携の役割についてフォーカスした内容となっており，日本の創薬系ベンチャーの多くは大学との連携は密接に行っている一方で，企業との連携は少ないことが明らかになった．大学との連携は研究開発を進める上で重要であるが，安定的な研究資金を得るためには企業とライセンス契約を締結することが重要である．2000年以降，大手製薬メーカーとの連携数が増えてきてはいるが，まだまだこれからといった状況である．

　最後に第13章においては，IT企業によるライフサイエンス分野への進出事例として日立ソフトに関する分析結果を掲載した．資金環境の制約によってベンチャーモデルが難しい場合は，ある程度資金的に余裕がある大企業からの新規参入が有効であるという考え方もある．特に日立ソフトはDNAチップという本業のITと親和性の高い分野に進出しており，国内メーカーとしては売上高トップの実績を上げている．ここでは日立ソフトのライフサイエンス分野の研究者に対するアンケート調査を行い，同社にとっては新しい分野であるバイオ分野の知識獲得をどのようにして行ったのか詳細に検討を行った．その結果，ライフサイエンス分野の研究員を大量に採用し，さらに産学連携や同社の100％子会社であるDNAチップ研究所などの外部から

のバイオ知識と同社にあった IT に関する知識を融合することによって，DNA チップの開発を行っていることがわかった．

4. 本書から得られるインプリケーション

　バイオテクノロジーの進展によって新薬の研究開発プロセスに変革が見られる中，米国においてはベンチャー企業を中心に新薬開発のイノベーションが生まれたのに対して日本においては大企業中心のイノベーションシステムが障害となり対応が遅れたといわれている．また，その背景には，日本においては大学における分子生物学などの基礎研究のレベルが低かったということも影響しているとの指摘もある．しかし，タイミングとしては遅れているのかも知れないが，日本の製薬メーカーも研究開発に関する外部連携を進めており，バイオ医薬品の分野である程度の結果も出てきている．その中では，JT やキリンビールのように他業種から進出した企業の活躍が含まれていることも興味深い．ベンチャーモデルが機能しにくい日本において，非連続的なイノベーションが生まれる際に産業としての競争優位を維持する1つのモデルとして有効かもしれない．

　ただし，非連続的なイノベーションが起きている分野においては，産学連携やベンチャー企業が次々と生まれるダイナミックでフレキシブルなシステムが比較優位を持つと考えるのが自然である．また，バイオ医薬品のように科学的知見が重要な役割を持つ分野では，大学や公的研究機関とのリンケージをいかに密接に図っていくかが重要である．このような観点から日本のイノベーションシステムをよりオープンでフレキシブルなものにしていくことは重要である．その際には，金融面，人材面，企業の競争環境，大学等における研究者のインセンティブの問題など，さまざまな要素を同時並行的に変えていくことが重要である．ベンチャーキャピタルを整備しただけではベンチャー企業に飛び出す人材が相次ぐというようにはならないし，大学におけるインセンティブシステムを変えても企業サイドの問題で産学連携がうまくいかないこともある．すべての要素が相互補完関係を持っており，そのシステム全体を変えていくことが必要であるからである．

4. 本書から得られるインプリケーション

図2：医薬品産業を巡る環境の変化とその影響

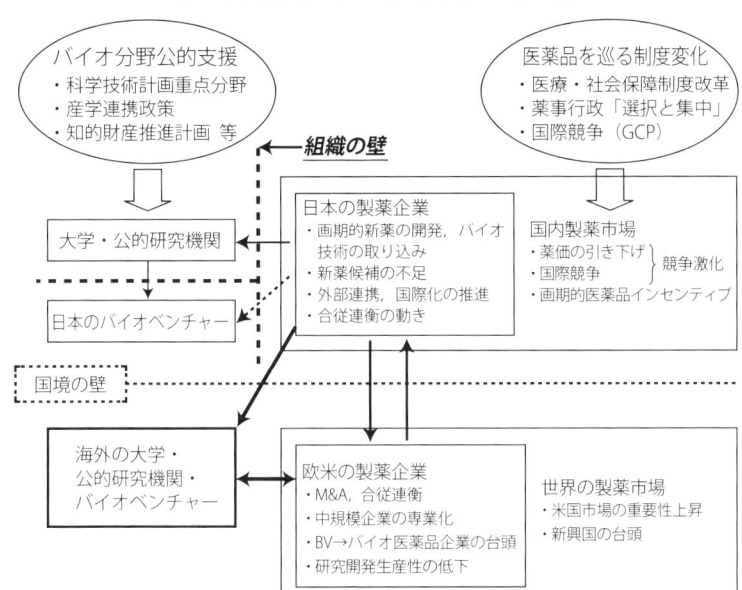

　それではバイオテクノロジーの進展によって大きな影響を受けている医薬品産業のイノベーションシステムという観点からは具体的にどのようなシステム的問題が生じているのであろうか？　図2はこれまでの分析結果をまとめて示したものである．これまで見てきたように，バイオテクノロジーの進展に伴って，医薬品の研究開発プロセスは大きく変わってきた．日本の製薬メーカーはこれまで自社内の人材や技術で対応できない部分が拡大したため，外部機関との連携を強化してきた．製薬メーカーに対する調査の結果，特に国内の大学・公的研究機関と海外のベンチャー企業との連携に力を入れていることがわかった．ただし，その内容について詳細に調べてみると国内の大学・公的研究機関との連携は新たな知識の習得といった一般的な内容のものが中心で，新薬開発に向けたよりフォーカスしたライセンシングや共同研究は，主に海外のベンチャー企業（そのほとんどは大学などからのスピンアウトである）と行っていることがわかった．つまり，図2のとおり，新たな技

術的シーズは海外のベンチャー企業から取り入れ競争が激化する国内市場や海外市場向けの製品の開発を行っているという状況になっているということである．

　日本の製薬メーカーはグローバルなイノベーションシステムを活用して，バイオテクノロジーの進展に伴う製薬研究開発プロセスの変化に対応しようとしている．しかし，このような動きは米国，英国およびスイスにおける製薬会社の動きに相当遅れをとっているといわれている．その原因としては，地理的な近接さが技術のスピルオーバーに影響するということが考えられる．研究開発に関する外部連携を行う場合は，連携先の情報を入手し，その技術レベルや内容を評価することが必要である．その際には「目利き能力」と同時にいかにいい情報を早く入手するかが重要である．その際に地理的な近接度が決定的な要因となることは想像に難くない．さらに国際的な技術のスピルオーバーは言語の障害もありより困難性を伴う．日本の製薬メーカーは海外に研究拠点を設けてきているが，その規模の点では海外のメガファーマに及ぶべくもない．

　このような問題意識から日本のイノベーションシステムの問題について考えてみると，図2に示すように，日本の大学・公的研究機関と医薬品産業との間の産学連携が不十分であるのはなぜか（言い換えると日本の製薬メーカーはなぜ欧米の大学発ベンチャーとの連携をより重視しているか），また，日本においてはなぜ米国に見るような大学発ベンチャーが活発ではないのかという点がポイントとなる．科学技術基本計画において，ライフサイエンス分野に対して公的研究資金を優先的に配分するという方針が出ているが，それが日本の医薬品産業のイノベーションにつながるためには，効果的な産学連携が行われることが必要である．その際には，人材面での問題，資金面での問題，大学・企業双方のインセンティブの問題をクリアしないといけない．

　日本の大手の製薬メーカーが医薬品のアライアンスに関して欧米企業と遜色ないレベルまで来ている中で，重要なのは大学・国研における研究成果をいかに事業に結び付けるか，その役割を担うバイオベンチャーをどのように振興するかである．そのためには，人材面の問題，資金面の問題の両者を同時に解決する必要がある．人材面ではライフサイエンスに関する技術的知識

を有すると同時に技術の事業化をマネージできる人材，事業化という観点から技術に対する目利きができる人材が求められている．このような人材を育成するためには，技術経営教育の充実を行うとともに，産学の双方において人材の交流が円滑に行えるような人材の流動性の確保が重要である．資金面においては，ライフサイエンス分野は深く長い投資期間が必要になることから，ベンチャーキャピタルを中心としたリスクマネーの供給システムを充実させることが必要である．日本において独立系のベンチャーキャピタリストが少ないという歴史的な問題もあるが，ここでもやはり必要となるのは技術の目利きができる人材である．このような人材を安定的に供給できるかどうかが，日本において大量の公的資金が投入されているライフサイエンス分野が産業界で花開く鍵を握っているといっても過言ではなかろう．

参考文献

元橋一之（2001）「日本のイノベーションシステムの現状と課題」『日本のイノベーションシステムに関する調査研究報告書』経済産業研究所．

山田圭一・塚原修一（1986）『科学研究のライフサイクル』東京大学出版会．

Motohashi, K. (2005) "University-industry Collaborations in Japan: The Role of New Technology-based Firms in Transforming the National Innovation System," *Research Policy*, Vol. 34, No. 5, pp. 583-594.

第Ⅰ部

製薬企業における
オープンモデルへの取り組み

第2章 医薬品産業を巡る環境変化と外部連携の実態

元橋一之

1. はじめに

　第1章で述べたように医薬品産業を巡る環境は大きく変化しており，日本の製薬メーカーもグローバルに進展するオープンイノベーションの波に飲み込まれている．その背景としては，医薬品研究開発プロセスにおけるバイオテクノロジーの進展（技術要因）とともに，規制緩和と国際競争の激化（市場要因），プロパテント制度改正や大学改革（政策要因）などさまざまな要因が影響している．ここでは，これらの医薬品を巡る環境変化について述べるとともに，製薬メーカーに対するアンケート調査結果を基に，外部連携の内容と上記の技術要因，市場要因および政策要因のそれぞれの関係について分析を行う．

　本章においては，まず科学技術研究調査などの統計データを用いた医薬品産業の研究開発に関する外部連携の実態をマクロレベルで押さえることとする．次に技術要因，市場要因，政策要因の3点についてそれぞれの内容について詳細な説明を加える．さらに，製薬メーカーにおける外部連携の内容（ライセンス，アライアンス，研究委託など），相手（大学，同業他社，バイオベンチャーなど），目的などの項目に関するアンケート調査の結果を紹介する．また，このアンケート調査では，上記の3つの外部要因に関する質問項目も用意しており，外部連携にあたってどの要因との関連性が高いのかについて分析を行っている．最後に分析結果のまとめと政策インプリケーションについて述べる．

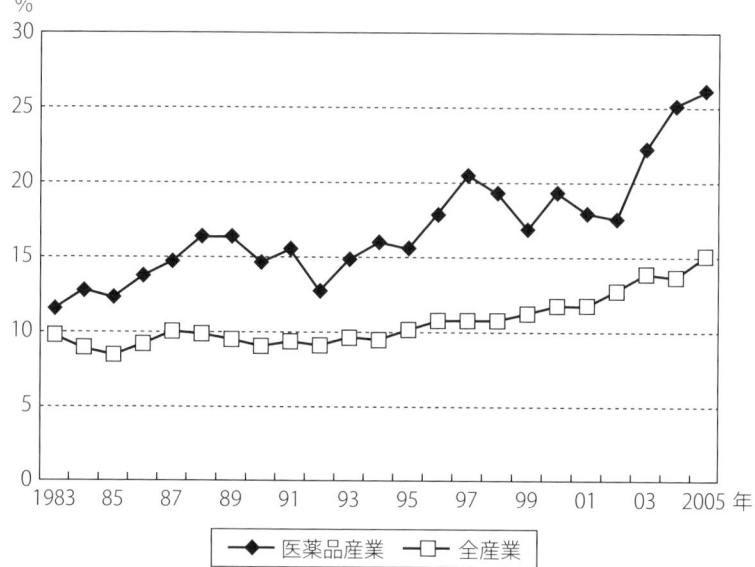

図1：医薬品産業における研究開発の外部連携比率

出所）「科学技術研究調査」（総務省），各年．

2. 研究開発に関する外部連携の状況

　科学技術研究調査（総務省）によると，2005年の医薬品産業の研究開発費の売上のうち，研究開発費に占める割合は11.0％であり，製造業平均の3.9％と比べても非常に高い．1つの新薬を開発するのには数十億円〜数百億円の研究開発費と10年以上の期間が必要であり，医薬品産業は製造や販売コストと比較して研究開発費の割合が高い研究開発型産業である．また，薬として有効な化合物を探索するプロセスの結果，新薬上市に至るまでの成功確率は約2万分の1といわれており，非常にリスクの高い作業であるといえる．このような新薬の研究開発を効率的に進めていくためには外部機関との連携を行っていくことが重要になっている．図1は科学技術研究調査（総務省）の医薬品産業の外部支出研究費の内部研究費に対する割合を見たものである．

2. 研究開発に関する外部連携の状況

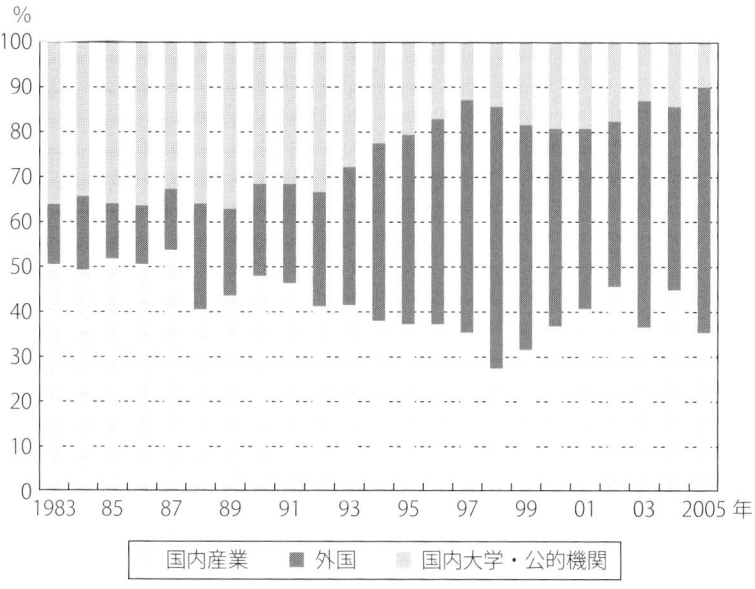

図2：医薬品産業における社内使用研究費と社外支払研究費の推移

出所）「科学技術研究調査」（総務省），各年．

　医薬品産業全体の外部支出研究割合は増加傾向にあり，2005年においては26.2％と研究費の4分の1を占めるようになっている．これは，全産業の15.0％を大きく上回っており，医薬品産業においては，他の産業と比べて外部連携が進んでいることを示している．また，図2は外部研究支出総額の支出先相手として，「国内企業」「外国」および「国内大学・研究機関」の割合を見たものである．1990年代に入って「外国」向けの支出の割合が大きく増加しており，2005年においては半分以上を占めるようになっている．その一方で，「国内大学・研究機関」向けの割合が減少しており，シェアで見ると産学連携の重要性が低下していることがわかる．日本の製薬メーカーは，米国を中心として海外展開を積極的に行っており，企業によって海外売上比率が50％を超えるものも見られる．このように海外事業展開を図るためには，それぞれの国において医薬品の承認をとる必要がある．そのために治験を海外で行うためのコストや開発における海外企業とのアライアンスの増加に

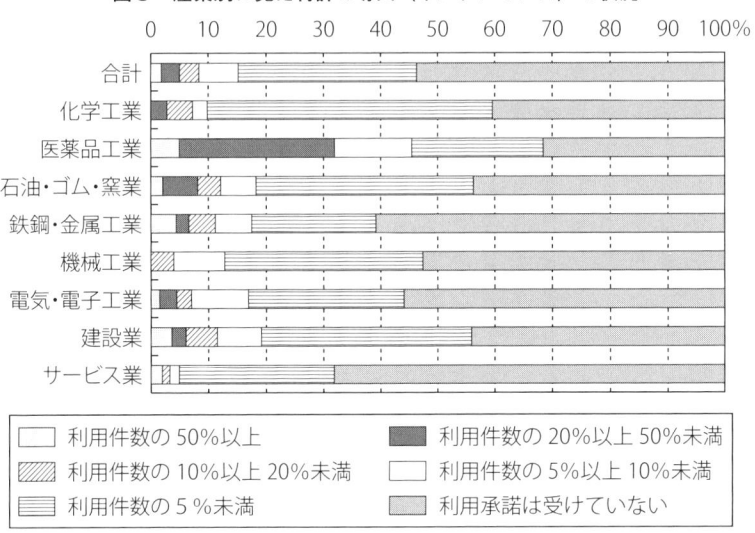

図3:産業別に見た特許の導入（インランセンス）の状況

出所) 研究開発外部連携実態調査（経済産業省), 2005年.

よって,「外国」向け研究開発支出の割合が伸びていると考えられる. その一方で大学や研究機関との産学連携は上流の研究活動が主体であり, 開発に比べて金額的には大きくならないことから, 相対的なシェアについては低下が見られる.

　研究開発に関する外部連携の実態については,「研究開発外部連携実態調査」（経済産業研究所）において詳細な内容を把握することができる. この調査は, 特許出願人リストをサンプルとして2005年に行われたものであり, 相手先別（大企業, 中小企業, 大学・国研など）の連携の状況や知的財産のライセンスの状況などについて調査が行われている（経済産業研究所, 2004）. 医薬品産業は, この調査においても外部連携が最も進んだ産業であることが明らかになっている. 図3は, 特許のインランセンスの状況（実施特許のうちインランセンス特許数の割合）について調査したものである. 医薬品産業においては, 何らかのインランセンスを受けている企業の割合が7割弱, 実施特許のうち20%以上はインランセンスしたものである企業の割

図4：医薬品に関するアライアンスの件数

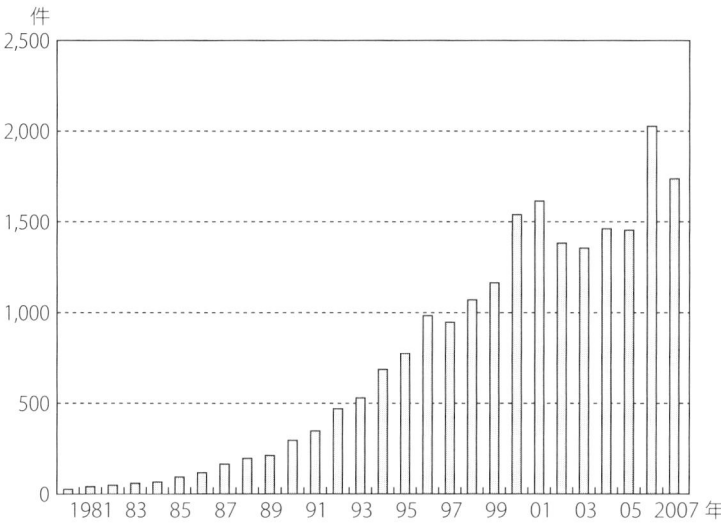

出所）rDNAデータベース（Recombinant Capital 社），2008年．

合が約3割と他の産業と比べても大きな割合となっている．新薬の候補については，自社で開発したものの他，他社で開発されたものも積極的にインランセンスする企業の姿を浮き彫りにしたものといえる．

このような医薬品に関するアライアンスやライセンスの状況については，rDNAというアライアンスデータベースを用いることによって見ることができる．rDNA は Recombinant Capital 社が主に米国の有価証券報告書で公開されているライセンス契約の内容をデータベース化したものであり，米国企業によるものが中心となるが，日本の製薬メーカーと米国バイオベンチャー（米国市場への上場企業）との契約についても大きなものはほぼ把握することが可能である．図4は，このデータベースを用いてライセンス契約の総数の推移を見たものである．医薬品に関するアライアンス数は1990年代から急激に増加している．なお，2001年にピークが見られ件数は一度落ち込んだが，最近また大きく増加している．

平井（2002）は，このデータを用いて，日本の製薬企業の研究開発等にか

かる外部連携の状況について詳しい分析を行っている．その結果によると，日本の製薬企業のアライアンス先として，最も件数が多くかつその伸び率が高い相手は，米国バイオベンチャー企業となっている．科学技術研究調査で見たとおり，日本の医薬品産業は外国への研究費の外部支出割合が大きくなっているが，その内容としてバイオ技術の進展に従って海外の最新技術を導入するために米国を中心とする海外のベンチャー企業と組むケースが増えてきていることも反映していると考えられる．また，医薬品の研究開発は，新薬のターゲットとなる化合物の探索から始まって，リード化合物の完成，スクリーニング，動物試験などによる前臨床試験，人体に対する臨床試験という段階を経て行われるが，1990年代後半に契約されたアライアンス件数の約3分の1が探索段階におけるものである．かつこの比率は年々高まっており，薬の研究開発の上流部分に大きな影響を与えている遺伝子情報を用いた新薬開発手法の広がりに伴い，最先端の技術を外部から吸収しようとする製薬企業の姿が浮き彫りになっている．

3. 医薬品の研究開発を巡る環境の変化

(1) バイオテクノロジーの進展と創薬プロセスの変化（技術要因）

このように日本の製薬企業において研究開発に関する外部連携が増えてきているのはバイオテクノロジーの進展によって創薬プロセスが変化してきていることの影響が大きいと考えられる．日本製薬工業協会の調査によると，新たに2002年～2006年までの5年間で約54万個の新規化合物からスクリーニングが行われ，前臨床試験に入るものが203個，臨床試験に入るものが73個，最終的に新薬として承認されるものが27個であるとされている（日本製薬工業協会，2008）．このように，薬の研究開発は非常に多くの候補化合物からさまざまなステップを経て絞り込みをかけていく工程であるといってよく，新薬として有望なリード化合物の探索をいかにして行うか，またスクリーニングの効率性をいかに上げるかという点が重要なポイントとなる．バイオテクノロジーの進展によってこのような新薬開発のプロセスがどのように変化してきたかを模式化したものが図5である．

3. 医薬品の研究開発を巡る環境の変化

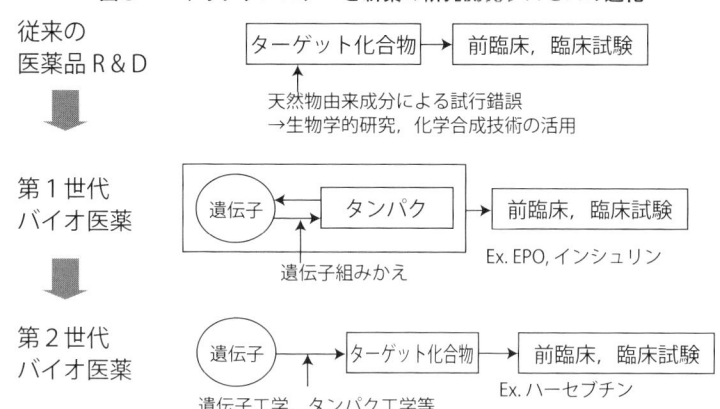

図5：バイオテクノロジーと新薬の研究開発プロセスの進化

近代的医薬品の草分け的存在であるペニシリンはもともとカビの一種が抗生物質としての効果を持つことから発見されたものであるが，このように伝統的な新薬の研究開発は，自然に存在する物質を新薬のターゲットとして行われてきた．医薬品産業の研究開発はこのような新薬のターゲットとなる化合物の探索とそれを動物に対する実験などによって新たな化合物の薬効や副作用を見るスクリーニングプロセスで構成される[1]．第2次世界大戦後米国を中心とする製薬会社は飛躍的な発展と遂げたが，これは戦後，ペニシリン以外に有効な薬がほとんど存在せず，薬の研究開発は完全なオープンフィールドであったからであるといわれている．当時の製薬会社の研究開発アプローチとしては，自然に存在する新たな物質を探し出し，新薬としての有効性を次々と検証していく「ランダムスクリーニング」が効率的であった(Cockburn et. al., 1999)．しかし，製薬会社各社においてランダムスクリーニングによる経験が蓄積され，同時に人体の生体メカニズムの解明が進むにつれて，より演繹的な新薬ターゲット化合物の合成やスクリーニングが行われるようになった．このトレンドに決定的な拍車をかけたのがバイオテクノ

---

[1] 動物等を用いたスクリーニングを経た化合物は，薬事法に基づいてヒトに対する臨床試験を経て，厚生省に対する新薬承認申請が行われる．この治験のプロセスについては法律によって規定されており，バイオテクノロジーの進展との関係性が低いのでここでは省略する．

ロジーである．

　バイオテクノロジーの発展において決定的な影響を及ぼしたのがコーエンとボイヤーによる「遺伝子組み換え技術」の確立であるが，この技術によって多くのバイオ医薬品が開発された．その代表的な事例が糖尿病の治療に用いられるインシュリンである．遺伝子組み換え技術によってヒトのインシュリンをコードする遺伝子を大腸菌などに組み込み，その大腸菌を大量に培養することによって効率的にインシュリンを精製することができるようになった．それまでは，ウシなどのすい臓から抽出したインシュリンを化学合成して用いられていたが，ヒトのインシュリンとは異なる分子構造をとるので抗原性の問題があり，コストが高いという問題点があった．それを遺伝子組み換え技術によって抜本的に改善したのである．

　同様の方法によって生産されているバイオ医薬品は，ヒト成長ホルモン，エリスロポエチン，G-CSF，インターフェロンなど多数存在するが，これらはもともと人体に存在するたんぱく質をバイオテクノロジーによって大量生産するものである．これらの医薬品を図5では第1世代バイオ医薬と呼んでいるが，その研究開発プロセスは，創薬ターゲットを探索してスクリーニングするという伝統的な方法とはまったく異なるものとなっている．これらのペプチドタンパク質性医薬品の開発においては，遺伝子組み換え技術の他，プラスミドなどのベクターに対する遺伝子導入技術，宿主細胞の培養などのたんぱく質生産技術，より効果的なたんぱく質性医薬品とするための糖鎖技術など，これまでの新薬の研究開発とは異なる技術が必要となる（早川・石井，2002）．このように新しい技術が必要とされる分野においては，自社内に適当は人材やノウハウが存在しないことから，外部連携を図っていくことが有効となる．

　バイオテクノロジーを用いた医薬品開発におけるもう1つの新たな流れとして重要なのは，ヒトの遺伝子情報を用いた効率的な新薬ターゲット遺伝子の探索とスクリーニングの実施である．図5では第2世代のバイオ医薬と呼んでいるが，この研究開発プロセスは，むしろ伝統的な医薬品研究開発の流れに近いものである．ただし，第2世代のバイオ医薬品はヒトの遺伝子情報を用いて，これまで試行錯誤で行っていた医薬品の研究開発をなるべく科学

的根拠に基づいて行おうという点で異なっている．1つの事例として「ハーゼプチン」という抗がん剤を挙げることができるが，これは，乳がんの転移患者において過剰出現が見られたHER2受容体の遺伝子が同定され，それをブロックするリガンドとして開発された薬である．ハーセプチンは生物の抗体反応を用いて開発された抗体医薬品であるが，癌の発生を促進する特定のたんぱく質に特異的に作用する低分子化合物の分子標的薬も開発されてきている（日経サイエンス，2002）．

このような第2世代のバイオ医薬品は，従来の医薬品の研究開発とほぼ同じプロセスをたどるが，ターゲットとなる化合物の探索や動物を用いた実験に至るまでの初期のスクリーニングプロセスにおいて多くの科学的知見を用いることが特徴的である．「ゲノム創薬」とか「ポストゲノム時代の創薬」といわれる分野で，遺伝子の機能解析，たんぱく質の機能解析や立体構造解析，疾患遺伝子の絞り込みなどのバイオインフォマティクスを駆使して，分子レベルの人体のメカニズムに立ち返って新薬の開発を進めようとするものである．その際に必要となる遺伝子機能解析やバイオインフォマティクス技術などのバイオテクノロジー基幹技術は，特許の状況を見ても米国が最も進んでおり，米国の大学やベンチャー企業との連携が必要となっている．

(2) 医薬品を巡る市場環境の変化と規制制度の変革（市場要因）

研究開発に関する外部連携やイノベーションシステムとの関係について分析する際に，需要サイドの市場要因についても考慮することが重要である．ここでは，需要サイド要因とそれに関連する規制環境の変化と研究開発の外部連携との関係について見る．なお，日本の医薬品の市場規模の約85％は医師による投与や処方箋が必要な医療用医薬品が占めており，研究開発の大半はこの医療用医薬品に投じられているので，ここでは医療用医薬品にフォーカスして議論を進める．

まず，医療用医薬品の国内市場規模であるが，1990年頃までは順調に拡大してきたが，それ以降は伸びが止まっており7兆円台で推移している．ちなみに世界の医薬品市場規模は米国市場が好調であることから拡大を続けてきており，世界における日本のシェアは下がりつつある．また，国内市場に

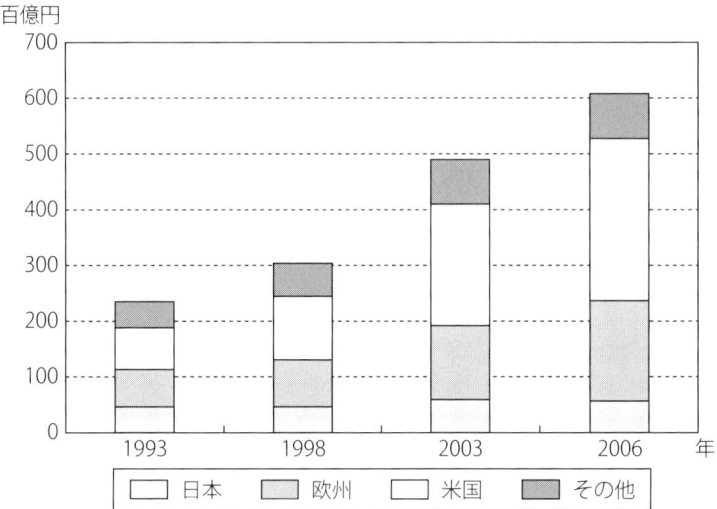

図6：世界の医薬品市場と日本の位置づけ

出所）「データブック2008」（日本製薬工業協会）

おいても輸入製品の比率が高まっており，最近では外資系の製薬企業のシェアも高まっていることから，国内競争は厳しくなっている．国内市場が伸び悩む一方で米国を中心とする海外市場が拡大していることから，日本の大手製薬メーカーは国内市場のみでなく，海外の市場も睨んだグローバルな視野で新薬の研究開発を行うようになっている．

このような医薬品を巡る市場環境の変化の背景として重要なのは医療制度改革と薬事法に基づく治験や新薬承認基準に関する規制改革が進んできていることである．医療医薬品の価格は健康保険法に基づく薬価基準によって定められているが，その算定方法は類似薬効比較方式と呼ばれ，既存の類似製品の薬価に画期性，有用性，市場性などの観点から一定の加算がなされて決められる方式となっている．この薬価基準は1980年代から全体的な引き下げが行われてきており，特に1992年には「加重平均値一定価格幅方式」[2] が

---

2) 2年に1回行われる薬価調査によって調査された市場価格の加重平均に一定の調整幅（Rゾーン）を設けて薬価が算出される方式．それまでは，バルクライン方式といって取引価格の

とられるようになり，1年～2年ごとに薬価の切り下げが行われている．これは，国民医療費が増大する中で健康保険会計が悪化してきており，医療法医薬品に対する支出を抑えようとする動きと対応している．その結果として1990年代以降，国民医療費に占める医療用医薬品の占める割合は低下してきている[3]．

このように医療用医薬費の国内市場が伸び悩む中で，日本市場に対する輸入品の増加や外資系企業の進出が見られ，競争環境がますます厳しくなっている．日本市場は，世界における位置づけが低下してきているものの，依然10%を越えるシェアを持っており，外資系企業としても魅力的なマーケットとなっている．さらに，薬事法に基づく治験制度の国際整合化が進むことによって，外資系企業にとって日本市場に対する参入障壁が低くなってきていることも重要である．新薬の承認にあたっては，どの国においても人体に対する薬効や安全性を確認するための臨床試験（治験）を行うことが義務づけられている．日本においては薬事法による規制が行われているが，1991年に医薬品参入規制を日米欧の3極で整合化を促進するためにICH[4]が設立された．ICH指針では，民族性要因のみを考慮した臨床試験（ブリッジング試験）を国内で行えば，外国における臨床データを用いて承認申請を行うことができる制度とすることが記載されている．日本における臨床試験の基準については1990年に整備された「医薬品の臨床試験の実施に関する基準」（GCP）が用いられていたが，1997年にはこのICHとの整合性も盛り込んだ新GCPが施行された．新GCPにおいては，ブリッジング試験の他，被験者に対するインフォームドコンセントの徹底，臨床試験のプロトコルの厳格化，書面による試験プロセスの管理などが明確化され，新薬承認における基準がより客観的なものとなった．これによって海外の企業の日本市場に対す

　分布に従い最も安い価格から一定の割合（例えば90%バルクラインであれば90%）にあたる価格を薬価とする方式が用いられていた．

3) ただし，その一方で日本の健康保険制度は外来薬剤費も他の医療行為とほぼ同じ給付水準であるため，薬剤費の自己負担が低く抑えられ，医薬品需要が急増してももともとの水準が高いという議論もある（遠藤，2001）．ちなみに，米国では，外来薬剤費は保険給付対象外となっており，フランスでは保険給付率が低く抑えられている．

4) International Conference on Harmonization of Technical Requirement for Registration of Pharmaceuticals for Human Use: 日米EU医薬品規制調和国際会議．

る参入障壁が低くなった．ただ，それと同時に日本企業が海外市場に進出する際には同様の臨床試験を海外で行う必要があり，そのための実力を国内で養うことができるようになったという点でも重要である．

このような国内市場の競争激化とグローバル化の進展は，医薬品の研究開発プロセスにさまざまな影響を及ぼしている．まず，日本の製薬企業のグローバルマーケットを目指して研究開発を行うようになったことから，いわゆるゾロ新と呼ばれる改良型製品を目指すのではなく画期的な医薬品（ピカ新）の開発に重点を移してきている．イノベーティブな薬の開発に対するインセンティブとしては，薬価基準の算定の際に，1991年に「画期的加算」制度が設けられ，その割合が徐々に引き上げられてきていることも重要である[5]．

また，市場のグローバル化に伴って海外の製薬企業や臨床機関，CRO (Clinical Research Organization) との連携が増えてきている．海外の製薬企業との連携は，海外における販売拠点を持たない日本企業がマーケティング力を強化することを目的としたものが中心で研究開発システムとは直接関係ないが，このような関係から研究開発に関するアライアンスに発展するケースもあり得る．また，海外における臨床試験や新薬承認申請を行う際には，日本企業が自前で行うことは困難であるため，臨床試験の業務を請け負うCROを活用するケースも増加している．

(3) バイオ医薬イノベーションを促進するための政策（政策要因）

新薬の研究開発プロセスはバイオテクノロジーの進展によって大きく変化してきた．試行錯誤による探索やスクリーニングから科学的知見に基づいた研究開発スタイルに変化してきているが，科学的知見の大部分は大学や公的研究機関において発見されたものである．Cockburn and Henderson (2001) は米国において公的研究機関における基礎的研究が，人材育成や新たなリサーチツールの提供などさまざまな面で医薬品の研究開発の生産性向上に貢献したことを示している．医薬品がバイオテクノロジーの進展に伴って，「サイエンス型産業」転換してきていることから，医薬品のイノベーションを促進するための公的研究機関や公共政策の役割がますます重要になってきてい

---

5) もともと10%の加算率が2000年には40%，2002年には40%～100%に引き上げられた．

3. 医薬品の研究開発を巡る環境の変化

る（桑島・小田切，2003）．

　バイオ分野は，2001年に策定された第2次科学技術基本計画で，政府による科学技術研究開発投資の重点4分野の1つに取り上げられており，重点分野として2006年からの第3次計画にも引き継がれている．重点的な予算配分が行われている．バイオ関係の予算は2006年度で5,056億円となっており，5年前の2001年度の3,934億円から3割近く増額されている[6]．内容については多岐に渡っているが，ゲノム機能解析やタンパク質解析などの基礎的な分野が中心となっており，創薬ターゲットの特定や臨床への橋渡しとなるファーマコゲノミクスやバイオマーカーの研究などの分野は総じて低いプライオリティとなっている（医薬産業政策研究所，2007）．また，バイオ関係の予算額は増加してきているものの，政府内のバイオ振興を担当する省庁（文部科学省，経済産業省，厚生労働省，農林水産省）の横の連携が弱いことから，プロジェクトの重複など非効率的な予算執行がされているという批判もある（中村・小田切，2002）．

　バイオ医薬のイノベーションを促進するための政策としては，ライフサイエンス分野に対する公的な研究開発投資の重点化とともに，科学的知見の源泉である大学や公的研究機関と産業との連携，いわゆる産学連携の振興も重要である．産学連携と製薬メーカーの研究開発の効率性の相関関係については多くの実証研究によってサポートされている[7]．産学連携を促進する政策としては，1998年に制定された大学等技術移転促進法（TLO法）がある．同法は，大学におけるTLO（Technology Licensing Office）の設置やその活動をサポートするためのもので，このスキームによって承認TLOに対する特許出願料の減免や助成金の交付が行われている．2008年7月時点で47のTLOが承認を受けており，2006年度の実績で，特許出願については国内1,158件，外国348件の合計1,506件，知的財産の実施料収入は7億円弱となっ

---

[6] これは研究開発プロジェクトに対する予算なので，産業総合研究所，理化学研究所等の公的研究機関や国公立大学における研究者の人件費は含まれていない．

[7] Zucker and Darby（2001）は，日本の製薬企業は大学におけるスター研究者との共同研究を行うことによって，特許の効率性が34％，新薬開発の効率性が27％向上したことを示している．また，米国においても産学連携の新薬研究開発生産性への効果は多くの論文で実証されている．例えば，Cockburn and Henderson（1997），Zucker et. al.（2001）を参照のこと．

ている．TLO の他にも，大学において産学共同研究の窓口となる共同研究センターを設けることが推奨されており，企業からの相談に応じてきている．さらに，2004 年 4 月からは国立大学の法人化が行われ，産学連携や特許取得に対して積極的な動きが見られる．

　バイオイノベーションを促進するための公共政策として特許制度も重要である．医薬品産業にとって，多大な研究開発費を投じ長期間に渡って開発された新薬の技術の専有可能性を確保することは最重要課題であり，その手段として特許に期待するところは大きい[8]．大手製薬メーカーに対するインタビュー調査の結果によると，戦後の行われた特許制度改正の中でイノベーション活動に対して大きな影響を与えるものとしては，1975 年の物質特許の導入と 1987 年の医薬品に対する特許期間延長の特例の 2 点を挙げる声が強く，研究開発の成果の保護の強化に直接つながるものとして評価されている（元橋, 2003）．一方で 1990 年代後半以降，特許庁が進めているプロパテント政策（「強く」「早く」「安い」特許）は大きな影響を持つものとしては受けとられていない．

　2003 年には内閣総理大臣をヘッドとする知的財産戦略本部が設置され，国を挙げての「知的財産立国」を目指した取り組みが開始された．特許制度には，産業の発展によって有益な発明を特許権として保護することによって発明を促す役割と，特許申請された発明を広く公開し，技術の流通を促す役割がある．「知的財産立国」はこの権利の取得と利活用の好循環によって経済の活性化を実現し日本の産業競争力を高めるという考え方に従っている．このような政府の取り組みと同時に企業における知的財産制度に対する関心も高まっており，企業の知的財産部門は研究開発セクションや事業部門との連携を強化するためのイノベーションに関する中核的なセクションとして位置づけられるようになってきた．この傾向は特許による権利保護の重要性が高い医薬メーカーにおいては顕著である．強い特許権や知的財産に対する意識の高まりは，ライセンスによる外部連携モデルの推進にとって重要な役割

---

[8] 技術の専有性を確保する手段としては，特許制度の他にも「生産，製品設計の複雑化」「技術情報の秘匿」などさまざまな方法が考えられるが，他産業と比較して医薬品産業は特許制度の重要性が特に高いことがわかっている（科学技術政策研究所, 2004）．

を果たしていると考えられる.

4. アンケート調査による外部連携に関する要因分析

このように日本の製薬企業は研究開発における外部連携を進めており、その背景には数々の要因が存在する.ここでは，日本製薬工業協会研究開発委員会メンバー企業である21社に対するアンケート調査とそのうち10社に対するインタビュー調査を行った結果を用いた要因分析を紹介する[9].ここでは，まず外部連携の実態とトレンドについて，連携の形態（共同研究，研究委託，ライセンシングなど）と相手先（企業，大学，病院等）の両面から抑えた.その調査結果についてまとめたのが図7，図8である.

連携の形態別に見ると，全体的に共同研究プロジェクトが件数，増加率とも高く，ライセンシングや研究委託（アウトソーシング）が続いている.ジョイントベンチャー，外部研究受託，研究者交流は件数としては少なくなっている.製薬会社は，大学医学部等を中心とした大学との連携は密接に行っており，さらにその件数は増える傾向にあることを示しているが，その背景には産学連携促進策の影響があると考えられる.「連携の形態として奨学寄付金のような権利関係が曖昧な形態で行われることは最近ではなくなっており，研究契約ベースのものがほとんどとなっている」というインタビュー結果が示すように，産学連携の形態についても変化が見られる.また，共同研究の相手先としては国内のベンチャー企業が増加していることが特徴的である.国内においてもバイオベンチャーが育ってきていることを示している.さらに海外の臨床機関との共同研究も増加傾向にある.これは海外市場の新薬を上市するために製薬メーカーがCROと共同開発を行う動きを反映したものと思われる.

知財ライセンスに関しては，相手先として国内外の大手製薬企業であることが多い.これは，医薬品化合物に関するライセンス取引によるものと考えられる.新薬を開発するための研究開発費は増加傾向にあり,大手の製薬メーカーも疾患領域の選択と集中を行ってきている.その結果，自社の重点領域

---

9) 質問項目や分析結果の詳細についてはMotohashi（2007）を参照されたい.

図7：研究開発に係る外部連携の実施状況（企業数）

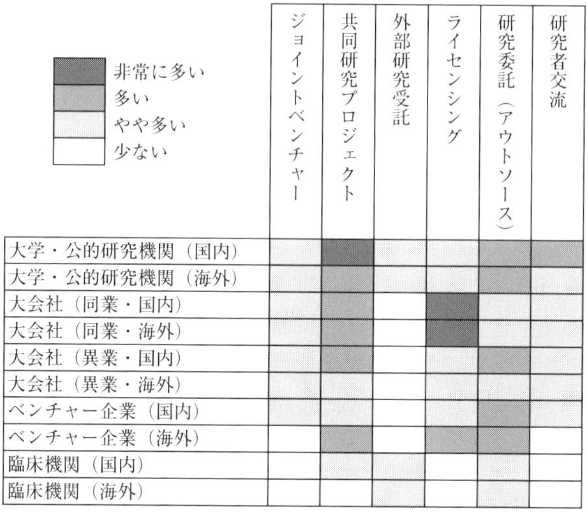

凡例：■ 非常に多い ／ ▨ 多い ／ ▤ やや多い ／ □ 少ない

	ジョイントベンチャー	共同研究プロジェクト	外部研究受託	ライセンシング	研究委託（アウトソース）	研究者交流
大学・公的研究機関（国内）		非常に多い				
大学・公的研究機関（海外）		多い				
大会社（同業・国内）				非常に多い		
大会社（同業・海外）				多い		
大会社（異業・国内）		やや多い				
大会社（異業・海外）						
ベンチャー企業（国内）						
ベンチャー企業（海外）						
臨床機関（国内）						
臨床機関（海外）						

出所）筆者によるアンケート結果．

図表8：研究開発に係る外部連携にかかる増加率（1990年代半ばと比較して）

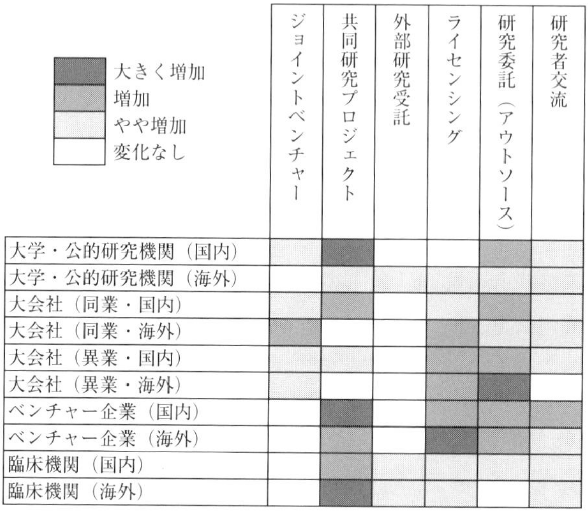

凡例：■ 大きく増加 ／ ▨ 増加 ／ ▤ やや増加 ／ □ 変化なし

	ジョイントベンチャー	共同研究プロジェクト	外部研究受託	ライセンシング	研究委託（アウトソース）	研究者交流
大学・公的研究機関（国内）		増加			増加	
大学・公的研究機関（海外）						
大会社（同業・国内）						
大会社（同業・海外）	増加			増加		
大会社（異業・国内）						
大会社（異業・海外）						
ベンチャー企業（国内）		増加				
ベンチャー企業（海外）						
臨床機関（国内）						
臨床機関（海外）		増加				

出所）筆者によるアンケート結果．

には属さない化合物とライセンスアウトし，逆に重点分野のパイプラインを充実させるために化合物の導入する動きが活発化している．また，海外のベンチャー企業とのライセンス契約も大きく増加している．海外のベンチャー企業との関係については，インタビュー調査によって以下のコメントが得られた．

- 海外のベンチャー企業との連携はよりフォーカスされた内容で，多くの場合はベンチャー企業の有する特許のライセンシングとそれを発展させる共同研究開発契約をセットで行うこととなる．
- 主な内容としては，①遺伝子機能に関するデータベースの利用と，②遺伝子関連特許をベースにしたスクリーニング系．
- 多くの海外ベンチャー企業は大学からのスピンアウトによるもの．

なお，インタビューの結果，日本の大学に対して「TLO の設立や最近の産学連携推進策もあって，企業との連携に対する意識は相当変わってきているが，大学教官におけるビジネスセンスがすぐに向上するものではない」という意見が多く見られた．

次に図9，図10は外部連携の目的とその重要性の変化に関するアンケート調査結果をまとめたものである．外部連携の目的として「大いに該当する」は，以下の項目に見られた．

- 大学・公的研究機関との連携における「最新技術・知識の獲得」「最新技術の導入」
- 大手製薬メーカーとの「新薬候補物質の獲得」
- 大企業（異業種）との「研究コストの削減」

また，目的として重要性が大いに高まっているのは，これらに加えて「研究会開発スピード向上」と「自社の弱みを補完」となっている．またいずれについても相手先としてベンチャー企業を挙げる声が高かった．バイオテクノロジーの進展に伴って自社にない最新技術を取り入れていこうとする姿勢と市場競争が厳しくなったことから研究開発の効率性を上げるためのアライアンス戦略の両面の姿が浮かび上がる．

ただし，企業インタビューの結果，研究開発スピードアップや効率性向上について，例えばハイスループットスクリーニングの効果は限定的（手作業

図9：外部連携の目的

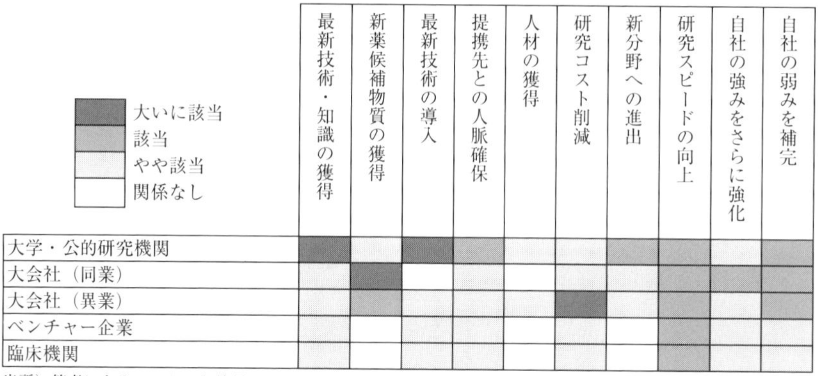

凡例：■ 大いに該当 / ▨ 該当 / ▧ やや該当 / □ 関係なし

	最新技術・知識の獲得	新薬候補物質の獲得	最新技術の導入	提携先との人脈確保	人材の獲得	研究コスト削減	新分野への進出	研究スピードの向上	自社の強みをさらに強化	自社の弱みを補完
大学・公的研究機関										
大会社（同業）										
大会社（異業）										
ベンチャー企業										
臨床機関										

出所）筆者によるアンケート結果.

図10：外部連携の目的の重要性変化（90年代半ばと比較して）

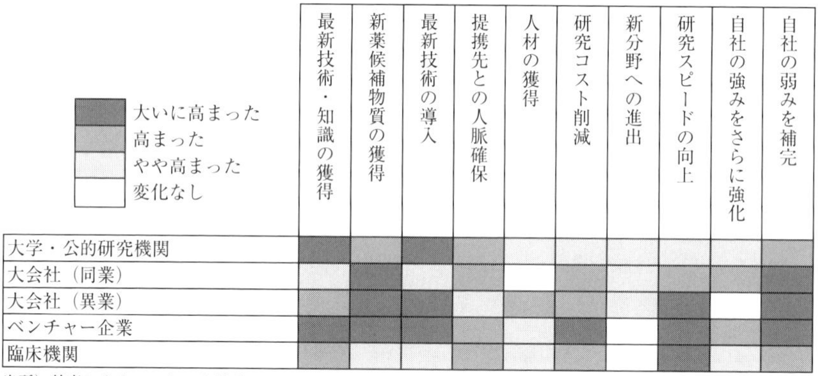

凡例：■ 大いに高まった / ▨ 高まった / ▧ やや高まった / □ 変化なし

	最新技術・知識の獲得	新薬候補物質の獲得	最新技術の導入	提携先との人脈確保	人材の獲得	研究コスト削減	新分野への進出	研究スピードの向上	自社の強みをさらに強化	自社の弱みを補完
大学・公的研究機関										
大会社（同業）										
大会社（異業）										
ベンチャー企業										
臨床機関										

出所）筆者によるアンケート結果.

で考えながら試行錯誤したほうが効率的）という見方が多かった．またゲノム創薬に関しても新薬候補物質の探索方法が広がったがそれが研究開発のスピードアップや効率性向上につながったとの認識はあまり持たれておらず，研究開発の効率性向上に対する問題意識は高いが，実際にパフォーマンスにつながっているという認識は低いということができる[10]．

---

[10] バイオテクノロジーの進展によって医薬品の研究開発が効率化したという証拠が見つからないことは米国においてもいわれている（ピサノ，2008）．本章ではバイオテクノロジーによっ

4. アンケート調査による外部連携に関する要因分析

図11：外部連携の重要性が高まった要因

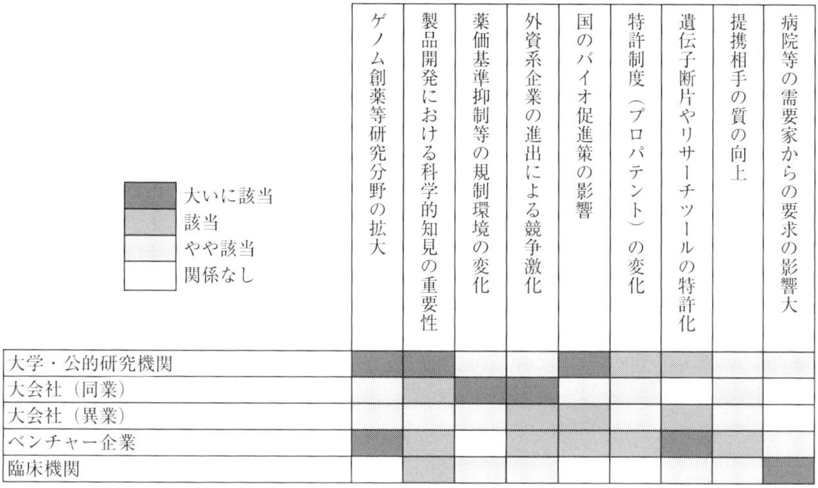

凡例：■ 大いに該当　▨ 該当　▤ やや該当　□ 関係なし

	ゲノム創薬等研究分野の拡大	製品開発における科学的知見の重要性	薬価基準抑制等の規制環境の変化	外資系企業の進出による競争激化	国のバイオ促進策（プロパテント）の影響	特許制度の変化	遺伝子断片やリサーチツールの特許化	提携相手の質の向上	病院等の需要家からの要求の影響大
大学・公的研究機関									
大会社（同業）									
大会社（異業）									
ベンチャー企業									
臨床機関									

出所）筆者によるアンケート結果．

　また，ベンチャー企業との連携において研究コスト削減に関する重要性の高まりを挙げる声が強かったが，自社でもできる研究コストを削減するというより，研究開発の幅の広がりに対して自社ではすべて対応できない，またリスクの高いプロジェクトを自社リソースで行えないことが重要なポイントであるとの意見が見られた．これは，「自社の強みをさらに強化」と比較して「自社の弱みを補完」の重要性が高まっていると認識している企業が多いことと整合的である．

　最後に外部連携の重要性が高まった原因に関するアンケート調査結果（図11）によると外部連携の進展に関する要因は連携の相手先によって異なることがわかった．まず，「ゲノム創薬等研究分野の拡大」や「製品開発における科学的知見の重要性」などの技術要因については，大学・公的研究機関との連携を強化する要因として重要である．また，「薬価基準抑制等の規制環境の変化」や「外資系企業の進出による競争激化」といった市場要因は同業の製薬企業との連携強化に影響している．さらに政策要因との関係では，バ

て研究開発プロセスが変化してことに焦点をあてているが，研究開発の生産性に対する影響については別途詳細な分析を行う必要がある．

イオ促進策の影響については大学・公的研究機関との連携に，遺伝子断片やリサーチツールの特許化についてはベンチャー企業との連携強化において重要な要因となっている．

インタビュー調査の結果を用いて上記の補足をすると，大学・公的研究機関との連携については，大学等が産学連携に積極的になっていることは確かであるが，連携先としての質が高まるには時間がかかるので，短期的には産学連携を推進する国の政策がドライブしているという見方が強かった．また，特許制度との関係については，一般的なプロパテント政策より遺伝子断片等の新領域特許の影響が大きいが，これは海外のベンチャー企業との連携が特許のライセンスをベースとしたものであることを反映している．最後に病院等の需要化からの要求が臨床機関との連携に影響しているという結果については，トランスレーショナルリサーチのような臨床機関を巻き込んだ研究開発プロジェクトに対するニーズが高まっていることによるものと考えられる．

5. 結　　論

バイオテクノロジーの進展により医薬品の研究開発プロセスは，大きく変化してきている．新薬の対象となる化合物の探索やそのスクリーニングを試行錯誤に行うのではなく，遺伝子やタンパク質の機能などの科学的知見を用いて演繹的に行うようになってきている．このような新しい技術に対応するために製薬企業は研究開発における外部機関との連携を強化している．また，日本の製薬市場の国際化が進み，競争が激化する中で，日本の製薬メーカーは世界の市場で通用するよりイノベーティブな新薬の開発に重点をシフトさせている．このような需要サイドのプレッシャーも，研究開発における最新のバイオテクノロジーを取り入れる動きに拍車をかけている．

本章では，日本の大手製薬企業に対するアンケート調査とインタビュー調査を通じて，研究開発における外部連携の実態とその要因について詳細に検討した．その結果として，主にバイオテクノロジーの進展という技術的要因の影響によって，海外のベンチャー企業との連携を強化していることがわかった．また，グローバル市場を睨んだ新薬開発という市場要因については，

5. 結論

海外の大手製薬メーカーとの連携を強化させる方向に影響していることがわかった．日本の大学や公的研究機関との連携については，件数は増えてきているものの，内容としては一般的な新技術の習得を念頭においたものが中心で，海外のベンチャー企業との連携が製品開発にフォーカスしたものとなっているのとは対照的である．

日本のイノベーションシステムは大企業を中心とする「自前主義」といわれてきたが，日本の製薬企業各社は，その多くが大学や公的研究機関からのスピンアウトである海外のベンチャー企業と連携を強化している．日本の大学等との連携が遅れているのは，日本の大学等における問題か産学連携の行い方の問題であるかのいずれかである．特許の取得状況を見ても，ライフサイエンスの分野における日本の大学等の技術力が米国と比べて劣っていることは事実である（特許庁，2001）．しかし，産学連携のあり方についても日米で相当の違いがある．米国においては，大学等における研究者がベンチャー企業を起こすことで独立したり，また企業の研究所に出向いて連携を行うケースが多い．それに対して，日本においては，大学発ベンチャーはまだまだ数は少なく，産学連携の形態の企業が大学に研究者を派遣する方法がメインで大学における科学的知見がうまくイノベーションにつながっていないと考えられる（Zucker and Darby, 2001）．

日本において産学連携が十分に進まないのは，研究人材の流動性が少ないことの問題が大きいと思われる．企業から大学に対する人材の流入は見られるようになったが，その逆のケースはほとんど存在しない．また大学発ベンチャーという形でスピンアウトが行われることも少ない．これは研究者の人材市場が未成熟であるというシステム的な問題である．また，企業サイドにおいても，大学等の研究者を企業内に取り込んで研究を行うということができにくい状況にある．産学双方がよりオープンなシステムを模索し，大学等における科学的知見をイノベーションに結びつける努力を行っていくことが，バイオ医薬品に関するイノベーションの国際競争にますます乗り遅れないためにも重要である．

参考文献

医薬産業政策研究所（2001）『我が国の製薬産業・国際競争力の視点から』5月.
医薬産業政策研究所（2007）『製薬産業の将来像―2015年に向けた産業の使命と課題』5月.
遠藤久夫（2001）「薬品―企業自身の革新で世界へ」『日本経済の効率性と回復策に関する研究会(II)報告書』第2章, 財務省財政総合政策研究所.
科学技術政策研究所（2004）「全国イノベーション調査統計報告」NISTEP調査資料, No. 110, 科学技術政策研究所, 文部科学省.
桑島健一・小田切宏之（2003）「医薬品」後藤晃・小田切宏之編『サイエンス型産業』第10章, NTT出版.
経済医薬研究所（2004）「平成15年度日本のイノベーションシステム関わる研究開発外部連携実態調査報告書」経済政策研究所, 3月.
特許庁（2001）「バイオテクノロジー基幹技術に関する技術動向調査」特許庁技術調査課, http://www.jpo.go.jp/shiryou/index.htm
中村吉明・小田切宏之（2002）「日本のバイオテクノロジー分野の研究開発の現状と3つの課題」RIETI Discussion Paper Series, 02-J-0003, 経済産業研究所.
日経サイエンス（2002）『ポストゲノム時代の医薬革新』別冊日経サイエンス, 日経サイエンス社.
日本製薬工業協会（2008）『データブック2008』医薬出版センター.
早川堯夫・石井明子（2002）「先端的バイオロジクス開発の現状と新たなバイオ創薬に向けての課題」『医薬品研究』Vol. 33, No. 11, pp. 689-729.
ピサノ, ゲイリー P.（池村千秋訳）（2008）『サイエンスビジネスの挑戦：バイオ産業の失敗の本質を検証する』日経BP社（原題, Pisano, G. P., *Science Business: The Promise, the Reality and the Future of Biotech*, Harvard Business School Press, 2006）.
平井浩行（2002）「日米欧製薬企業のアライアンス―主要企業に見るアライアンスの分野と形態」政策研レポート, No. 4, 9月, 医薬産業政策研究所.
元橋一之（2003）「日本の特許制度と企業のイノベーション活動：プロパテント政策の再評価」IIRワーキングペーパー, WP#03-06, 一橋大学イノベーション研究センター.
Cockburn, I. and R. Henderson（1997）"Public-Private Interaction and the Productivity of Pharmaceutical Research," NBER Working Paper Series, No. 6018.
Cockburn, I. and R. Henderson（2001）"Publicly Funded Science and the Productivity of the Pharmaceutical Industry," in *Innovation Policy and the Economy*, A. B. Jaffe, J. Lerner, and S. Stern eds., MIT Press, Cambridge MA.
Cockburn, I., R. Henderson, L. Orsenigo, and G. Pisano（1999）"Pharmaceuticals and Biotechnology," in *US Industry in 2000*, D. C. Mowery ed., Board on Science, Technology and Economic Policy, National Research Council, Washington D.C..
Motohashi, K.（2003）"Recent Developments in Research and Innovation Policy in

Japan," IIR Working Paper, WP#03-03, 一橋大学イノベーション研究センター.

Motohashi, K. (2007) "The Changing Autarky Pharmaceutical R&D Process: Causes and Consequences of Growing R&D Collaboration in Japanese Firms," *International Journal of Technology Management*, Vol. 39, No. 1-2, pp. 33-48.

Zucker, L. and M. Darby (1997) "Present at the Revolution: Transforming of Technical Identity for a Large Incumbent Pharmaceutical Firms," *Research Policy*, Vol. 26, pp. 429-446.

Zucker, L. and M. Darby (2001) "Capturing Technological Opportunity via Japan's Star Scientists: Evidence from Japanese Firms' Biotech Patents and Products," *Journal of Technology Transfer*, Vol. 26, No. 1-2, pp. 37-58.

Zucker, L., M. Darby, and J. Armstrong (2001) "Commercializing Knowledge: University Science, Knowledge Capture, and Firm Performance in Biotechnology," NBER Working Paper Series No. 8499.

第3章 医薬品産業における
アライアンス
－全国イノベーション調査結果による研究－

小田切宏之

1. はじめに

　本章では，医薬品産業の研究開発におけるアライアンスについて論じ，それを踏まえて，文部科学省科学技術政策研究所で実施した「全国イノベーション調査」の調査結果を用いて他産業と比較する．

　「アライアンス」という言葉は広義に用いられる場合と狭義に用いられる場合とがある．広義のアライアンスとは，外部の資源や能力を何らかの形で利用することにより研究開発あるいはイノベーションを実現しようとすることを全般的に指していう．社外研究という呼び方がされることもある．ただし単に社外というのであれば，自ら何らの費用を負担することなく情報が流入（スピルオーバー）する場合も含まれることになる．それらを除き，企業が何らかの形で対価を払い，主体的な努力によって外部から取り込もうとするものに限定するために外注研究と呼ぶなら，外注研究全般を指す意味で使われるのが広義のアライアンスである．狭義のアライアンスについては次ページで述べる．

　研究開発活動を外注するか社内で実施するかは「企業の境界」に関わる問題である．生産において必要となる原材料を外注するか内製するかの問題と共通する．経済学的にいえば，外注は市場メカニズムの利用であり，内製は経営者の権限に基づき意思決定がなされる「企業」という組織の利用である．よって市場と内部組織の境界をどこに置くべきかという問題であるため，「企業の境界」の問題といわれるのである．この意味で，ある技術を社内で研究

開発するか，他社との共同研究や他社からの技術導入で開発するかは，部品を内製するか市場で購入するかの問題と共通する[1]．

外注研究にはさまざまな形態のものがあり，大きくいってアウトソーシング，技術導入（ライセンシング），研究提携に分けられる．研究提携の英訳がアライアンスであるから，広義のアライアンスがアウトソーシングや技術導入も含む形で使われるのに対し，狭義のアライアンスという言葉はこれらを含まず，研究提携に限って使われる．混乱を避けるために，以下では研究提携という日本語を用いる．

アウトソーシング，技術導入，研究提携は以下のように定義される．

(1) アウトソーシング：定型的研究開発関連業務の外注．
(2) 技術導入（ライセンシング，また，導入であることを明確にするためにライセンスイン）：他者が研究開発の成果として知的財産権化した技術の導入．ただし，知的財産権化していないが専有化されているノウハウなどの技術を導入する場合を含む．
(3) 研究提携（狭義のアライアンス）：研究委託あるいは共同研究．
　① 研究委託では，委託企業が委託費を負担し，受託先が中心となって研究開発作業を行い，成果は原則として委託企業に帰属する．
　② 共同研究では，全参加企業が原則として対等に共同研究する．参加企業各社が研究費を分担し，研究員も派遣することが多い．成果は共有されるのが原則であるが，特許管理の都合上などから1社が特許出願者となり，他の参加者は実施権を保証される形も多い．

これら3つの形態を特徴づけるのは，契約のタイミングと業務の定義可能性の違いである．アウトソーシングや研究提携では，事前に，すなわち実際の研究開発が開始される前に契約が交わされる．これに対し技術導入では，事後に，すなわち研究開発が終了した後に，その成果を導入するために契約がなされる．このように研究開発プロセスの事前に契約するか事後に契約するかという点でアウトソーシング・研究提携と技術導入は異なる．こうした

---

[1] 内製か外注かの問題は垂直統合の問題ともいわれる．小田切（2000）第8章（第2版（2010）では第9章）参照．研究開発における企業の境界の問題については小田切（2006）第7章参照．本節での議論は後者と重複するところが多い．

1. はじめに

表1：外注研究の諸類型

契約のタイミング	業務の定義可能性			
	高		低	
事前（研究開発前）	アウトソーシング （定型的業務の外注）		研究提携 （アライアンス）	共同研究 研究委託
事後（研究開発後）	技術導入 （ライセンスイン）	開発向け技術導入 販売向け技術導入		

出所）小田切（2006），表7-1．

違いが表1にまとめられている．

ここでいう事後とは主として技術供与側についてのことを指し，技術を導入した後に導入企業側で研究開発費を投じる必要があるような技術導入も多い（表に示された開発向け技術導入）．いうまでもなく医薬品の場合には，新薬についての特許を海外からライセンスインしても，日本で臨床試験（治験）を実施し，厚生労働省の承認を得る必要がある．また製造方法が確立していない場合もある．このようなときには，導入側の研究開発から見れば技術導入は事前であるが，導入契約の対象となる技術については発明済みという意味で事後という．もちろん，商品化のための開発もほぼ完了しており，導入後に研究開発費を投じる必要がほとんどなく，直ちに生産・販売に応用できるような技術導入（表に示された販売向け技術導入）については，導入契約は事後である．

技術導入と類似するものとしてM&A，すなわち特許を所有する企業を買収してしまうという戦略がある．ただし，M&Aには研究開発のための資源や能力を取得するという目的のものも多く，この場合には，むしろ研究開発前の取引になる．こうした両面があり，また，それ以外のさまざまな目的でのM&Aも多いため，以下では議論の対象外とする．

一方，業務の定義可能性とは，契約に伴い実行されるべき業務が明確に定義でき，予測できて，契約書に書き込めるかどうかをいう．これが高いのはアウトソーシングと技術導入である．アウトソーシングは定型的な業務であるため，業務内容の定義は比較的に容易で，契約書に明記することができる．また技術導入では，特許番号を指定すればライセンサーからライセンシーに

使用許諾される発明技術が特定されるので，契約に伴って発生する業務の定義可能性は高い．

これに対し研究提携では業務の定義可能性が低い．研究開発には不確実性があるから，どのように進展していくか，どのような作業が必要になるかを完全に予測することが不可能であり，このため，契約に伴い実行すべき業務について定義することが難しいからである．このことは契約を結ぶことに伴って発生する，広い意味での取引費用を大きくする[2]．例えば研究委託を考えると，受託者は当初の受託内容の研究を継続しても成果がもはや期待できないことをある時点で知るが，委託者はこの事実を知らないという情報の非対称性が起きることがある．すると受託者には，委託金の受けとりを続けるために，この事実を知らせず成果の期待できない研究を続けるという機会主義的行動に走るインセンティブが生まれる．また共同研究の場合に心配されるのはフリーライダー（ただ乗り）問題である．各社は自社からの情報提供や研究者投入を最小限にして，参加他社からの情報収集を最大にしようとするインセンティブを持つからである．このように，業務の定義可能性が低く，不確実性があり，情報が不完全であることからさまざまな費用が発生し，あるいは両者間での契約の成立が難しかったりする．これら広い意味での費用を含め，取引費用というのである．

もちろん一方で，研究提携には，各社の持つ技術的な知識や能力を補完できるという大きな利点がある．また，産学の提携の場合には，大学や研究所の持つ基礎的な科学知識を産業の持つ開発能力と組み合わせることができ，それらの持つ研究機器やサンプルを利用することができるというメリットがある．こうしたメリットが取引費用を上回る限り，研究提携は企業にとり有利な戦略である．

このようにアウトソーシング，技術導入，研究提携は，契約のタイミングと業務の定義可能性において，異なった特徴を持つ．いずれにせよ取引費用が発生し，それは，業務の定義可能性が低い研究提携について特に大きい．それにもかかわらず，他社・他機関の能力や資源を活用するために，現在の研究開発において外注研究は欠かせない戦略であり，多くの産業において増

---

[2] 取引費用についてはウィリアムソン（1980），小田切（2000）を参照．

加している.

　米国では，19世紀後半〜20世紀初めにかけて独立の研究所が委託を受けて研究をすることが多く，その後，企業規模が拡大するにつれ，あるいは研究開発において政府・軍・産業の関係が密接化するにつれ，企業内の研究所が中心となったが，科学進歩や情報通信・インターネットの普及により20世紀末から再び外部研究の活用，研究の分散が起きたといわれている (Mowery, 1995; Mowery, 2006). これは，市場の利用から内部組織の利用へ，そして再び市場の利用への動きと捉えることができる．また，スミス（1959）のいう「見えざる手」からチャンドラー（1979）のいう「見える手」へ，そして再び「見えざる手」への回帰と捉えることもできる.

2. 全国イノベーション調査で見る共同研究の実態

　本節では，こうした外注研究の諸形態の中でも共同研究に焦点をあて，全国イノベーション調査の調査結果を利用して医薬品産業の特徴を調べよう.

　「全国イノベーション調査」（National Innovation Survey, NIS）とは，EU共通で実施された「共同体イノベーション調査」（Community Innovation Survey, CIS）に始まりOECDを中心に作成された国際標準的なマニュアルに従い，文部科学省科学技術政策研究所が2003年に実施したもので，同様の調査は世界の数十カ国で実施されている．伊地知（2004）はこれら調査に基づき日本・EU比較をしている.

　以下ではこの調査結果の一部のみを利用する．より詳細は伊地知他(2004)を，医薬品産業を対象とした比較分析については伊地知・小田切（2006）を参照されたい．また，以下でこれらから調査結果を引用する場合には個々に出所を明記することを省略する.

(1) 全国イノベーション調査について

　全国イノベーション調査では，
　　「イノベーションとは，市場に導入された新しいまたはかなり改善されたプロダクト（商品またはサービス），または貴社内での新しいあるい

はかなり改善されたプロセスの導入を意味します．イノベーションは，新しい技術開発，既存技術の新しい組み合わせ，あるいは貴社によって獲得された他の知識の利用の結果により起こります」
と定義されたイノベーションについて調査している．既存技術の組み合わせや他の知識の利用を含むから，「科学技術研究調査」（総務省）での研究よりも幅広い概念であり，シュンペーターのイノベーションの概念に近い．ただし逆に，実用化をまったく意図しない純粋な学問研究は，科学技術研究調査の研究には含まれるが，イノベーションには含まれない．

同調査では，全経済活動（製造業の他，農林水産業，鉱業，電気・ガス・熱供給・水道業，卸売業，運輸・通信業，金融・保険業，その他一部のサービス業を含む）を対象とし，総数22万社弱の企業のうちから標本抽出された43,000社強に質問票を発送し，21.4%にあたる9,257社より回答を得た．このうち，本調査で大規模企業と呼ぶ従業者数250人以上の企業については悉皆調査としたため，母集団企業数と標本抽出数は一致している．以下では，この大規模企業に限定して結果を紹介する[3]．

大規模企業については，全経済活動で8,848社に質問票を送付し1,772社（回収率20.0%）から回答を得た．製造業に限定すると，4,664社に質問票を送り996社（回収率21.4%）から回答を得た．さらに，製造業の中でも医薬品製造業に限定すると，110社に質問票を送り，23社（回収率20.9%）から回答を得た．よって，医薬品製造業についてはサンプル数が限られることに留意したい．

また以下では，医薬品製造業について，製造業平均との比較に限定して紹介するので，非製造業について，また製造業の中分類別については，伊地知他（2004）を参照されたい．また，すべて，1999〜2001年の間における活動についての調査である．

---

[3] なお，ベンチャー企業の実態を知るという観点からは中規模・小規模企業にも興味があるが，時期的にまだバイオベンチャー企業の活動が限られていたこともあり，回答企業にいわゆるバイオベンチャー企業はほとんど見られなかった．

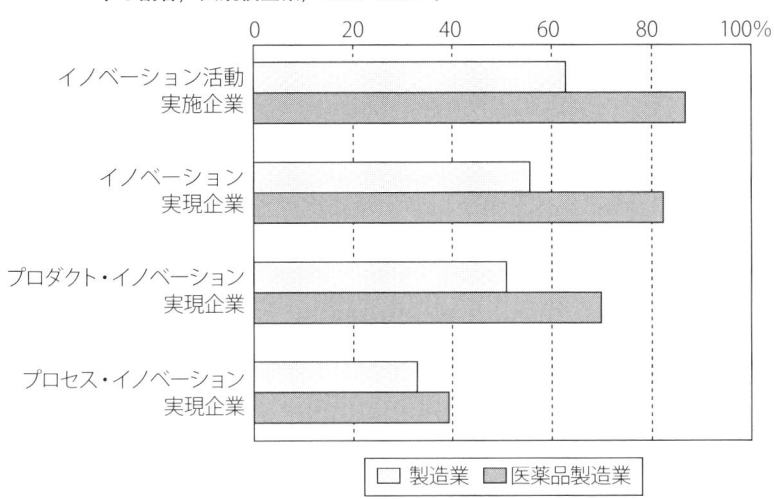

図1：イノベーション活動実施企業，イノベーション実現企業：全企業に対する割合，大規模企業，1999-2001年

（製造業／医薬品製造業の比較：イノベーション活動実施企業，イノベーション実現企業，プロダクト・イノベーション実現企業，プロセス・イノベーション実現企業）

出所）伊地知・小田切（2006）より筆者作成．

(2) イノベーションの実現，イノベーション活動の実施

調査では，まず「貴社は何らかの新しいあるいはかなり改善されたプロダクトを市場に導入しましたか」を聞いた．これに「はい」と回答した企業の全回答企業に対する比率が，図1にプロダクト・イノベーション実現企業として示されている．また，「貴社は，サービスの供給方法やプロダクトの配送手段を含む，何らかの新しいあるいはかなり改善されたプロセスを導入しましたか」を聞き，これに「はい」と回答した企業の全回答企業に対する比率が図にプロセス・イノベーション実現企業として示されている．さらに，プロダクト，プロセスのいずれかまたは双方につきイノベーションを実現した企業が，単にイノベーション実現企業として示されている．

図に見られるとおり，医薬品製造業では83％の企業がイノベーションを実現しており，この比率は製造業平均での56％を大きく上回る．特に製造業よりも活発なのはプロダクト・イノベーションで，新薬開発が医薬品製造

業でのイノベーション活動の中心であることを示唆する．

　イノベーションを実現しなかった企業の中にも，「新しいあるいはかなり改善されたプロダクトあるいはプロセスを開発または導入するために，研究開発活動など，まだ完了しておらず継続中であった何らかの活動」があった企業，あるいは，「新しいあるいはかなり改善されたプロダクトあるいはプロセスを開発または導入するために，研究開発活動など，何らかの活動を中止した経験」があった企業がある．イノベーション実現企業にこれら企業を加え，イノベーション活動実施企業と呼ぶ．この比率が図1のトップにあるが，医薬品製造業では87％の企業が実施しており，製造業の63％を24％ポイント上回っていて，この産業が研究集約的な産業であることが，イノベーションという観点からも確認される．

(3) イノベーションにおける開発者

　プロダクトあるいはプロセス・イノベーションを実現した企業に対し，誰がこれらのプロダクトあるいはプロセスを開発したかについて，「主に貴社あるいは貴社グループ」（以下，自社と略記），「他の企業あるいは機関と協力して貴社」（協力），「主に他の企業あるいは機関」（他社）のいずれかに分けて聞いた結果が図2にまとめられている．

　プロダクト・イノベーションについては，製造業でも医薬品製造業でも，自社で開発したとするものがそれぞれ82％，75％と圧倒的に多い．ただし，医薬品製造業については他社とするものが若干多く，導入によるイノベーションも製造業平均よりは多いことが示唆される．

　一方，プロセス・イノベーションについて特徴的なのは，製造業では3分の2近くが自社と回答したのに対し，逆に医薬品製造業では，協力と回答した企業が3分の2に達していることである．新薬開発については自社研究によっても，製造プロセスについては他社・他機関と協力して開発するケースが多いことを示唆している．ただし，小規模企業・中規模企業では協力と回答した企業の比率は30％未満であり，いずれでも自社と回答した企業が過半数を占めている．また，大規模企業でプロセス・イノベーション開発者について回答した企業が9社しかないこともあり，医薬品製造業全体に一般化

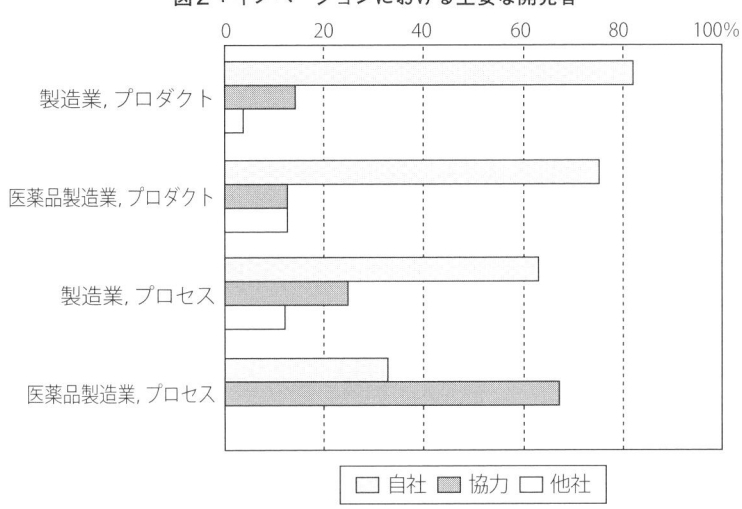

2. 全国イノベーション調査で見る共同研究の実態

図2：イノベーションにおける主要な開発者

[棒グラフ：製造業,プロダクト／医薬品製造業,プロダクト／製造業,プロセス／医薬品製造業,プロセスの各項目について、自社・協力・他社の割合を示す]

出所）伊地知・小田切（2006）より筆者作成．

できるかどうかについては疑義が残る．

(4) イノベーションのための協力

アライアンスなど，本章で主要テーマとする「研究開発における企業の境界」の問題に最も関連するのは，イノベーションのための協力に関する質問である．本調査では，

> 「イノベーションのための協力とは，他の組織（他の企業あるいは非営利機関）との共同研究開発および他のイノベーション・プロジェクトへの積極的な参加を意味します．実質的な共同作業を伴わない単なる業務の請負契約は，協力には含めません」

と定義している．よって，第1節で述べたアウトソーシングは「単なる業務の請負契約」にあたるものが多いと考えられるから，ここでの協力には含まれない．同様に研究委託も，受託先のみが研究業務を行い，委託先との共同作業がないのであれば，本調査での協力には含まれない．もちろん技術導入も，それが技術導入後の共同研究開発につながるのでない限り含まれない．

図３：イノベーションのための協力の取り決めを有する企業：全イノベーション活動実施企業に対する割合

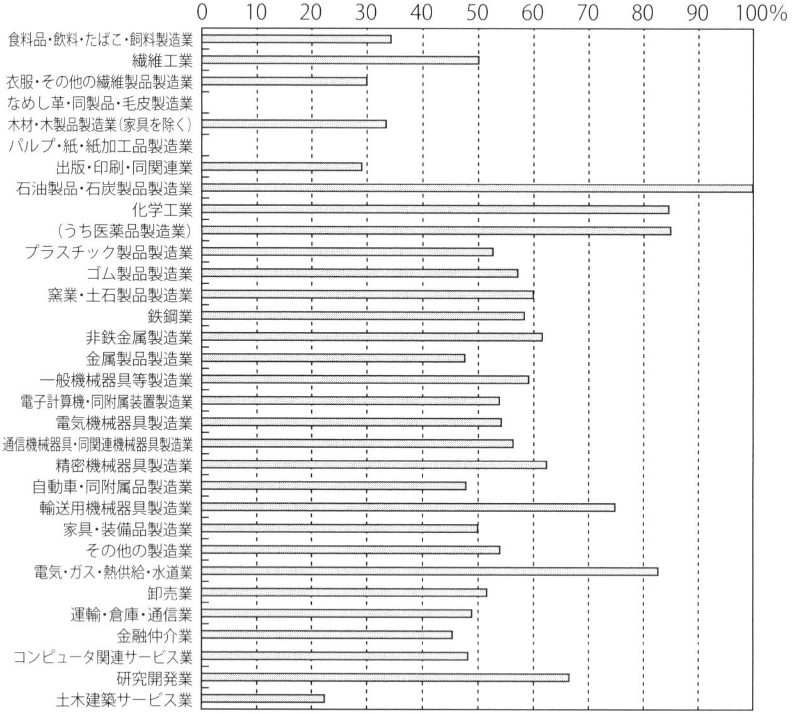
0
10
20
30
40
50
60
70
80
90
100%
食料品・飲料・たばこ・飼料製造業
繊維工業
衣服・その他の繊維製品製造業
なめし革・同製品・毛皮製造業
木材・木製品製造業（家具を除く）
パルプ・紙・紙加工品製造業
出版・印刷・同関連業
石油製品・石炭製品製造業
化学工業
（うち医薬品製造業）
プラスチック製品製造業
ゴム製品製造業
窯業・土石製品製造業
鉄鋼業
非鉄金属製造業
金属製品製造業
一般機械器具等製造業
電子計算機・同附属装置製造業
電気機械器具製造業
通信機械器具・同関連機械器具製造業
精密機械器具製造業
自動車・同附属品製造業
輸送用機械器具製造業
家具・装備品製造業
その他の製造業
電気・ガス・熱供給・水道業
卸売業
運輸・倉庫・通信業
金融仲介業
コンピュータ関連サービス業
研究開発業
土木建築サービス業

出所）伊地知他（2004），伊地知・小田切（2006）より筆者作成．

よって，本調査での協力は，基本的には，表１における研究提携（アライアンス），しかもその中でも共同研究に限られる．

調査ではまず，イノベーション活動に関して，上に定義された意味での何らかの協力の取り決めを有していたかを聞いた．「はい」と回答した企業の全イノベーション活動実施企業に対する割合を産業別に示したのが図３である．なお，農林水産業および鉱業では「はい」と回答した企業がなかったため，省略している．

イノベーション活動実施企業のすべてが協力の取り決めを有していると回

答したのは石油製品・石炭製品製造業である．後で述べるように，この調査では協力のパートナーのタイプ別にも協力の取り決めの有無を聞いているが，同産業では，すべてのイノベーション活動実施企業が自社グループ内他企業，サプライヤー，大学のいずれとも協力の取り決めを有していたと回答していた．ただしこの産業でのイノベーション活動実施企業（大規模企業）は8社にとどまるから，サンプル数は小さい．

次いで医薬品製造業が85％と高く，また医薬品製造業を含む化学工業全般でも84.9％と高い．さらに電力・ガス・熱供給・水道業が82.9％と高いが，同業他社との協力が多い．また，輸送用機械器具製造業（自動車・同附属品製造業を除く）が75％，研究開発業が66.7％であり，それ以外は65％未満，また全経済活動の平均では52％であるから，石油石炭を別とすれば，医薬品・化学は最もイノベーションのための協力が活発に行われている産業である．

この事実は，医薬品産業における研究開発のためのアライアンスの重要さ・活発さを裏づける．この事実を，全国イノベーション調査結果から，さらに検討してみよう．

(5) 協力のパートナー

イノベーションのための協力のパートナーとして，次の8タイプを考えよう．
①貴社グループ内の他の企業〈以下，グループ内他企業と略称〉
②設備，材料，部品（構成要素）あるいはソフトウェアの供給者〈供給者〉
③クライアント（貴社グループ外の販売会社を含む）または顧客〈顧客〉
④競争相手および同じ産業内の他の企業〈競合他社〉
⑤コンサルタント〈コンサル〉
⑥営利研究所，研究開発会社，研究開発支援サービスの供給者〈R&D会社〉
⑦大学あるいは他の高等教育機関〈大学等〉
⑧政府あるいは民間非営利研究機関〈政府等〉

それぞれのパートナー・タイプにつき，それとイノベーションのための協力の取り決めを有しているかどうかを聞き，「はい」と回答した企業の，全イノベーション活動実施企業に対する割合を，製造業と医薬品製造業についてグラフで示したのが図4である．

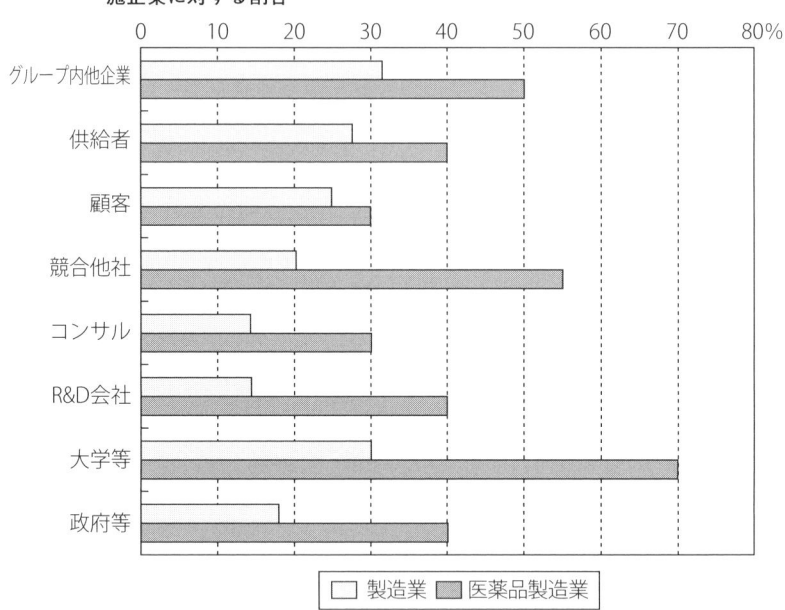

図4：イノベーションのための協力のパートナー：全イノベーション活動実施企業に対する割合

パートナー	製造業	医薬品製造業
グループ内他企業	約30%	約50%
供給者	約25%	約40%
顧客	約25%	約30%
競合他社	約20%	約55%
コンサル	約15%	約30%
R&D会社	約15%	約40%
大学等	約30%	約70%
政府等	約18%	約40%

出所）伊地知・小田切（2006）より筆者作成．

　すべてのタイプのパートナーと，医薬品製造業企業は製造業全体よりも高い比率で協力関係を結んでいる．特に顕著なのが大学等に対してで，70%の企業が協力の取り決めをしており，製造業平均の30%の倍以上の比率である．政府あるいは民間非営利研究機関に対しても40%と，製造業平均の18%の倍以上の比率であり，医薬品製造業において産学連携や産学官連携が活発に行われている事実を示す．

　競合他社との協力も55%と，過半数の企業でなされている．これは，製薬企業間で共同研究が活発に行われていることによるものであろう．さらに，R&D会社との協力も40%の企業で行われており，製造業平均の14%に比較して多い．これは，第1節で述べたように，解析や実験など研究・開発における多くの業務を，製薬企業がこれら専門的な研究関連会社と協力したり，彼らに外注（アウトソーシング）したりすることによるものであろう．すで

に述べたように，実質的な共同作業を伴わない単なる業務の請負契約は本調査における協力には含まれないから，いわゆる丸投げ的なアウトソーシングは含まれていないはずであるが，こうしたアウトソーシングにおいても，実験の手順の確定などで発注者側と受注者側との間での協力関係が必要なことがあり，その場合には本調査でいう協力に含まれる．

　このように本調査結果は，産学官連携，アライアンス，アウトソーシングなどさまざまな形で，また多種のパートナーと，医薬品メーカーが活発に協力している事実を示している．第1節で論じたように，医薬品製造業に代表されるようなバイオテクノロジー関連産業では「企業の境界」を越えての協力関係が結ばれ，外部の多様な主体が持つ能力を活用することによって，イノベーションが図られているのである．

(6) イノベーションの実現・非実現と協力

　図5は，協力の取り決めを有する企業に対する比率として再計算し，また，イノベーションを実現した企業と実現しなかった企業に分けて計算したものである．医薬品製造業大規模企業でイノベーション活動を実施した企業はすべてイノベーションを実現していたため，医薬品製造業についてはイノベーション実現企業についての比率しかない．よって医薬品製造業については実現企業・非実現企業間での比較ができないが，製造業では，どのパートナー・タイプとも，イノベーション実現企業の比率が非実現企業の比率を上回っている事実が注目される．これは因果関係を意味しないので，協力をしている企業の方がイノベーションを実現する比率が高いと結論することはできない．例えば，イノベーションの能力や意欲が高い企業ほど，活発に協力関係を結ぶとともに，イノベーション実現の可能性も高いことによるものかも知れない．よって，この結果だけを持ってイノベーションのための協力の有効性を論じることはできないが，何らかの形で，イノベーションのための協力がイノベーション実現と関連していることを示唆しているといえよう．

　イノベーション実現企業に限り，医薬品製造業を製造業と比較すると，大学等，競合他社，R&D会社をパートナーとする協力が医薬品製造業においてより活発に行われていることがわかる．再び，この産業における産学共同

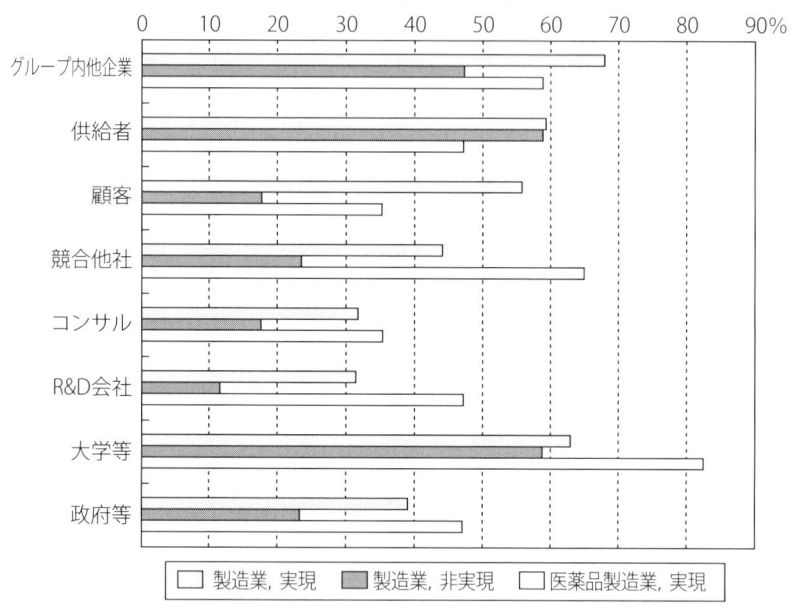

54　第3章　医薬品産業におけるアライアンス

図5：パートナー・タイプ別，イノベーション実現・非実現企業別，協力を有する企業：何らかのイノベーションのための協力の取り決めを有する全イノベーション活動実施企業に対する割合

（グラフ：縦軸にグループ内他企業，供給者，顧客，競合他社，コンサル，R&D会社，大学等，政府等。凡例：製造業, 実現／製造業, 非実現／医薬品製造業, 実現）

出所）伊地知・小田切（2006）より筆者作成．

研究，企業間共同研究，アウトソーシングの重要性を示す．

(7) 協力の重要度

図6は，それぞれのパートナー・タイプについて，イノベーションのための協力における重要度を高・中・低（およびパートナーなし）に分けて聞いたときに，高または中と回答した企業の，何らかのパートナー・タイプと協力の取り決めを有する全イノベーション活動実施企業に対する割合として示している．

医薬品製造業において明確に高いのは大学等との協力についての評価である．33％が高，53％が中と評価しており，それぞれ30％，32％の製造業平均に比べ，合わせて24％ポイントも高い．また，医薬品製造業企業はすべ

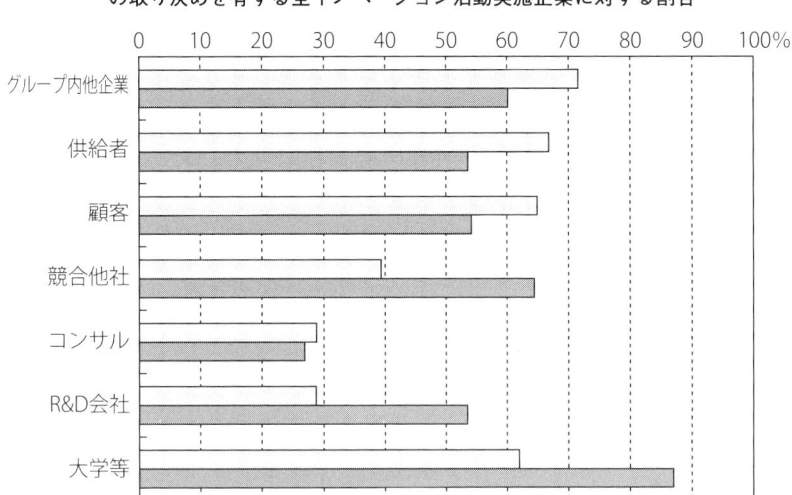

図6:協力を重要とする企業の割合:パートナー・タイプ別,何らかの協力の取り決めを有する全イノベーション活動実施企業に対する割合

[グラフ:製造業と医薬品製造業の比較。パートナー・タイプは上から、グループ内他企業、供給者、顧客、競合他社、コンサル、R&D会社、大学等、政府等]

出所)伊地知・小田切(2006)より筆者作成.

てのパートナー・タイプの間でも大学等を最も高く評価している.この産業における産学連携の重要さは突出しているといえる.

これに次いで高く評価されているのは競合他社で,再び,医薬品メーカー間でのアライアンスの重要性を示唆する.

一方,製造業全体では,グループ内他企業を除くと,供給者や顧客との協力が大学等との協力を若干上回って重要視されている.イノベーションの源泉としてユーザーやサプライヤーを重視したフォン・ヒッペル(1991)の議論と共通する.医薬品製造業でも,これらについては,R&D会社とともに,過半数の企業が重要としているが,大学等,競合他社に比較すれば低い.ここに製造業平均との違いが大きい.

(8) 情報源

今度は協力ではなく，情報源としての他部門・他社・他機関の重要性を検討しよう．全国イノベーション調査では，「新しいイノベーションを提案する（中略）ために必要とされる主要な情報源について」質問している[4]．ここで情報源として挙げられているのは，上記第5項の協力のパートナーとしても挙げられたグループ内他企業，供給者，顧客，競合他社，コンサル，R&D会社，大学等，政府等に加え，社内の研究・開発部門（以下，研究開発部門），生産・製造・保守部門（製造部門等），販売部門，社内の上記以外の部門（社内他部門），およびその他の情報源として，専門的な会議・会合（学会等），専門的な雑誌・学術誌（学術誌等），および見本市・展示会（展示会等）である．

このうち最後の3つの情報源については，参加費や購読料さえ払えばだれでも入手できるという意味で非排他的であり，不特定多数に伝播される情報源としてオープンであるから，オープンサイエンスの典型的な情報提供手段といえる．学会等や学術誌がその代表である．それに対し，社内・グループ内はもちろん，その他企業や機関からも，情報入手はしばしば特定の関係で，また内部組織や契約に基づいて行われるものであり，クローズドな（閉鎖された）情報源の性格が強い．

イノベーション活動を実施した企業に対し，それぞれの情報源について，利用したか利用しなかったか，利用した場合にはその重要度を高・中・低のいずれと評価するかを聞き，そのうち高あるいは中と評価した企業（以下では単に重要視した企業という）の比率を示したのが図7である．

医薬品製造業でもその他の製造業でも，社内の研究開発部門が重要な情報源と認識されているのは当然であろう．顧客・供給者について高いことも共通しており，再びフォン・ヒッペルの議論と共通する．

医薬品製造業の大きな特徴は，情報源として大学等，学会等，学術誌等を

---

[4] この他，「既存プロジェクトの実施に寄与するために必要とされる主要な情報源」についても聞いているが，医薬品製造業では，新薬など新しいイノベーションに関するものの方が関連が深いと思われることから，掲載を略す．

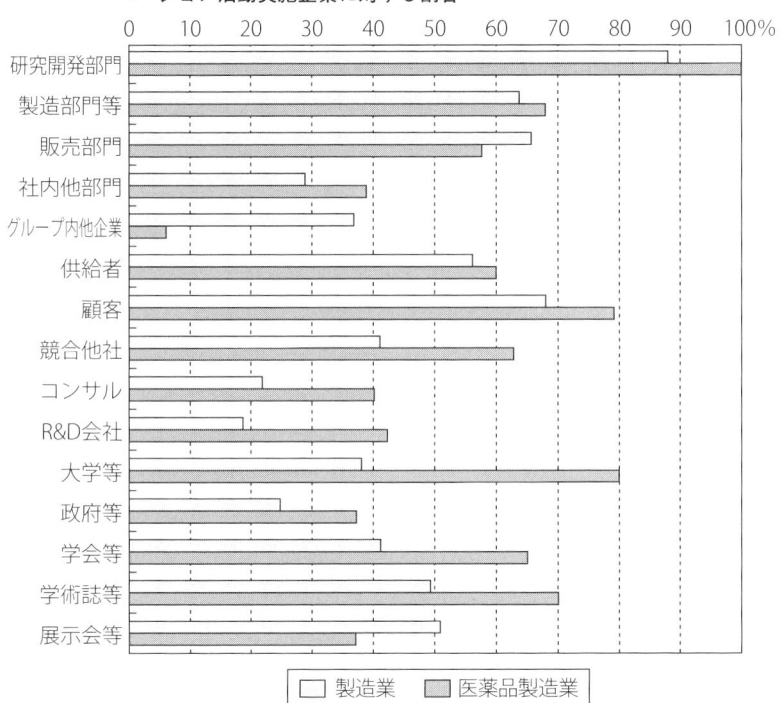

図7：イノベーションのための情報源：高または中と評価する企業の全イノベーション活動実施企業に対する割合

凡例：□ 製造業　■ 医薬品製造業

項目：研究開発部門、製造部門等、販売部門、社内他部門、グループ内他企業、供給者、顧客、競合他社、コンサル、R&D会社、大学等、政府等、学会等、学術誌等、展示会等

出所）伊地知・小田切（2006）より筆者作成．

65％〜80％の企業が重要視している点で，38％〜49％の製造業平均を大きく上回る．この事実は明らかに医薬品製造業がサイエンスと密接に結びついていることを反映している．

　伝統的に，「根源的理解への探求」と「実用化への意識」は相容れないものとされ，前者に重きを置く基礎的な科学研究（ボーアや湯川秀樹の物理学研究に代表される）と後者に重きを置く実用的な発明（エジソンや東芝創立者・田中久重の発明に代表される）は別であり，両端に位置すると見なされてきた．こうした考え方を線型モデルと呼ぶことが多い．ところが現代では，根源的理解への探求と実用化への意識のいずれもが追求されるような科学技

術の重要性が増してきている．その代表が医療・医薬品・バイオテクノロジー分野である．そのために Stokes（1997）は，そうした科学技術領域を，これら分野のパイオニアの名前をとってパスツール象限と呼んだのである．日本でいえば，北里柴三郎がその代表にあたる．

　医薬品製造業で情報源としての大学，学会，学術誌が重要なのはこのためである．また，共同研究の相手として大学が重要なのもこのためである．前者はオープンサイエンスへのアプローチであり，後者はクローズドサイエンスとしての情報共有の1つといえるが，医薬品製造業ではこれらがいずれも重要である（小田切，2007）．

　しかし，オープンサイエンスとクローズドサイエンスはしばしばジレンマを生む．この問題は特に知的財産権のあり方を巡って顕在化している．特に，医薬品製造業はイノベーション活動から自ら利益を確保する上で特許を有効とする程度が高い産業である．全国イノベーション調査によれば，特許による効果が高または中とした企業のイノベーション実現企業に対する比率は，医薬品製造業では85％に達し，製造業での61％を大きく上回っている[5]．従って，医薬品製造業企業は特許による保護を重視することとなり，また特許を取得された研究成果を他社が特許権を侵害せずに利用することが困難でもある．

　このことは，発明の成果が社会的には過少にしか利用されないおそれを生む．この問題が特に深刻化しているのはリサーチツール特許である．生物材料，方法，機器，データベースなどのリサーチツールが特許・著作権・営業秘密などによって財産権化されていることにより，それらを研究のインプットとして活用することが困難になったり，多大の取引費用を要するようになったり，差し止め命令などの不確実性に晒されるようになったりすることが，医薬品産業では大きな問題になってきている（小田切，2006，第5章）．オープンサイエンスとクローズドサイエンスの間での相克は，社会にとって最適な知的財産権制度の設計に困難な問題を突きつけているのである．

---

[5] 詳細は伊地知・小田切（2006）．

3. おわりに

　医薬品産業は，共同研究，研究委託，技術導入，アウトソーシングなどを含めた広義のアライアンスが活発に行われている産業である．本章では，第1節で，研究開発を社内で行うか外部能力を活用して行うか，どのような形態で外部能力を活用するかという「企業の境界」の問題を概説した．その上で第2節では，科学技術政策研究所が実施した「全国イノベーション調査」の結果を引用して，イノベーションのための協力や情報収集がどのように行われているかについて，医薬品産業の特徴を明らかにした．その中心的な特徴を他産業と比較してまとめると以下の3点である．

　①イノベーション活動を実施している比率も実現している比率も高く，その中心はプロダクト・イノベーションである．

　②イノベーションに関する協力の取り決めは活発に行われており，大学等や公的研究機関等との協力が多い他，同業他社や営利研究所・研究開発支援サービスの供給者などとの協力も多く，産学連携，アライアンス，アウトソーシングなどさまざまな形で協力が行われている．また，これら企業や機関との協力の重要性についても高く評価されている．

　③イノベーションのための情報源としても，大学等や公的研究機関等が高く評価されている他，学術誌等や専門的会合等も高く評価されており，オープンサイエンスを通じてであれクローズドサイエンスを通じてであれ，科学的研究成果をイノベーションに活用しようとする傾向が窺われる．また，同業他社や営利研究所・研究開発支援サービスも情報源としての重要性が高い．

　こうした事実は，経営戦略の観点からも，公共政策の観点からも大きな含意をもたらす．

　経営戦略の観点からは，社外の能力を活用して自社研究開発に生かすことの重要性を強調したい．ただし，このことが自社研究開発能力の陳腐化を招くことがないよう，自社能力蓄積のための投資を怠ってはならない．筆者が中村健太氏との共同研究（Nakamura and Odagiri, 2005）で明らかにしたよ

うに，外注研究のためには自社の吸収能力（absorptive capacity）が欠かせないからである．これは，外注先の能力を正しく査定し，研究開発プロセスを監督（モニタリング）し，その成果を評価し生かすために必要な能力のことをいう．また多くの場合，委託し，共同研究し，あるいは導入した後の研究成果を自らの新製品や新プロセスとして商業化するためにも，社内研究開発能力が必要である．

　研究開発を外注する場合にも，どのような方式で外注するのかが問題になる．そこで重要なのは，タイミングと業務の定義可能性である．事後的に技術を導入するライセンシングでは，導入する技術は比較的容易に定義される．しかし，それだけに導入を競う企業は多く，高コストになりかねない．定型的な研究開発関連業務については，専門企業にアウトソーシングすることにより，その資源や能力を活用できたり，より安くより早く成果が得られることが多いから，ベンチャー企業を含めた専門R&D会社へのアウトソーシングが積極的に考えられる必要がある．しかしこれは定型的で定義可能なものが中心であるだけに，自社能力なしには活用できない．

　これらに対し共同研究は事前であり，また業務の定義可能性が低いことが多いから，取引費用や不確実性は高くならざるを得ない．しかし，パートナーの能力を生かし自社能力と補完することにより，大きな成果や，長期的に自社能力を高める潜在性のある成果を生む可能性があり，積極的に追求されるべきであろう．定義可能性が低いだけに，そこで重要なのはモニタリングする能力である．それによりパートナーの研究開発を監視できるとともに，将来の見込みの低いものについては早い段階で修正したり中断する意思決定を下す必要がある．桑嶋（2006）のいう go or no-go の意思決定が重要であり，そのために高い自社能力を維持する必要がある．

　サイエンスに直結する「パスツール象限」にある医薬品研究開発において特に重要なのは，学術誌・学会・大学などを通じて先端科学の情報を得るとともに，大学等と共同研究することにより，サイエンスに強い大学とテクノロジーに強い自社との補完関係を生かし，イノベーションを進めることである．1996年の第1期科学技術基本計画策定以来，産学連携や大学特許はこうした観点から政策的にも推進されてきた．しかし，全国イノベーション調

3. おわりに

査が明らかにしたのは，学術誌や学会などで代表されるオープンサイエンスの情報源としての重要性である．大学が研究成果を特許としてクローズドサイエンス化してしまうことは，こうした情報流通を阻害するおそれがある．特許は発明の成果を発明者に専有させることにより，発明へのインセンティブを高めると考えられている．しかし自らの資金で研究開発投資し，利益や株価について資本市場からの常の評価にさらされている企業とは異なり，学問的評価をむしろ重視し，また公的資金からの研究費を中心として研究する大学研究者の場合には，特許のインセンティブ効果は限られているはずである．このことを考えると，大学発明を特許化することが望ましいのは，表1でいう開発向け技術導入において，特許を独占的にライセンシングすることによってのみ，発明後の多額の開発投資を行うインセンティブを企業が持ちうる場合などに限られるはずである．臨床研究を要する医薬品の場合にこの条件があてはまりやすい．

一方，その発明が多くの研究開発にとってインプットとなるようなリサーチツールの場合には，特許化により利用を制限することのマイナス効果が大きい．遺伝子組換え技術に関する有名なコーエン＝ボイヤー特許でさえ，低廉な料金で非排他的にライセンスされたことによって排除効果は限られていたと見られるものの，オープンにしていた場合と比較すれば制限的な効果があったに違いない．また，仮に特許権利者のスタンフォード大学とカリフォルニア大学が高額の特許料を要求していたとすれば，バイオテクノロジーの進歩は遅れたに違いない．従って，科学の発展のためにも産業技術の革新のためにも，大学によるリサーチツールの特許化については慎重でなければならない．

このように，知的財産権制度や大学のあり方を含めた科学技術政策においても，企業の経営戦略においても，研究開発における企業の境界の問題は大きな含意を持っている．全国イノベーション調査の調査結果がそうした問題意識で幅広く活用されることを期待したい．

謝辞

　全国イノベーション調査結果の利用にあたって伊地知寛博氏（成城大学教授）より助力を得ており感謝したい．なお，伊地知・小田切ともに文部科学省科学技術政策研究所客員研究官を併任している．

　また，本章は『医療と社会』Vol. 17, No.1, pp. 3-18（2007年5月）に掲載済みの同名論文を一部改変の上，再録したものである．再録を承諾いただいた同誌発行者の㈶医療科学研究所に感謝する．

参考文献

伊地知寛博（2004）「日本のイノベーション・システム―「全国イノベーション調査」データに見る民間企業全体の現況」『一橋ビジネスレビュー』第52巻第3号，冬号．

伊地知寛博・岩佐朋子・小田切宏之・計良秀美・古賀款久・後藤晃・俵裕治・永田晃也・平野千博（2004）『全国イノベーション調査統計報告』文部科学省科学技術政策研究所，調査資料 -110（http://www.nistep.go.jp/achieve/results01.html よりダウンロード可能）．

伊地知寛博・小田切宏之（2006）「全国イノベーション調査による医薬品産業の比較分析」文部科学省科学技術政策研究所，ディスカッションペーパー，No. 43（http://www.nistep.go.jp/achieve/results01.html よりダウンロード可能）．

ウィリアムソン，オリバー E.（浅沼萬里・岩崎晃訳）（1980）『市場と企業組織』日本評論社（原著は，Williamson, O. E., *Markets and Hierarchy*, Free Press, 1975）．

小田切宏之（2000）『企業経済学』東洋経済新報社（第2版，2010年1月出版予定）．

小田切宏之（2006）『バイオテクノロジーの経済学』東洋経済新報社．

小田切宏之（2007）「オープンサイエンスとクローズドサイエンスの共存を求めて―全国イノベーション調査結果による考察」『一橋ビジネスレビュー』第54巻第4号，春号．

桑嶋健一（2006）『不確実性のマネジメント』日経 BP 社．

スミス，アダム（大内兵衛・松川七郎訳）（1959）『諸国民の富』岩波文庫（原題，Smith, Adam, *An Inquiry into the Nature and Causes of the Wealth of Nations*, 1776）．

チャンドラー，アルフレッド D.（鳥羽欽一郎・小林袈裟治訳）（1979）『経営者の時代』東洋経済新報社（原題，Chandler, Jr., Alfred D., *The Visible Hand*, Belknap Press, 1977）．

フォン・ヒッペル，エリック（榊原清則訳）（1991）『イノベーションの源泉』ダイヤモンド社（原題，von Hippel, E., *The Sources of Innovation*, Oxford University Press, 1988）．

Mowery, D. C.（1995）"The Boundaries of the U.S. Firm in R&D," in *Coordination and Information: Historical Perspectives on the Organization of Enterprise*, N. R. Lamoreaux and D. M. G. Raff eds., The University of Chicago Press, pp. 147-182.

Mowery, D. C.（2006）"Industrial R&D in the 'Third Industrial Revolution'," Paper Presented at the Sixth International Colloquium in Business History, "Has There Been a Third Industrial Revolution in Global Business," Bocconi University.

Nakamura, K. and H. Odagiri (2005) "R&D Boundaries of the Firm: An Estimation of the Double-Hurdle Model on Commissioned R&D, Joint R&D, and Licensing in Japan," *Economics of Innovation and New Technology*, Vol. 14, pp. 583-615.

Stokes, D. E. (1997) *Pasteur's Quadrant: Basic Science and Technological Innovation*, Brookings Institution Press.

第4章 日本のバイオ分野の技術優位性と海外からの技術の取り込み

岩佐朋子

1. はじめに

　バイオテクノロジーを利用したビジネスでは，常に先端的な研究成果を取り込み，急速に進歩する技術にキャッチアップすると同時に，1つの製品を市場に送り出すためにさまざまな技術分野を融合させることが求められている．このような分野では，自前主義を脱却し，企業外の外部技術を効果的に取り入れることができるかどうかが，企業の競争力を決定する大きな要因となる．本章は，バイオテクノロジーを利用したビジネスを行う企業が，必要とする技術を手に入れるために単に企業内と企業外との組織の壁を越えるだけでなく，国境をも越える必要があることに注目する．従来，企業の競争力の源泉である技術能力は，主に国内で高められ，これによって得られた能力に基づいて海外での企業活動が行われると考えられてきた．しかし近年，特にバイオ分野のような高度な技術を用いる産業においてグローバル規模の事業活動を行っている企業が，国内の技術拠点から技術能力の向上に努めるだけではなく，海外に所在する技術知識を活用することによっても，企業全体の技術能力を高めるようになってきていることが指摘されている．本国から海外への一方通行のものとして捉えられることが多かった企業によるイノベーションの活用は，次第に，海外から国内，さらには海外から海外へと，より複雑なネットワーク型の利用形態に移り変わっている．

　この章では，まず第2節で国の技術優位性と海外からの技術の取り込みとの関係について，これまでの先行研究を紹介しながら議論していく．バイオ

テクノロジーに基づくベンチャービジネスや，これに関連した研究を行う大学や公的研究所は，地理的に近いところにクラスターを形成しながら発展していく傾向がある．ところが自国のイノベーションシステムが必要とする研究資源の集積を形成するのに適さず，関連する技術分野に関して優位性を持っていない場合，企業は海外の集積地にこれを求めざるを得ない．ここでは，先端的な技術分野の技術知識を国境を越えて取り込む際に，海外研究開発拠点が，現地の研究開発資源とのアライアンスにおいて媒介として作用する可能性について検討する．なぜなら海外から技術を効果的に取り込むためには，現地の関連コミュニティのメンバーとして承認されると同時に，異なるイノベーションシステム下で生み出されたイノベーションを自社に取り込むという課題をクリアするための高い吸収能力（Cohen and Levinthal, 1989）が求められるからである．第3節では，1963年〜2002年に付与された米国取得特許のデータを用いて日本の製薬・バイオ分野における技術優位性についてさまざまな視点から考察を加えたのち，海外からの技術の取り込みと，国の技術優位性や海外でのイノベーション活動との関係について計量的に分析を行う．これらの一連の議論を踏まえ，第4節において日本のバイオ・医薬分野における技術優位性と海外からの技術の取り込みに関して結論を述べる．

2. 国の技術優位性と海外からの技術の取り込みとの関係

バイオテクノロジーに基づくビジネスは，その基盤となる科学的知識が複雑かつ未成熟であると同時に，多様な分野を巻き込み学際性が高いという特徴がある．そのため，産業化の際も，単に企業の内部だけで基礎研究を行うのでは不十分であり，大学などの研究機関との連携の元に，異なる専門分野間のすり合わせをしながら科学上の基礎的な問題解決を図ることが必要となる（Pisano, 2006）．このような分野のビジネスは，地理的に分散して発展していくのではなく，特定の地域にクラスターを形成しながら成長する傾向がある．これは，科学技術知識の生産にはスピルオーバーが存在し（Jaffe, Trajtenberg and Henderson, 1993; Audretch and Feldman, 1996），それに

基づくイノベーション活動が集積しやすいためである．この理由として，技術の学習は複雑なプロセスを必要とするので，その解決に研究に関わる者同士が直接会ってコミュニケーションをとることが有効であることが挙げられる（Jaffe et al., 1993; Almeida, 1996）．同じ場所に立地することにより交流が増え，また企業間のアライアンスを結ぶ機会も増えることにより，フォーマル・インフォーマル双方の経路を経由してより多くの技術知識がスピルオーバーするが，それは距離が近まるにつれてさらに増加すると考えられている（Cantwell and Iammarino, 2001; Verspagen and Schoenmakers, 2004）．特に，サイエンスや大学とのつながりは，地理的に現地化しやすく，大学からライセンス供与によって技術を移転させる場合，単に論文や特許といった文章化された知識を移転させる場合と比べて，地理的に制約されやすい（Mowery and Ziedonis, 2001）．さらに，このような技術知識を基に産業化が起きるとき，そのプロダクトライフサイクルの初期段階では，直接的なコミュニケーションを介して受け渡しされる暗黙知が重要な役割を果たすため，地理的にクラスター化が進む傾向がある（Audretsch and Feldman, 1996）．

　このようなサイエンスの影響を大きく受ける産業の発展は，個々の企業の研究開発などを通じた努力に加え，その企業や産業が存在する国のイノベーションシステムに大きな影響を受けている．イノベーションシステムは，企業の研究開発における人的資源の質を直接左右する教育システムや，大学・公的研究機関の研究レベルに加えて，知的財産の保護を含むイノベーションに関わるさまざまな政策，そしてイノベーションにおける企業間の競争に影響する産業構造などによって形成されるものである（Lundval, 1992; Nelson, 1993）．イノベーションシステムは長い時間をかけて作り上げられ，強い経路依存性を持つため，これを短期間で変えることは難しい．このようなイノベーションシステムに応じて，各国がどの分野においてより活発にイノベーションを行うのかというパターン，つまり技術特化のパターンが決定される．これに順じて，各国の技術的な優位性の傾向もまた同様に，国ごとにそれぞれ異なり，そのパターンは10年〜20年と一定の期間継続する（Aruchibugi and Pianta, 1992; Cantwell, 1989）．

　長期的には，その国の教育システムを徐々に変えたり，求める分野の研究

開発を促進したり,産学連携を推進するなど,目指す分野に意図的にその国の技術優位性を確立する努力をすることも可能だろう.しかし,短期的にこれを成し遂げるのは難しい.一方,世界的な競争に晒される企業は,本国が必要とする技術分野において優位性を持つかどうかにかかわらず,国際的技術リーダーと同じレベルの技術能力を維持しなければならない.そのため,その国が優位性を持たない分野の研究開発資源を企業が求める場合,短期的な対応として,国内では入手できない技術を海外から取り込むようになる(Narula, 2002, 2003)[1].

国境を越えて海外の技術やイノベーションを取り込む経路を,大まかに技術導入,アライアンス,海外研究開発活動の3つに分けることができる.1つ目の技術導入であるが,これは比較的定型化され権利が明確となっている,もしくはすでに成果が得られている海外の技術知識を,ライセンス供与,研究開発業務のアウトソーシングなどの形態で,市場取引を介して,国内の親会社が海外から直接導入するものである.第2のグローバル規模での技術アライアンスの場合,イノベーションが国内と海外の主体の提携によって行われるため,そのロケーションは国内と海外の両方になる.国境を越えた技術アライアンスに関わる主体は大きく2つに分けることができる(Narula and Zanfei, 2004).1つは大学や公的研究所などのアカデミックなグループであり,学術論文や学会を通じた国際間での情報の交換に加え,共同研究を通じた共同での知識の創造にも長い歴史を持つ.そのため,国境を越えた知識や技術のやり取りにも比較的慣れており,国際的な技術の取り込みに協力しやすい.このグループは国際共同プロジェクトなどを通じて直接的に国際間の技術のやり取りを行う他,研究人材のリクルート,サバティカル,留学生の受け入れなど人材の流れを通じた間接的な流れにも貢献する.もう1つは,国内外の企業によるもので,競合企業,サプライヤー,顧客との提携を含む.企業はイノベーションの創出を目的としたプロジェクトを行うために,資本関係を伴う国際ジョイントベンチャーを行う他,特定の資本関係を結ばずに

---

[1] 最近の研究では,このような企業の技術面における能力の増強を目的として,企業外部から技術や知識を取り込むことを技術の「ソーシング」と呼ぶが(Iwasa and Odagiri, 2004),本章ではより一般的な「技術の取り込み」という表現を用いる.

技術および技術機器に関する情報の交換を行う協約を結ぶ場合もある．これら2種類の主体は，それぞれのグループ内だけでなく，異なるグループの主体とも提携，つまり国境を越えた産学連携を行うことがある．第3の海外研究開発活動は，複数の国において付加価値活動を行ういわゆる多国籍企業によって行われる．これは，現地にラボラトリーを新規設立して行われる場合もあるし，相手先国の既存研究所の買収によって行われることもある．海外からの技術の取り込みは，海外の研究開発拠点において技術を生み出すことによって直接的な貢献としてなされる他，研究者の雇用を通じた現地の技術知識の取り込みという間接的な貢献もある．さらに，現地に継続的に存続する拠点を設けることにより，現地の研究機関やベンチャー企業・既存企業とのアライアンスが促されるという媒介的な役割も担っている．

費用面について考えると，技術導入を介した技術の取り込みは，取引の時点ですでに技術の定義が明確で不確実性が低い状態にあるため取引費用も比較的に低く済む．しかし，国内の技術資源ではまかないきれず海外からのソーシングを企業が試みるような先端的な技術知識を利用するためには，多くの場合さらに継続的に研究開発を行う必要があるため，技術導入単独によって取り込むことができるとは考えにくい．そのため，技術変化と市場の国際化がともに急速に進展する分野では，技術アライアンスが国外の知識源にすばやくアクセスするための比較的低コストな方法になっている（Narula and Zanfei, 2004）．

しかし，国際的な技術アライアンスにも問題がある．イノベーションのロケーションが国内と海外の両方にまたがるため，ここでも地理的な障壁を越えて技術知識をやりとりする必要がある．これに伴う障害として2つの点が挙げられる．1つ目は技術や知識は，ロケーションや，それが生み出されたときの文脈から切り離して理解することが難しいという点である．技術や知識には，研究者や技術者といった人材に体化されているものがあるし，これが生み出されたときの実験装置や実験環境や，その場所に特有のシステムなどの環境要因にも依存する．そのため，これらを他の場所で利用するためには，現地の環境要因を取り除き，別の状況でも利用できるように修正する必要があるのだ．第2に，一般的に技術知識には，文章にしたり，コード化し

て受け渡しできる形式知の部分と，直接的なコミュニケーションや経験を介さないと受け渡しのできない暗黙知の部分がある．そのため，暗黙知も含めて技術を取り込むためには，技術の移転元と移転先が地理的に近くにいることが重要になる（Blanc and Sierra, 1999）．特に，バイオテクノロジー分野のように，ビジネスの基盤となる科学的知識がまだ未成熟かつ複雑であると同時に，学際性が高いという特徴を持つ場合，その産業化に際しては，単に企業の内部だけで基礎研究を行うだけではなく，研究機関との連携の元に，異なる専門分野間のすり合わせをしながら科学上の基礎的な問題解決を図ることが必要とされる（Pisano, 2006）．このような企業と研究機関の密接なすり合わせが，研究成果の事業化に不可欠である場合，これらの機関と近い立地条件を維持することが技術の取り込みの成功を大きく左右するため，国際的なアライアンスを難しいものにしている．

　海外の研究開発資源とのアライアンスに伴う問題の解決策の1つとして考えられるのが，海外に研究開発拠点に設け，国内と海外とをつなぐ媒介として利用することである．継続的な拠点を現地に持つことによって，研究開発資源の情報の入手，自社に適した資源の探索，評価が容易になり，その結果イノベーションのシーズへのアクセスが迅速に行えるようになる．また，契約の締結や，その後の契約履行状況のモニタリングに伴う取引費用も，地理的に近くにある方が節約できる．バイオテクノロジーのような先端的な技術分野は地域的にクラスターを形成しやすいが，ここから離れて海外に移住することを希望しない現地の研究者の雇用も可能になる．何よりも，現地で継続的に基礎的な研究開発活動を行うことは，地元のサイエンス・コミュニティーへの「入場チケット」（Rosenberg, 1990）ともいわれ，十分な能力を持ったコミュニティーの一員として承認されることが，人材の雇用やアライアンスの締結にも効果的に作用し，より効果的にスピルオーバーを受けとれるようになる（Lall, 1979; Ronstadt, 1978）．実際，海外研究開発拠点のうち45％は，現地の研究開発資源にアクセスし，本国の技術能力を補完するタイプの活動を行っているという分析結果もあり（Kuemmerle, 1997），海外研究開発拠点が海外からの技術の取り込みに貢献していることがいくつかの実証分析で確認されている（Frost, 2001; Branstetter, 2000）．日本企業による海外研究

開発拠点を介した技術の取り込みの影響について分析を行った Iwasa and Odagiri（2004）では，現地の研究資源を活用した海外研究開発を行う企業は，これによって企業の技術能力を向上させる傾向があることが確認している．

もちろん，海外の研究開発拠点を技術の取り込みの媒介として用いることも困難を伴う．企業外との関係でいえば，本国とホスト国ではイノベーションシステムが異なることから生まれる問題がある．企業のイノベーション活動が本国の環境にうまく適合し，高い技術優位性を確立しているほど，逆に本国のシステムにおける文脈を排除してホスト国の環境に適合することが難しくなってしまう．また，現地のサイエンスコミュニティーや現地企業で構成されるネットワークに溶け込み，効果的に技術の取り込みを行いうるだけの関係を構築・維持していくには，長い時間と，大きな費用を伴う．これは技術アライアンスと異なり，不可逆的な大きな投資となるだけに，負担することのできる企業が限定される．第2に，企業内部の問題として，現地のコミュニティーから効果的に技術を取り込むためには，現地のシステムに適合した仕組みを海外の研究開発拠点に取り入れる必要がある一方，これが企業本来のシステムとかけ離れたものになる場合，強い「Not Invented Here」反応を引き起こすことが考えられる．この両者のバランスをとるには，国境を越えた組織をマネージする高い経営能力が要求される（Blanc and Sierra, 1999; Asakawa, 1996, 2001a, 2001b）．単に器としての研究開発拠点を海外に設立すれば，自動的に技術が取り込めるわけではなく，企業側がそれに適した吸収能力を持っていることも求められているのである．

3. 日本のバイオ・製薬分野における技術優位性と海外からの技術の取り込み

この節では，まず日本のバイオ・製薬分野における技術優位性について確認し，その後，技術の取り込みとの関係について統計的に検討していこう．国の技術優位性を見るにはいくつかの方法が考えられるが，ここでは研究開発のアウトプットを見る際によく用いられる特許データを使用する[2]．具体

---

2) 特許データは，網羅的に長期間に渡って系統的に整理された情報が入手できるという長所を

表1：年代別に見たバイオ・製薬分野における各国の取得特許件数

	バイオ					製薬				
	米国	日本	ドイツ	英国	中国	米国	日本	ドイツ	英国	中国
1960年代	621	163	46	35	0	2,601	122	246	138	0
1970年代	1,657	719	210	119	1	6,812	886	1,337	866	1
1980年代	3,322	936	417	183	4	10,768	2,989	2,495	1,815	6
1990年代	15,960	2,575	1,043	723	15	45,354	8,033	5,546	4,313	109

注）各年代の構成は以下のようになっている．1960年代（1963年〜1969年），1970年代（1970年〜1979年），1980年代（1980年〜1989年），1990年代（1990年〜2002年）．
出所）The NBER U.S. Patent Citations Data File（Prof.Hallのウェブサイトで公開されている1963年〜2002年のデータより作成）．

的には NBER（National Bureau of Economic Research）によって公開されている 1963 年〜2002 年の米国取得特許データを用いている[3]．まず第1に，その国が各技術分野についてどの程度の数の特許を取得し，技術が蓄積されているかを見ることで，各国の技術特化の状況，そして技術の優位性を持つ分野を導き出してみよう[4]．表1に示されるように，取得特許件数の値をそのまま用いた絶対的優位性については，バイオ分野では，1960 年代に 163 件，1970 年代に 719 件，1980 年代に 936 件，1990 年代に 2,520 件と，1960 年代に比べて 1990 年代には取得特許数が約 15 倍に達している．製薬分野についても年代順に，122 件，886 件，2,989 件，8,033 件と 66 倍近くの特許件数の増加が見られた．また，他国との比較でいえば，日本はバイオ分野において各年代を通じて米国に次ぐ特許を取得しており，外国人出願の中ではトップを維持している．製薬分野でも 1980 年代以降はドイツ，イギリスを越える特許が取得されている．このように件数自体の値で見る限り，日本のバイオ・製薬分野は技術資源を着実に増大させており，優位性の減退は感じさせない．

次に，図1(1)および(2)で示される製薬分野の米国特許に占める米国で生ま

持つ一方で，すべての発明が特許化されるわけではない，特許によって技術的価値が大きく異なる，産業によって特許化性向が異なるなどの欠点がある（Pavitt, 1985）．しかし，その利便性もあいまってイノベーションの指標として最も広く用いられている．
3) ここでは Prof. Browyn Hall のウェブサイト（http://elsa.berkeley.edu/~bhhall/bhdata.html）で公開されている NBER の引用特許データのアップデート版を使用した．
4) この方法の問題点として，特許を取得しやすい分野とそうでない分野とでは特許取得性向が異なることが挙げられる．つまり，何百もの特許化された技術を組み合わせて1つの製品を作り上げる電子製品分野と，特許化された1つの有効な化合物に基づく医薬品分野とを，単純に取得特許数で比較することは，各分野の相対的な優位性を見るのには適していない．

れた発明の比率を見てみると、年代順に、70.8%、55.4%、47.7%、57.5%となっている．一方，バイオ分野の発明の比率は，61.2%、52.6%、59.3%、66.6%である．ここで用いているのは米国特許庁（USPTO）の取得特許データであるため、米国における発明に基づく特許の比率は当然高くなる．分野に関係なく米国内で行われた発明に基づく特許の比率を見てみると，1960年代が79%、1970年代が67%、1980年代が56%、1990年代が54%となっている．このような全般的な米国国内の発明比率を考慮した上でも、バイオ分野では1980年代、医薬品分野では1990年代より、世界的な両分野の研究資源のうち米国国内における集積がより大きなものになっていることがわかる．日本について目立った特徴が見られるのは特にバイオ分野の方で、1960年代～1970年代には20%前後の米国に次ぐ高い比率を占めていたが次第に減少し、1990年代には10%程度にとどまる．これは、米国における発明が1960年代～1990年代に急増したのと対照的であり、両国におけるバイオ部門の技術的資源の蓄積が対照的なものであったことを示唆している．

　図1(3)および(4)は、各国でなされた発明のうち製薬・バイオ部門の相対的な比重が年代とともにどのように変化してきたかを示している．製薬部門における変遷の大きな特徴としては、日本以外のイギリス、ドイツ、米国、中国では、特に1980年代、1990年代において製薬部門への特化を強めていることがある．1960年代～1990年代にかけて製薬部門の比率が、イギリスでは14倍、ドイツや米国では5倍～6倍に増加し、最も比重の大きなイギリスでは約11%に達した．一方、日本では1960年代～1990年代にかけて、1.5%～2.4%と微増にとどまっており、他の国では技術の特化が製薬部門に次第にシフトしていったのに対して、日本ではそのような動きが起こらなかった．また、バイオ分野についても同様に、日本以外の4国については年代とともにバイオ分野のイノベーションの比重が高まっている．一方、日本の発明におけるバイオ分野の割合は、1960年代から明らかに一貫して減少している．これら各国の製薬・バイオ分野の他国に対する相対的な大きさ、そして自国の他の技術分野に対する特化の傾向から読みとれるのは、ここで見た米国、イギリス、ドイツ、中国といった国が年代とともにこれらの部門に技術的特化を大きくシフトさせ、技術優位性を高めていったのに対して、日本の製薬

第4章 日本のバイオ分野の技術優位性と海外からの技術の取り込み

図1：年代別に見た各国のバイオ・製薬分野における技術優位性

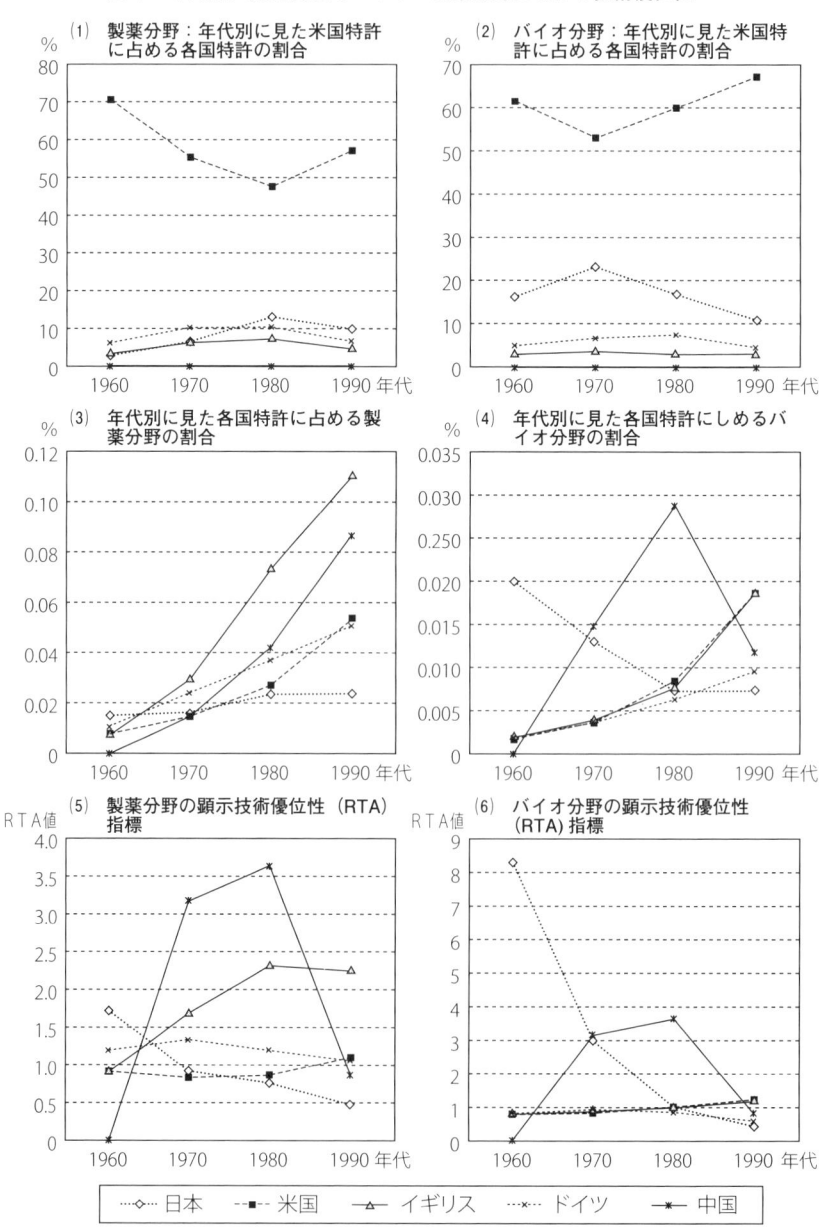

(1) 製薬分野：年代別に見た米国特許に占める各国特許の割合

(2) バイオ分野：年代別に見た米国特許に占める各国特許の割合

(3) 年代別に見た各国特許に占める製薬分野の割合

(4) 年代別に見た各国特許にしめるバイオ分野の割合

(5) 製薬分野の顕示技術優位性（RTA）指標

(6) バイオ分野の顕示技術優位性（RTA）指標

‥◇‥ 日本　－■－ 米国　－△－ イギリス　‥×‥ ドイツ　－＊－ 中国

3. 日本のバイオ・製薬分野における技術優位性と海外からの技術の取り込み

部門については大きな動きが見られず、またバイオ部門についてはむしろ優位性が失われていったことである。

さらに、顕示技術優位（RTA：Revealed Technological Advantage）指標を用いて、各国がどのような技術分野に特化し、強みを持っているのかを見てみよう。これは各国の国際貿易における比較優位の状況を見るために用いられる顕示比較優位指標（Balassa, 1965）を元に、イノベーション活動における比較優位を見るためにSoete（1987）によって使われたものである。RTA指標によって示される技術特化のパターンは、漸次的に進む技術変化を反映して長期的には少しずつ変化するものの、10年〜20年は維持され、短期的には変化しないと考えられている（Cantwell,1989）。RTA指標は以下の数式によって得ることができる。

$$RTA_{ij} = (P_{ij} / \sum_i P_{ij}) / (\sum_j P_{ij} / \sum_i \sum_j P_{ij})$$

i：技術分野
j：国
P_{ij}：j国の居住者に対して付与されたi技術分野における特許数

分子は、ある技術分野、この場合であればバイオテクノロジー分野の世界中の取得特許のうち日本における発明が占める割合を表す。つまり他の国に比べて日本がバイオテクノロジー分野に強みを持っていれば分子は大きいものになる。しかし、この値だけでは取得特許数が全体的に大きい規模の大きな国ほど値が大きくなってしまうため、世界中の取得特許のうちその国の発明が占める割合を分母に置き規模の影響を取り除いている。この式を変形すると、各国の技術活動におけるバイオ分野の相対的重要性を示す指標ともなる。このような数式によって得られたRTA指標の数値が、1よりも大きいとき、j国はi技術分野おいて相対的な優位性を持つ一方で、$0 \leq RTA \leq 1$の場合、j国はi技術分野について技術有意性を持たないと考えることができる。

図1(1)〜(4)で確認されたバイオ・製薬分野における日本における技術優位性の減少は、図1(5)〜(6)で示されるRTA指標にも明示的に現れており、製

薬分野については 1960 年代に 1.72 と他の国と比べて優位性が見られたものの，それ以降は RTA 値が 1 を切り，1990 年代には 0.48 にまで落ち込んでいる．この傾向はバイオ分野においてさらに明らかであり，1960 年代に 8.34，1970 年代に 2.92 と技術優位性を示した後，1980 年代以降は 0.97，1990 年代には 0.51 と大きく落ち込んだ．これは，製薬分野については米国，イギリス，ドイツ，バイオ分野については米国，イギリスが年代を通じて 1 以上の RTA 値を維持し，技術優位性を持ち続けているのと対照的である．

　技術優位性が減少し国内入手可能な研究開発資源に制約がある場合，第 2 節で見たように，激しい国際競争に晒され，国内外問わずグローバル規模でトップレベルの技術に常に追いつく必要がある企業は，海外の資源にこれを求める必要が出てくる．これまで見てきた日本におけるバイオ・製薬分野の状況を考慮すると，バイオテクノロジーの発展に伴い要求される技術レベルの上昇と，国際的な規制緩和による海外企業との競争激化に直面する日本の医薬品企業は，海外の研究開発資源をより一層求めるようになるのではないだろうか．まず，研究開発の情報源について各産業の状況をまとめた表 2 を見てみよう．一般的に，企業が研究開発に関して情報を入手しようとする場合，公的データベースを除くと，「国内外の同業種の企業から」得る場合が 44.6％と最も高く，ロケーションに関係なく同業種内の技術リーダーへのキャッチアップを目指す傾向があることが示されている．一方，大学や公的研究機関の利用について見てみると，国内の大学（44.4％），国研（国立試験研究機関）（18.3％）に比べると数値的には低いものの，海外の大学（8.5％），海外の国研等（1.8％）も情報の入手先として認識されている．一方，製薬企業の場合，海外の大学からの情報の重要性が，製造業全体で見たときと比べ 3 倍強高く，食品，化学，機械，自動車と対照的である．また，国内外の同業種の企業からの情報の利用も，製造業全体について見たときよりも相対的に高く，国際競争の激しさを反映し，ロケーションに関係なく一定の技術優位性を満たす必要が大きく，海外から求める技術の取り込みを行うインセンティブが強いことが窺える．

　次に，第 2 節において，バイオテクノロジー関連技術を海外から取り込む際の，有力な経路の 1 つとして取り上げた海外研究開発拠点の利用について

表2：研究開発に関する情報の入手源

	海外の大学から	海外の国研等から	国内外の同業種の企業から	国内外の異業種の企業から	国内の大学から	技術移転機関（TLO）から	国内の国研等から	日本特許情報機構（Japio）等の特許検索データベースから	科学技術振興事業団（JST）等の科学技術文献データベースから	その他
食品工業 (80)	2.5	2.5	36.3	17.5	42.5	1.3	27.5	60.0	53.8	12.5
医薬品工業 (46)	26.1	8.7	58.7	6.5	50.0	2.2	6.5	52.2	63.0	10.9
化学工業 (113)	5.3	2.7	32.7	14.2	46.9	8.0	12.4	74.3	53.1	18.6
鉄鋼・非鉄金属・金属工業 (100)	10.0	2.0	43.0	17.0	36.0	2.0	19.0	65.0	52.0	18.0
機械工業 (99)	1.0	1.0	46.5	18.2	42.4	3.0	27.3	70.7	32.3	16.2
電子・電気関連工業 (144)	12.5	0.7	50.0	17.4	45.8	1.4	17.4	56.9	31.3	20.1
自動車工業 (62)	4.8	0.0	72.6	11.3	37.1	1.6	11.3	59.7	45.2	16.1
精密機械工業 (23)	26.1	4.3	30.4	13.0	60.9	13.0	26.1	39.1	43.5	17.4
製造業 (834)	8.5	1.8	44.6	18.6	43.4	3.1	18.3	63.1	44.4	16.9

注）有効回答（カッコ内の数字）に対する比率（％）．
出所）文部科学省（2004）．

見てみよう．日本企業の海外研究開発活動に関する最も包括的な統計調査は，経済産業省が行っている「海外事業活動基本調査」であり[5]，日本企業の海外現地法人によって支出された研究開発費に関する唯一入手可能な包括的データソースである．まず日本企業による研究開発の国際化の状況を見てみると，海外事業活動基本調査によって把握されている2005年度の日本企業による海外研究開発費は4,354億円である．海外研究開発比率[6]は国内での研究費の3.4％にとどまり，日本企業の研究開発活動の国内集中傾向が非常

---

[5] 金融，保険，不動産を除くすべての産業が調査対象になっており，対象企業には質問票が送付される．しかし，これは承認統計であるため回答が義務化されておらず，回答率が50％～60％である他，特に研究開発費に関しては必ずしも正しい数値を記入せずゼロ回答しているケースも見られる．

[6] 現地法人研究開発費／国内研究開発費×100．国内研究開発費は「科学技術研究調査報告（総務省）」を用いている．

に強いことがわかる．しかし，1986年～2005年までの海外研究開発費は約10倍近く伸びており，日本企業の生産や販売におけるグローバル化が本格的になるに従い，海外での研究開発活動も次第に増加してきている．特に製薬分野について見てみると（文部科学省「民間企業の研究活動に関する調査報告」平成15年度），回答企業のうち海外研究開発拠点を保有している企業は41.5％であり，自動車工業の46.2％，情報通信機械器具工業の45.2％と並び，製造業平均である21.3％より2倍近く高い比率になっている．

日本以外の国で自国企業による研究開発の国際化について体系的に統計をとっている国は少なく，OECD加盟諸国のうち自国企業の海外研究開発活動について把握しているのは，日本以外では，スイス，スウェーデン，フィンランド，ドイツ，米国にとどまる（OECD, 2005）．海外研究開発費比率（海外現地法人による研究開発費／国内における研究開発費）が約120％と国内研究開発費が海外向けの投資を上回るケースはスイスだけであり，次いでスウェーデンが約42％，ドイツ・フィンランドが約25％，米国が約15％と続く中，日本は約2％と著しく低い．EUとは大きく異なる地理的な要因や，国内研究開発費の高さなどが海外研究開発費比率を押し下げる要因になっているが，それらを考慮に入れた上でも日本の2％（経済産業省のデータだと3.4％）という値は，これらの国に比べて非常に低いものであり，日本企業による海外研究開発拠点を通じた現地の研究資源の利用が，今のところ他の国に比べて限定的であることが窺える．

同様の傾向を2001年の日米欧間の研究開発費の流れからも見ることができる．EUから米国向けの流れは167億2,300万ドルでこのうち30％が製薬に対するものとなっている一方，日本向けの投資は19億8,400万ドルにとどまる．米国からEUに向けた投資は112億5,300万ドルでこのうち18％が製薬に対するものであるが，米国から日本に向けた投資は15億4,000万ドルで，このうち85％が製薬およびコンピュータ産業向けの投資である．最後に，日本から米国向け投資が10億2,900万ドル，ヨーロッパ向けは6億2,300万ドルと小規模にとどまる．とはいえ，米国の製造業部門向けの海外研究開発投資のうちコンピュータ・エレクトロニクス部門の35％に次ぎ，製薬部門は25％を占めており，比較的活発に海外の技術を取り込んでいる．

ここまで，米国特許データを用いて日本と米国・イギリス・ドイツ・中国の製薬・バイオ部門における技術優位性の変遷を見てきた．これによって，特に1980年代以降，各国が製薬・バイオ部門における技術的な特化を強め，技術優位性を補強していくのに対して，日本では逆にこれらの部門における技術優位性が次第に失われて来たことが示された．さらに，製薬産業企業は他産業に比べて，海外の大学や研究機関に研究開発に関する情報を求める傾向が強く，代表的なOECD諸国と比べると海外での研究開発活動に対する投資は著しく少ないものの，海外研究開発への取り組みは他産業に比べて活発であるという特徴をデータによって読みとることができる．

　これらを踏まえた上で，日本の技術優位性がいかに企業の海外からの技術の取り込みに影響しているのか，また技術の取り込みを促進させる要因として海外における研究開発活動やその他の企業活動が，どのように作用しているのかを，同じく米国の取得特許データを用いて計量的に見てみよう．ここでは，1991年～2002年に食品，化学，製薬，電気，電子，輸送機械，精密機械の産業に所属する日本企業284社が米国で取得した149,113件の特許に基づき分析を行う[7]．これら284社の産業別の構成は，企業数が多い順番に「輸送機器の部品」41社（14.4％），「その他（電気機械器具）」32社（11.2％），「医薬品」24社（8.4％）となっている．これらのうち海外での発明に基づく特許を保有している企業は100社である．このような国外での発明は現地の研究者を始めとする現地の研究資源を用いて行われたものであるため，海外からの技術の取り込みの一形態と考えることができる．

　第一発明者の居住国情報を用いて発明が行われた場所を特定してみると（表3），これらの特許のうち97.8％（145,839件）は，日本において発明が行われたものであり，日本企業のイノベーション活動の多くが国内に集中していることがわかる．一方，海外で行われた発明に基づく特許を見てみると，79％（2,579件）は米国からのものであり，次いでイギリス418件，ドイツ65件，シンガポール47件，イタリア35件となっている．つまり，ここで見ている日本企業の特許のうち99％は日本と米国における発明に基づくも

---

[7]　データの出所はRTA指標の際に用いたHall, Jaffe, and Tratjenberg（2001）およびBronwyn Hallによってウェブ上で公開されているNBERの米国特許および引用データである．

第4章　日本のバイオ分野の技術優位性と海外からの技術の取り込み

表3：イノベーション活動の立地から見たサンプル特許の分布（技術分野別）

技術分野	日本	%	海外	%	うち米国	%	合計	海外/合計(%)
Information Storage	15,059	10.33	196	5.99	178	6.9	15,255	1.3
Semiconductor Devices	13,343	9.15	192	5.86	154	5.97	13,535	1.4
Computer Hardware & Software	13,234	9.07	451	13.78	346	13.42	13,685	3.3
Communications	11,992	8.22	341	10.42	276	10.7	12,333	2.8
Miscellaneous-chemical	10,673	7.32	201	6.14	125	4.85	10,874	1.8
Power Systems	7,896	5.41	140	4.28	122	4.73	8,036	1.7
Optics	7,380	5.06	94	2.87	63	2.44	7,474	1.3
Miscellaneous-Elec	7,241	4.97	313	9.56	217	8.41	7,554	4.1
Electrical Devices	6,811	4.67	100	3.05	81	3.14	6,911	1.4
Motors & Engines + Parts	5,338	3.66	26	0.79	14	0.54	5,364	0.5
Computer Peripherials	5,137	3.52	250	7.64	179	6.94	5,387	4.6
Miscellaneous-Others	5,088	3.49	80	2.44	74	2.87	5,168	1.5
Electrical Lighting	4,033	2.77	56	1.71	44	1.71	4,089	1.4
Resins	3,919	2.69	180	5.5	165	6.4	4,099	4.4
Measuring & Testing	3,749	2.57	80	2.44	70	2.71	3,829	2.1
Nuclear & X-rays	2,928	2.01	62	1.89	44	1.71	2,990	2.1
Drugs	2,877	1.97	89	2.72	77	2.99	2,966	3.0
Miscellaneous-Mechanical	2,684	1.84	46	1.41	37	1.43	2,730	1.7
Mat. Proc & Handling	2,639	1.81	40	1.22	25	0.97	2,679	1.5
Organic Compounds	2,613	1.79	47	1.44	35	1.36	2,660	1.8
Transportation	2,514	1.72	77	2.35	65	2.52	2,591	3.0
Metal Working	2,444	1.68	46	1.41	41	1.59	2,490	1.8
Coating	1,648	1.13	29	0.89	27	1.05	1,677	1.7
Surgery & Med Inst.	1,435	0.98	23	0.7	17	0.66	1,458	1.6
Biotechnology	488	0.33	15	0.46	12	0.47	503	3.0
Heating	429	0.29	8	0.24	7	0.27	437	1.8
Agriculture,Food,Textiles	349	0.24	16	0.49	12	0.47	365	4.4
Receptacles	344	0.24	13	0.4	13	0.5	357	3.6
Furniture,House Fixtures	342	0.23	13	0.4	13	0.5	355	3.7
Pipes & Joints	290	0.2	4	0.12	3	0.12	294	1.4
(2000-2002 only)	207	0.14	21	0.64	21	0.81	228	9.2
Agriculture, Husbandry, Food	198	0.14	11	0.34	11	0.43	209	5.3
Apparel & Textile	197	0.14	1	0.03	1	0.04	198	0.5
Miscellaneous-Drgs&Med	109	0.07	4	0.12	2	0.08	113	3.5
Gas	98	0.07	2	0.06	2	0.08	100	2.0
Amusement Devices	58	0.04	5	0.15	5	0.19	63	7.9
Earth Working & Wells	55	0.04	2	0.06	1	0.04	57	3.5
	145,839	100	3,274	100	2,579	100	149,113	2.2

注）単位：取得特許件数。
出所）The NBER U.S. Patent Citations Data File（Prof.Hallのウェブサイトで公開されている1963年～2002年のデータより作成）。

のであり，それ以外の国における技術創造への貢献はきわめて限定的なものにとどまっている．バイオ・製薬分野に限定して見ても，海外の発明に基づく特許は3％であり，全分野についての平均である2.2%より飛び抜けて高いわけではない．海外研究開発費の国際比較を行った際にも，日本の海外研究開発費比率はその他の国に比べて著しく低かったが，研究開発のアウトプットである特許のデータでもこれが裏づけられている．

次にこのような特許情報を用いて，2種類の実証分析を行ってみよう．1つ目は，国内および海外の両方における発明に基づく特許を用いた分析であり，2つ目は海外における発明に基づく特許に限定して海外からの技術取り込みの状況を見るものである．ここでは，海外からの技術の取り込みを表す被説明変数として，海外引用比率（FRNRAT）を用いる（表4）．この理由であるが，企業が新たに取得した特許（引用特許：citing patent）は，それぞれ先行する発明に基づいており，これは先行する特許（被引用特許：cited patent）の引用という形で残っている．言い換えれば，海外で発明が行われた先行特許を引用することによって，海外から技術の取り込みしていると考えることができるのである．先行研究の多くは，海外特許の引用数の値自体を，海外からの技術の取り込みを示す指標として用いているが，ここで用いた特許データの引用状況を見てみると分野ごとの引用数のばらつきが非常に大きいため，分野による引用傾向のバイアスを排除するために比率を用いることにした．さらに，海外における発明に限定した分析については，海外引用比率に加えてホスト国引用比率（HOSTRAT）という2つの変数を用いている．これは，発明が行われた国と，被引用特許の発明が行われた国が同じ場合，発明活動が行われたホスト国において技術の取り込みが行われた（ホスト国引用）と考えるものである．そして，全引用数のうち，このようなホスト国引用が占める比率を，現地からの技術の取り込み状況を示す変数として用いる．これらの被説明変数は，海外からの取り込みがない場合ゼロの値をとり，左側にセンサーされることになるためトビットモデルを採用して推定を行うことにする．

ここで検証する仮説は，本国での技術優位性がない場合や，海外において発明活動を活動を行う場合，海外からの技術の取り込みが促進される，とい

表4：実証分析に使用される変数およびその概要

	カテゴリー	内容	データ出所	予測される符号
被説明変数				
FRNRAT	特許	海外で発明された特許からの引用数／当該特許の全引用数	NBER特許データ	
HOSTRAT	特許	ホスト国で発明された特許からの引用数／当該特許の全引用数	NBER特許データ	
説明変数				
FRNInno	特許	当該特許の第一発明者の居住地が日本以外の場合=1，日本=0	NBER特許データ	+
lnRESEARCH	ホスト国	ホスト国における研究者数の対数値	国際連合 (2002) 世界統計年鑑	
RTA	本国	1963-2002年に付与された米国特許を用いて顕示技術優位指標を計算した	NBER	−
FRN*RTA	特許*本国	FRNInno*RTA	NBER	+
lnEXP	企業	当該企業の海外における操業経験（月数）の対数値．最も古い現地法人の設立年月と2002年度末までの期間．	東洋経済 海外進出企業総覧	+？
lnRDEXP	企業	当該企業の海外における研究開発経験（月数）の対数値．主な事業活動として研究もしくは開発を行う現地法人の設立年月と2002年度末までの期間．	東洋経済 海外進出企業総覧	+
FRN*lnEXP	企業	FRNInno* lnEXP.	NBER，東洋経済	+
FRN*lnRDEXP	企業	FRNInno*lnRDEXP	NBER，東洋経済	+
lnRD	企業	当該企業の1991-2001年の研究開発費（単独ベース）を陳腐化率10％，恒久棚卸法を用いてストック化	日本政策投資銀行データ	+／−
Industry dummy	産業	食品，化学，塗料，医薬品，その他化学，タイヤ，電子・電気，PC・通信機器，車両，輸送機器，精密機器 (11産業)．電子・電気がベース．	日本政策投資銀行データ	

表5:海外からの技術取り込みに関する推定結果

	サンプル1			サンプル2		
被説明変数 説明変数	FRNRAT	FRNRAT	FRNRAT	FRNRAT	HOSTRAT	HOSTRAT
FRNInno	0.1449 (7.31)***	0.1585 (7.76)***				
lnRESEARCH	0.0270 (4.40)***	0.0233 (3.76)***	0.0228 (5.25)***	0.0226 (5.19)***	0.3003 (39.78)***	0.2999 (39.60)***
RTA	-0.1506 (-71.76)***	-0.1502 (-71.58)***	-0.0761 (-7.43)***	-0.0746 (-7.27)***	-0.0386 (-3.11)***	-0.0377 (-3.04)***
FRN*RTA	0.0819 (5.86)***	0.0806 (5.76)***				
lnEXP	0.0008 (0.33)		-0.0386 (-2.27)**		-0.0251 (-1.20)	
lnRDEXP		-0.0050 (-10.05)***		-0.0028 (-1.03)		-0.0015 (-0.45)
FRN*lnRDEXP		-0.0077 (-2.62)***				
EXPTRAT	-0.2169 (-34.37)***	-0.2325 (-36.07)***	-0.0379 (-1.37)	-0.0659 (-1.91)*	-0.0339 (-1.02)	-0.0501 (-1.19)
lnRD	0.0022 (3.36)***	0.0041 (6.17)***	0.0053 (1.33)	0.0033 (0.87)	0.0030 (0.62)	0.0017 (0.36)
FOOD	-0.0720 (-2.37)**	-0.0730 (-2.41)**	0.1655 (-1.52)	0.1827 (-1.68)*	-0.0979 (-0.74)	-0.0870 (-0.66)
CHEMI	-0.0151 (-3.19)***	-0.0205 (-4.31)***	-0.0409 (-1.44)	-0.0417 (-1.45)	-0.1052 (-3.05)***	-0.1057 (-3.01)***
PAINT	-0.0101 (-1.22)	-0.0165 (-1.99)**	0.1056 (2.21)**	0.0894 (1.86)*	-0.1014 (-1.49)	-0.1123 (-1.65)*
PHARMA	-0.0727 (-9.18)***	-0.0768 (-9.70)***	0.0089 (0.25)	0.0102 (0.28)	0.0131 (0.30)	0.0135 (0.31)
OTCHEMI	-0.1350 (-15.46)***	-0.1477 (-29.80)***	-0.0923 (-2.18)**	-0.0770 (-1.84)*	-0.1243 (-2.44)**	-0.1174 (-2.30)**
TIRE	-0.0068 (-0.69)	-0.0152 (-1.54)	0.1219 (5.45)***	0.1147 (5.06)***	0.0766 (2.84)***	0.0718 (2.62)***
PCCOM	0.0155 (6.32)***	0.0219 (8.68)***	0.0709 (4.65)***	0.0681 (4.44)***	0.0682 (3.64)***	0.0655 (3.51)***
VEHCL	-0.0244 (-5.82)***	-0.0195 (-4.62)***	-0.0161 (-0.65)	-0.0115 (-0.44)	-0.0888 (-2.93)***	-0.0869 (-2.69)***
TRANS	0.2178 (5.98)***	0.2126 (5.84)***				
PRECI	-0.0733 (-13.36)***	-0.0678 (12.31)***	-0.0869 (-3.38)***	-0.0900 (-3.37)***	-0.0942 (-3.07)***	-0.0979 (-3.07)***
Constant	0.3685 (4.41)***	0.4010 (4.80)***	0.6313 (5.02)***	0.4549 (4.82)***	-3.4639 (20.42)***	-3.5735 (25.57)***
Observations	149113	149113	3274	3274	3274	3274
Log Likelihood	-84513.92	-84455.31	-442.40	-444.44	-1086.52	-1087.14

注)カッコ内はt統計量の絶対値である. * 10%有意, ** 5%有意, *** 1%有意.

うものである．まず，本国の技術優位性が海外からの技術の取り込みに与える影響について見てみよう（表5）．第2節で用いたRTA指標を，国の技術優位性を示す変数として用いて分析を行った結果，日本が技術優位性を持たない技術分野ほど海外からの引用が多く行われており，本国が技術優位性を持たない場合，海外から技術を取り込む傾向が強まるという仮説を支持する結果となった．興味深いことに，海外イノベーション変数と本国の技術優位性変数との交差項の影響を見てみると，イノベーションが海外で行われたものである場合，技術優位性の影響は逆方向に作用し，むしろ技術的優位性を持つ分野ほど技術の取り込みが行われている可能性を示している．つまり，全般的には国の技術優位性がない分野において海外からの技術の取り込みが活発に行われているが，より積極的に海外においてイノベーション活動を行う場合は，本国が強みを持つ分野においてなされることを示している．これは，媒介として海外研究開発拠点を用いるにせよ，通常の契約によるアライアンスで対応するにせよ，ある程度自分が強みを持ち十分な吸収能力を示せる分野でないと取り入れは行われないという受け入れ側の能力の重要性を示唆している．さらに，発明が行われたロケーションが日本国外である場合，より多くの海外からの引用が行われているという分析結果が得られた．これはイノベーションが海外で行われる場合，海外からの技術の取り込みがより活発に行われるという仮説を支持するものである．結論としては，本国での技術優位性がない場合や，海外において発明活動を活動を行う場合，海外からの技術の取り込みは促進されるという仮説と整合的な分析結果が得られた．これらの特許データを用いた実証分析の結果は，日本のバイオ・製薬企業のように，世界レベルの技術リーダーにキャッチアップすることが求められると同時に，国内に十分な研究資源が存在しない状況に直面する場合，現地のサイエンスコミュニティに受け入れられメンバーとして承認されるだけの能力を持った研究開発拠点を，海外の研究開発資源の近くに保有することによって，より効果的に技術の取り込みを行う可能性があることを示している．

4. 結論

　この章では，日本の製薬・バイオ分野における技術の優位性について考察した後，海外からの技術の取り込みとの関係について検討した．他分野の技術知識が融合して用いられる学際性の高さとともに，技術的にも産業としても未成熟であることがバイオテクノロジーに基づくビジネスの特徴である．これに関わる企業は，次々に生まれるイノベーションに常にキャッチアップすることが求められると同時に，イノベーションのシーズを探求するために，大学や公的研究所などの基礎研究の拠点に継続的にアクセスすることが重要となる．さらに，このような分野の技術知識は，それが生み出された場所固有の文脈の影響が強く，また文章化されない暗黙知の部分も多いため，効果的に技術知識のやりとりをするためには，地理的に近くにあることが重要になる．本国がその分野に技術的強みを持ち国内に十分な研究資源があれば問題はないが，そうではない場合，短期的にはこれを地理的に離れた海外の集積地に求めざるを得ない．

　本章ではまず，日本の製薬・バイオ分野における技術優位性について1963年〜2002年に付与された米国取得特許のデータを用いて検討した．確かに特許取得数という数の面から見ると，日本はバイオ・製薬分野において米国に次ぐ大きな研究開発資源を国内に保有している．バイオテクノロジー関連産業において先端的な研究開発活動の継続とビジネスの発展が分離不可能であることを考えると，国内に十分な研究資源を保有していることは，今後の両部門の発展において大きな強みになる．しかし，バイオ・製薬分野における日本の国内の研究資源を，海外の他の国々との関係，そして国内の他の産業との関係の側面から，過去から現在まで視点を変えながら検討してみると，日本の技術優位性が必ずしも盤石なものではないことがわかる．殊に，1970年代半ば以降，世界規模でバイオテクノロジー産業の発展が著しくなる中で，日本の両分野におけるプレゼンスは縮小傾向にある．この分野におけるビジネスの発展についていくためにも，現時点で持っている技術優位性を活かしながら，国内で入手できない研究開発資源を，海外からの技術の取

り込みを利用して補完していくことが不可欠である.

　さらに，計量的アプローチを用いた分析によって，本国が特定の技術分野について技術優位性を持たない場合，海外からの技術の取り込みがより活発になること，そして，海外におけるイノベーション活動が，日本企業による現地からの技術の取り込みを促すことも確認された．この結果，第 2 節で見てきたような国内の研究資源と海外の研究資源を結びつける媒介として，現地の研究開発資源と継続的に交流しながらイノベーションの創出を目指す海外研究開発拠点などの現地拠点の確保をすることが，海外の技術の取り込みに有効に作用するという考えをサポートするものである．

　バイオテクノロジーを利用したビジネスのように，1 つの製品を市場に送り出すためにさまざまな技術分野を融合させる必要があると同時に，技術進歩のペースが速く常に先端的な研究成果を取り込んでいく必要が高い分野では，必要とする技術や研究開発資源を 1 つの国だけに求めることは難しい．なぜならば，最も技術的に進歩した大国でも，すべての分野において強力なイノベーションシステムを持っているわけではなく，国ごとにそれぞれのイノベーションシステムを活かした，それぞれの優位性が存在するためである．このような状況下では国境を越えた知識の活用を促し，海外との相互肥沃化を図ることが可能になるような状況を目指すべきである．そのためには，企業レベルでは自前主義からの脱却を図り，柔軟な外部との連携を可能にするだけの高いマネジメント能力を涵養し，同時に国レベルではバーゲニング・パワーとしての国内の技術優位性を確立していくことが不可欠であろう．

参考文献

経済産業省（2007）「海外事業活動基本調査」2005 年度．
国際連合統計局（2002）『世界統計年鑑 49 集』原書房．
東洋経済新報社（2004）『海外進出企業総覧』2004 年度，同社．
文部科学省（2004）「民間企業の研究活動に関する調査報告」平成 15 年度，同省．
Almeida, P.（1996）"Knowledge Sourcing by Foreign Multinationals: Patent Citation Analysis in the U.S. Semiconductor Industry," *Strategic Management Journal*, Vol. 17, pp. 155-165.

Archibugi, D. and M. Pianta (1992) *The Technological Specialization of Advanced Countries*, Commission of the European Communities.

Asakawa, K. (1996) "External-Internal Linkages and Overseas Autonomy-Control Tension: The Management Dilemma of the Japanese R&D in Europe," *IEEE Transaction on Engineering Management*, Vol. 43, pp. 24-32.

Asakawa, K. (2001a) "Organizational Tension in International R&D Management: The Case of Japanese Firms," *Research Policy*, Vol. 30, pp. 735-757.

Asakawa, K. (2001b) "Evolving Headquarters-Subsidiary Dynamics in International R&D: The Case of Japanese Multinationals," *R&D Management*, Vol. 31, pp. 1-14.

Audretsch, D. B. and M. P. Feldman (1996) "R&D Spillovers and the Geography of Innovation and Production," *American Economic Review*, Vol. 86, pp. 630-640.

Balassa, B. (1965) "Trade Liberalization and Revealed Comparative Advantage," *Manchester School of Economic and Social Studies*, Vol. 33, pp. 99-123.

Blanc, H. and C. Sierra (1999) "The Internationalisation of R&D by Multinationals: A Trade-Off Between External and Internal Proximity," *Cambridge Journal of Economics*, Vol. 23, pp. 187-206.

Branstetter, L. (2000) "Is Foreign Direct Investment a Channel of Knowledge Spillovers? Evidence from Japan's FDI in the United States," *NBER Working Paper*, 8015.

Cantwell, J. (1989) *Technological Innovation and Multinational Corporations*, Basil Blackwell.

Cantwell, J. and S. Iammarino (2001) "EU Regions and Multinational Corporations: Change, Stability and Strengthening of Technological Comparative Advantages," *Industrial and Corporate Change*, Vol. 10, pp. 1007-1037.

Cohen, W. M. and D. A. Levinthal (1989) "Innovation and Learning: The Two Faces of R&D," *Economic Journal*, Vol. 99, pp. 569-596.

Frost, T. S. (2001) "The Geographic Sources of Foreign Subsidiaries' Innovations," *Strategic Management Journal*, Vol. 22, pp. 101-123.

Hall, B., A. Jaffe, and M. Tratjenberg (2001) "The NBER Patent Citation Data File: Lessons, Insights and Methodological Tools," *NBER Working Paper*, 8498.

Iwasa, T. and H. Odagiri (2004) "Overseas R&D, Knowledge Sourcing, and Patenting: An Empirical Study of Japanese R&D Investments in the US," *Research Policy*, Vol. 33, pp. 807-828.

Jaffe, A. B. and M. Trajtenberg (1996) "Flows of Knowledge from Universities and Federal Labs: Modeling the Flow of Patent Citations over Time and Across Institutional and Geographic Borders," NBER Working Paper, 5712.

Jaffe, A. B., M. Trajtenberg, and R. Henderson (1993) "Geographic Localization of Knowledge Spillovers as Evidenced by Patent Citations," *Quarterly Journal of Economics*,

Vol. 108, pp. 577-598.

Kuemmerle, W.（1997）"Building Effective R&D Capabilities Abroad," *Harvard Business Review*, March, pp. 61-70.

Lall, S.（1979）"The International Allocation of Research Activity by US Multinationals," *Oxford Bulletin of Economics and Statistics*, Vol. 41, pp. 313-331.

Lundvall, B.-A.（ed.）（1992）*National System of Innovation*, Pinter.

Mowery, D. C. and A. A. Ziedonis（2001）"The Geographic Reach of Market and Non-market Channels of Technology Transfer: Comparing Citations and Licenses of University Patents," *NBER Working Paper*, 8568.

Narula, R.（2002）"Innovation Systems and 'Nertia' in R&D Location: Norwegian Firms and the Role of Systemic Lock-in," *Research Policy*, Vol. 31, pp. 195-816.

Narula, R.（2003）*Globalization and Technology: Interdependence, Innovation Systems and Industrial Policy*, Polity Press.

Narula, R. and A. Zanfei（2004）"Globalisation of Innovation: The Role of Multinational Enterprises" in *Handbook of Innovation*, J. Fagerberg, D. Mowery, and R. Nelson eds., Oxford University Press.

Nelson, R. R.（ed.）（1993）*National Innovation Systems: A Comparative Analysis*, Oxford University Press.

OECD（2005）*Economic Globalisation Indicators*, OECD.

Pavitt, K.（1985）"Patent Statistics as Indicators of Innovative Activities: Possibilities and Problems," *Scientometrics*, Vol. 7, pp. 77-99.

Pisano, G. P.（2006）*Science Business. The Promise, the Reality, and the Future of Biotech*, Harvard Business School Press.

Ronstadt, R.（1978）"Research and Development Abroad by US Multinationals," *Journal of International Business Studies*, Vol. 9, pp. 7-24.

Rosenberg, N.（1990）"Why Do Firms Do Basic Research（with their own money）?" *Research Policy*, Vol. 19, pp. 165-174.

Soete, L.（1987）"The Impact of Technological Innovation on International Trade Patterns: the Evidence Reconsidered," *Research Policy*, Vol. 16, pp. 101-130.

Verspagen, B. and W. Schoenmakers（2004）"The Spatial Dimension of Patenting by Multinational Firms in Europe," *Journal of Economic Geography*, Vol. 4, pp. 23-42.

第5章 製薬イノベーションにおけるオープンモデル

松本弥生・坂田恒昭

1. はじめに

　国立大学が 2004 年 4 月に法人化され，また 2006 年 12 月には教育基本法が改正され，従来の大学の使命（「研究（知の創造）」と「教育（知の伝承）」）に「大学で生まれた成果を広く社会に提供し，社会の発展に寄与する」という「社会貢献（知の活用）」が加わった．そこで，大学は研究成果を通じて社会に貢献することを目的とし，また，今般，国からの運営費交付金が年々減少していく中，大学にとって共同研究，委託研究等の産学官連携を活発に行うことが研究資金獲得の重要な手段の1つとなっている．
　一方，企業も 20 世紀前半から中頃にかけては企業内の知識を中心としたクローズド・イノベーションで繁栄することができたが，20 世紀後半になると技術革新が猛スピードで起こり，社外のリソースを社内の研究とシナジーを持たせて有効に活用するオープンイノベーションに乗り出さなければ昨今の変革のスピードについていけない状況に晒されている．そのため，企業は産業化に応用可能な基礎研究の担い手として大学などのアカデミアを位置づけし，有望な研究シーズを探し求めるよう動き始めている．
　本章では，産学官連携の現状，有名大学に研究費が偏るという大学間格差や製薬産業における産学官連携の問題点を示し，それを打開するために開始したシオノギ創薬イノベーションコンペ（愛称：FINDS）を紹介する．

2. 産学官連携の現状

　大学を中心とするアカデミアと企業の利害が一致し，日本の産学官連携は急速に伸びている．文部科学省によって調査された大学等[1]と企業等[2]の共同研究[3]と委託研究[4]のデータを以下に示す（図1～図4，表1～表2）．

　国立大学の独立行政法人化直後の2004年度の企業等と大学等における共同研究数は9,255件（うち民間企業7,248件，民間企業以外[5] 2,007件）だったのに対し，2007年度は16,211件（うち民間企業13,790件，民間企業以外2,421件）と約1.8倍に増えている．また共同研究の実施に伴い受け入れた研究費総額は，2004年度が約216億円（うち民間企業約152億円，民間企業以外約64億円）だったのが，2007年度には約401億円（うち民間企業約311億円，民間企業以外約90億円）と約1.9倍の伸びを見せている．ここで注目すべきことは，すべての旧帝国大学[6]の2007年度共同研究費は10億円を超えているが（旧帝国大学の共同研究数合計：4,618件（全体の28％），共同研究費合計：約170億円（全体の42％）），旧帝国大学以外の国立大学で10億円を超えているのは東京工業大学のみであり，公立大学ではゼロ，私立大学では慶應義塾大学の1校だけである．また，1件あたりの共同研究費は，2004年度が約233万円，2007年度が約247万円とほとんど伸びていない．しかし，2007年度の旧帝国大学の1件あたりの共同研究費の平均は約368万円と全体平均の約1.5倍と高額となっている．

　同じように委託研究を見てみる．2004年度の委託研究数は13,786件（うち民間企業5,457件，民間企業以外4,069件，国4,260件），2007年度は

---

1) 国公私立大学（短期大学含む），大学共同利用機関および国公私立高等専門学校を含めたものをいう．
2) 民間企業，公益法人等，地方公共団体，その他を含めたものをいう．
3) 大学等と企業等とが共同で研究開発にあたり，かつ当該企業等からそのための研究経費が大学等に対し支弁されている研究をいう．
4) 大学等が国や民間企業等からの委託により，主として大学等のみが研究開発を行い，当該企業などからそのための研究経費が大学等に支弁されている研究をいう．
5) 公益法人等，地方公共団体，その他を含めたものをいう．
6) 北海道大学，東北大学，東京大学，名古屋大学，京都大学，大阪大学，九州大学をいう．

2. 産学官連携の現状　　91

図1：共同研究件数の推移

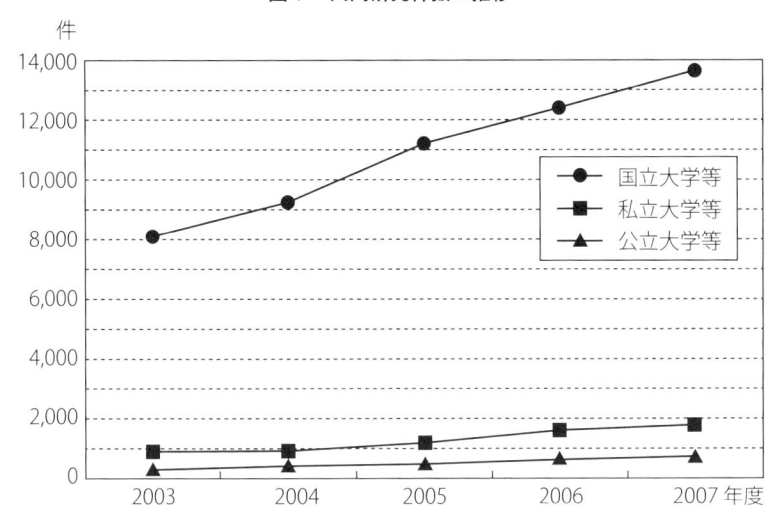

件

- ● 国立大学等
- ■ 私立大学等
- ▲ 公立大学等

出所) データは文部科学省HPより抜粋.

図2：共同研究費の推移

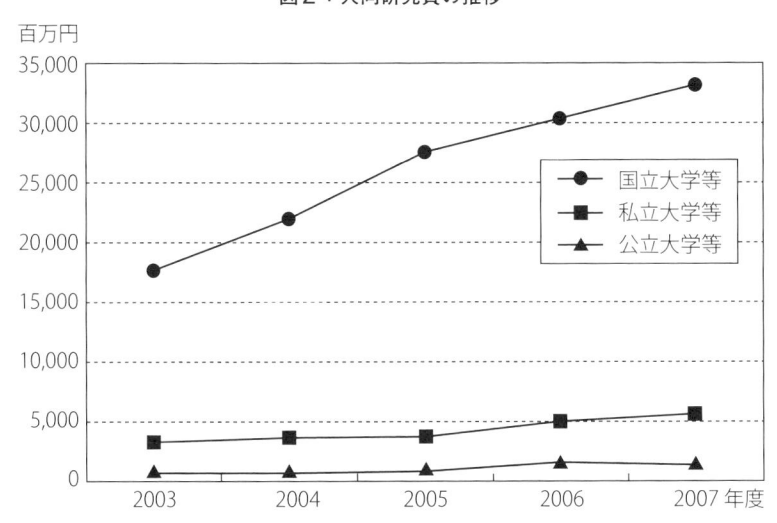

百万円

- ● 国立大学等
- ■ 私立大学等
- ▲ 公立大学等

出所) データは文部科学省HPより抜粋.

第5章 製薬イノベーションにおけるオープンモデル

図3：委託研究件数の推移

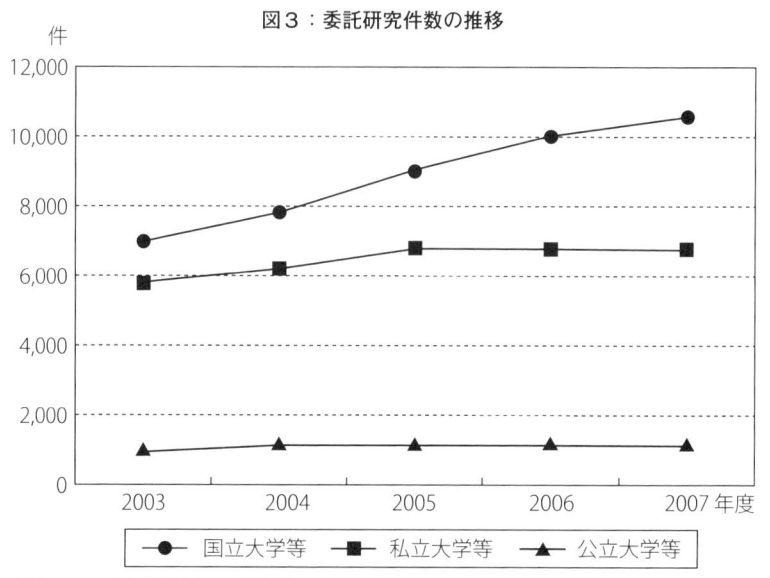

(件、縦軸：0〜12,000)

- 国立大学等：2003年約7,000、2004年約7,800、2005年約9,000、2006年約10,000、2007年約10,500
- 私立大学等：2003年約5,800、2004年約6,200、2005年約6,800、2006年約6,750、2007年約6,700
- 公立大学等：2003〜2007年 約1,000〜1,200で推移

出所）データは文部科学省HPより抜粋．

図4：委託研究費の推移

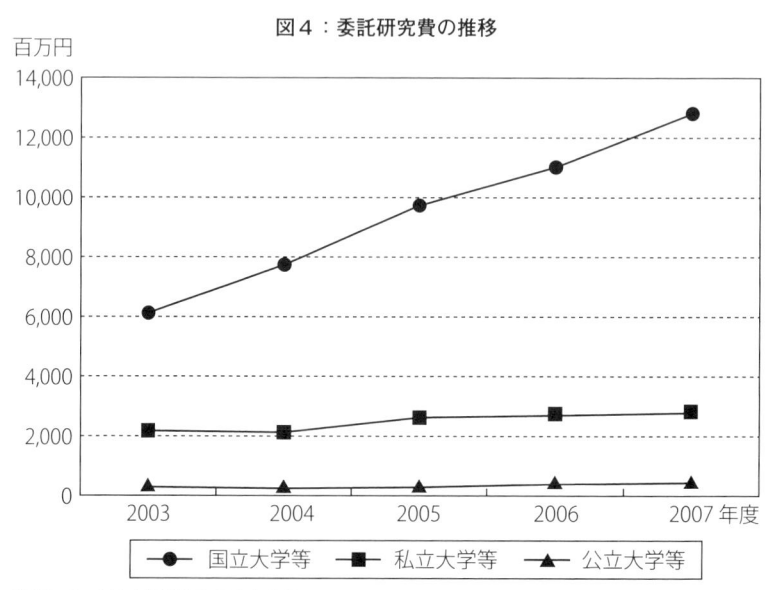

(百万円、縦軸：0〜14,000)

- 国立大学等：2003年約6,100、2004年約7,700、2005年約9,700、2006年約11,000、2007年約12,800
- 私立大学等：2003年約2,200、2004年約2,100、2005年約2,600、2006年約2,700、2007年約2,800
- 公立大学等：2003〜2007年 約300〜400で推移

出所）データは文部科学省HPより抜粋．

2. 産学官連携の現状

表1：2007年度共同研究実績－件数，受入額の上位10大学－

共同研究数

	機関名	件数
1位	東京大学	1,008
2位	京都大学	766
3位	大阪大学	764
4位	東北大学	698
5位	九州大学	579
6位	東京工業大学	447
7位	北海道大学	413
8位	名古屋大学	390
9位	筑波大学	335
10位	慶應義塾大学	304

出所）データは文部科学省HPより抜粋．

共同研究費受入額

	機関名	受入金(百万円)
1位	東京大学	4,552
2位	京都大学	3,469
3位	大阪大学	2,596
4位	東北大学	2,085
5位	九州大学	2,121
6位	東京工業大学	1,787
7位	慶應義塾大学	1,747
8位	名古屋大学	1,114
9位	北海道大学	1,077
10位	早稲田大学	875

出所）データは文部科学省HPより抜粋．

表2：2007年度委託研究実績－件数，受入額の上位10大学－

委託研究数

	機関名	件数
1位	東京大学	1,087
2位	京都大学	698
3位	大阪大学	614
4位	九州大学	560
5位	東北大学	554
6位	早稲田大学	526
7位	北海道大学	439
8位	慶応義塾大学	403
9位	名古屋大学	398
10位	東京工業大学	309
10位	東海大学	309

出所）データは文部科学省HPより抜粋．

委託研究費受入額

	機関名	受入金(百万円)
1位	東京大学	26,298
2位	大阪大学	12,309
3位	京都大学	10,902
4位	東北大学	9,100
5位	九州大学	7,935
6位	北海道大学	6,653
7位	東京工業大学	5,478
8位	早稲田大学	4,844
9位	名古屋大学	4,684
10位	慶應義塾大学	4,646

出所）データは文部科学省HPより抜粋．

18,525件（うち民間企業6,005件，民間企業以外9,679件，国2,841件）と約1.3倍の微増となっている．そして，研究費総額は2004年度約859億円（うち民間企業約110億円，民間企業以外約147億円，国約602億円），2007年度約1,607億円（うち民間企業約115億円，民間企業以外約772億円，国約720億円）と約1.9倍の伸びを見せている．注目すべきは，国による委託件数の数は半分近くに減っているにもかかわらず研究費は微増しており，国からの委託研究は少数大型化の傾向であることがわかる．

3. 国立大学法人間格差

　国立大学法人（以下，「国立大学」という）の予算は 2004 年の国立大学の法人化に伴い，国立大学特別会計が廃止され，使途自由の「運営費交付金」に統一され各大学に配分されるようになった．そして，この運営費交付金は国立大学の収入の半分以上を占め，自己収入である付属病院収入や学生納付金と同じく大きな収入源であり，光熱水料費，事務費，人件費，研究費等の大学の日常運営を支えるものである．その配分基準は前年度における運営費交付金算定上の収入・支出を基準とし，諸係数を掛け合わせて算出され，また，運営費交付金予算は「骨太方針 2006」により毎年 1％ずつ（2009 年度からは 3％削減することが 2008 年 7 月 29 日の閣議で了承，2010 年度より配分額決定に成果主義の導入を検討中）削減されている．

　2007 年度は総額約 1 兆 954 億円の運営費交付金が全国の国立大学に配分された．7 つの旧帝国大学の運営費交付金合計額は約 3,761 億円（34％）となり，上位 10 大学の合計額は約 4,699 億円，全体の 43％と，上位 10 大学だけで運営費交付金のほぼ半分を占めることになる．この結果は，これまで実績のある少数の大学に運営費交付金が集中し，さらに大学間格差を生んでいるのではないだろうか．もちろん，大学の規模や保有する学部にもよるので，運営費交付金の額だけで判断できるものではない，との意見もあるだろう．

　ここに，朝日新聞社が 2008 年 8 月〜9 月にかけて 86 の国立大学に実施したアンケート結果（84 大学回答）がある．これによると，「法人化により国立大学間の格差は広がった」が 77 大学（92％），「国からの予算配分の仕組みに対して問題あり」が 73 大学（87％），「運営費交付金削減により大学運営に影響を与えている」と 37 大学（44％）が回答している．しかし，すべての旧帝国大学は「運営費交付金削減の影響を受けていない」と回答した．やはりもともと財政基盤のある旧帝国大学に有利な予算配分の仕組みで行われていることが窺われる．運営費交付金削減により，「外部資金の獲得になじまない基礎的研究や萌芽的研究を維持するための研究に影響が出ている」「挑戦的な研究が少なくなった」など，つまり，基礎研究が実施できなくなっ

ているということであり，人員削減のあまり教育にも影響が出始めているという．

このような状況を打破するためには運営費交付金の減少分は，大学等は外部資金を調達する必要がある．先に見たように外部資金獲得の一手段である産学官間の共同研究，委託研究は件数も研究費も顕著な伸びを示しているが，旧帝国大学を主とする一部の大学に集中しており，また，外部資金比率を見ても旧帝国大学は割合が高く自立傾向にあるが，地方大学や教育系大学では思うように資金調達ができておらず，国立大学の法人化後の大学間の二極化が明らかに進んでいることがわかる．

これらによる弊害は，旧帝国大学等の有名大学以外の教官はたとえ良いアイデアを持っていたとしても，それをなかなか実践の場へと移す機会を持つことができないことが挙げられる．そこで，大学等アカデミア（以下，「アカデミア」という）のアイデアを利用する我々民間企業の立場からすれば，そのような埋もれかけている斬新なアイデアを発掘し世に出していきたいという希望がある．

4. 製薬分野での産学官連携の問題点

大学等および行政から「日本の製薬企業は国内の技術には冷淡であり，海外，特に欧米のアカデミア，バイオベンチャーばかり見ている」という批判を耳にする．この批判に対して我々は，日本のアカデミアの特許権に対する考え方が未成熟であることが原因の1つと考える．

製薬産業では低分子化合物などの特許は1つが大きな意味を持つ．そのため，いかに排他的な強い特許権を獲得して，実施例で補強し国際競争力を高めていくかという戦略が必要であるが，大学等で取得された特許権は産業界で利用するために必要な請求範囲が十分にカバーされておらず，また，時に費用の関係等で日本のみ，もしくは日米のみしか権利を取得しておらず，せっかく良い発明であってもライセンスインができない場合もある．また，抗体などバイオ医薬品の場合は，周辺特許も非常に重要であり，大学等がすでに公表された論文を参考に研究を実施したものの導入を考え特許調査を実施し

たところ，周辺特許に抵触することが判明すれば，実用化にあたり大きな壁となる場合もあるためライセンスインができない場合がある．

これは，大学等では実用化する経験がなく，産業界で必要とする特許権の質を理解していないために起こるミスマッチである．

また，アカデミアからは「製薬企業のニーズがわからない」「企業の顔が見えず，誰に資料を送ればよいのかわからない」という意見が寄せられている．製薬企業のニーズについては秘匿性が高く詳細な記載はできないが，どの疾患分野に興味があるのかは各社のホームページに掲載されている．アカデミア側も，やみくもな情報提供ではなくポイントを絞った案内を心がけていただきたい．しかし，アカデミアにおいては各製薬企業のホームページを検索する人的・時間的余裕がないのであろう．一方，製薬企業側はコンタクト先を公表していない点を是正しなければならないと思う．さらに，製薬企業側も「どこの大学でどのような研究を実施しているのかわからない」「大学のシーズ集を送られてきても目を通す時間がない」「技術移転セミナーを行われても参加する時間がない」と大学等のシーズを掌握できていない．つまりは，大学等のシーズと製薬企業のニーズがうまくマッチングする仕組みがないことに問題があるのではないだろうか．

さらに，米国では，1980年代からバイドール委託法などが整備され，大学等で行った研究を基にバイオベンチャーを設立し，そのバイオベンチャーが医薬候補品を創製して製薬企業に受け渡し，製薬企業が臨床試験を行い医薬品に仕立て上げていくという一連の知の流れが確立されている．この背景にはエンジェル税制，連邦政府や州政府による人的・資金的なサポート，メガファーマによる資金援助など経済的な施策も整備されている影響も大きい．このことは，2004年に米国で上市された化学物質の医薬品うち，バイオベンチャーがシーズを創製し製薬企業が医薬品に仕立て上げたものの数が，製薬会社が始めから自社で研究を行い医薬品に仕立て上げた数の約2倍になっていることから理解できるであろう（図5）．一方，日本では1995年に議員立法で科学技術基本法が制定され，1998年にはTLO法（大学等技術移転法），1999年には日本版バイドール法（産業活力活性化法）が整備された．この後，バイオベンチャーブームといわれ多数のバイオベンチャーが設立されたにも

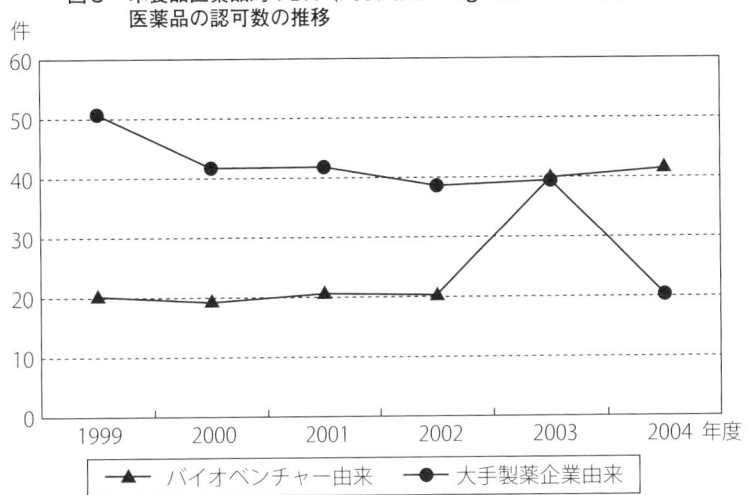

図5：米食品医薬品局 FDA (Food and Drug Administration) による医薬品の認可数の推移

出所）Ernst & Young.

かかわらず，バイオベンチャーと製薬会社が提携を結んでいる例は少ない．この状況について2005年に近畿経済産業局が実施した「効率的創薬アライアンス調査報告書」では，「日本の中に医薬候補品を生み出せるバイオベンチャーがほとんどない」という調査結果が出ている．これは，日本のバイオベンチャーは「ヒト」「モノ」「カネ」のどれも不足しており，十分な研究・サポート体制が整っていないためである．特に資金面は深刻で，創薬では，研究開始から動物を使った安全性・有効性を試験する前臨床試験と健常人，患者の協力の元で実施するフェーズⅠ，Ⅱ，Ⅲの治験などを実施した後，規制当局の審査で承認されて初めて上市できる（市場に製品として出せる）までには15年～20年という長い年月と500億円～1,000億円という膨大な資金が必要であるため，既存の日本のベンチャーキャピタルの投資期間と金額ではとても足りない．また，その成功確率[7]は1万分の1とも2万分の1ともいわれ他の産業と比べ物にならないほど低く，この不確実性を早い段階で如何にマネジメントできるか，そのノウハウが必要となる（図6）．そして，

---

7) 化合物の発見から承認（製品化）までのことをいう．

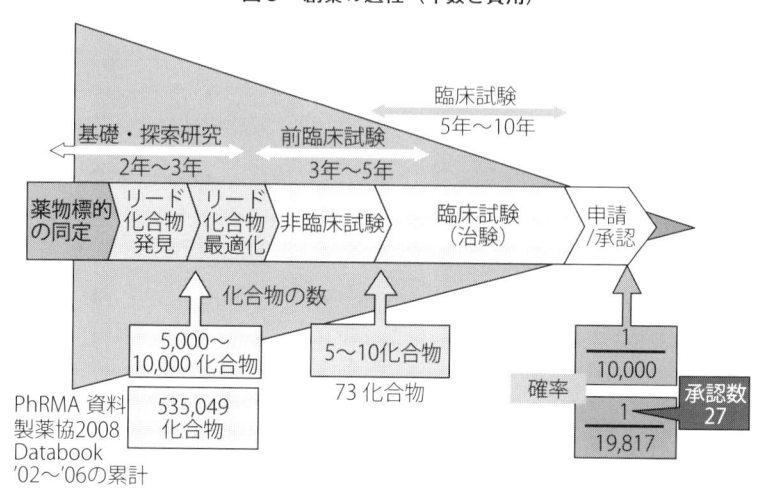

図6：創薬の過程（年数と費用）

基礎・探索研究 2年〜3年
前臨床試験 3年〜5年
臨床試験 5年〜10年

薬物標的の同定 → リード化合物発見 → リード化合物最適化 → 非臨床試験 → 臨床試験（治験） → 申請/承認

化合物の数
5,000〜10,000 化合物
5〜10 化合物
73 化合物

PhRMA 資料
製薬協2008 Databook
'02〜'06の累計
535,049 化合物

確率 1/10,000
1/19,817

承認数 27

出所）PhRMA, 製薬協2008Databook.

マネジメントといえば，利益相反マネジメントを的確にサポートできる大学等も少なく，大学等の教員が自己でバイオベンチャーを設立しようとしても二の足を踏む状況かと思われる．

このように日本には創薬を行うための「知」の流れが確立されていない状況である．

以下に産学官連携の問題点を列挙する．

〈産学官連携の問題点〉

①大学の二極化が顕著であり，一部の大学を除いて研究費が不足している．
②大学で取得した特許権と産業界が必要とする特許権の齟齬．
③シーズとニーズのマッチングが上手くいっていない．
④日本のバイオベンチャーが育っていない．
⑤教員に対するサポートが充分でない．

5. シオノギ創薬イノベーションコンペ（FINDS）とは

以上見てきたとおり，産学官連携を行うにもさまざまな問題が重積してい

る．そこで，塩野義製薬株式会社（以下，「塩野義製薬」という）ではこれらを解決する1つの手段として，2007年度よりシオノギ創薬イノベーションコンペというプログラムを開始した．

シオノギ創薬イノベーションコンペ（愛称：FINDS）は以下の造語 PHarma-INnovation Discovery competition Shionogi の略である．これは，ヘンリー・チェスブロウが提唱した社内外の研究を WIN-WIN の関係で有機的に結びつけるというオープンイノベーションの概念[8]に則り，塩野義製薬のニーズを提示し，イノベイティブな創薬アイデアを日本全国の研究者から募集するプログラムである．

提案いただいたアイデア（種）は，塩野義製薬の研究員，知的財産部員等が審査を行う．そして，FINDS の選考基準をクリアしたアイデアは，そのアイデアに応じた契約内容で契約を締結し研究を開始することになる．そして，研究の中で生まれてきた発明については実用化する際にも耐えうる強固な特許権を，応募者および／またはその所属組織と塩野義製薬の間で確保し，日本のバイオ産業，製薬産業の国際競争力を高めようというものである．そして，真の画期的なアイデアについては製品（花）にまで協同で育て公共の役に立とうとするプログラムである（図7）．

FINDS のロゴマークを図8に示した．これは，「眼をしっかり見開いて宝物（FINDS）である有望なアイデア（種）を見つけ出す（FIND(S)）」というイメージである．ちなみに瞳は塩野義製薬の社章である分銅マークを使用している．

(1) FINDS のニーズの提示から採択決定まで

(1) ニーズの提示

FINDS では「企業のニーズがわからない」という不満を解消するために，塩野義製薬の研究所が探しているニーズ（創薬シーズや創薬技術シーズ）をできる限り詳しく開示し，これに合致するアイデアを募集している．

---

[8] 「企業がイノベーションを通して新たな価値を創出に際し，企業内部の研究開発と外部の研究開発を有機的に結びつけるシステム」「外部の研究開発成果を積極的に取り組み企業の新たなビジネスモデルや商品を創造する」「内部の研究開発成果を外部で活用し，新たな価値創造につなげる」である．

図7：大学等と産業界の役割と FINDS の流れ

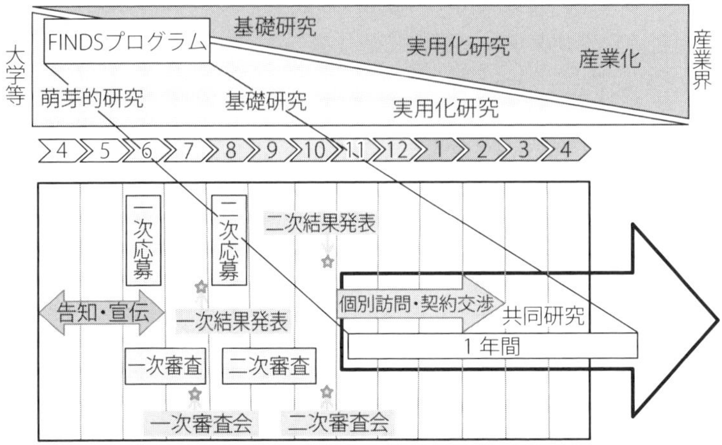

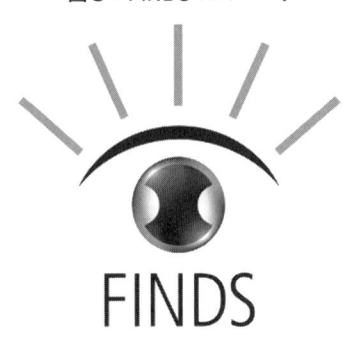

図8：FINDS ロゴマーク

　2007年度は12課題，2008年度14課題で応募を募った（表3～表4）．
　2007年度は塩野義製薬が2005年度より開始した第二次中期計画で策定された重点3領域（感染症・疼痛・メタボリックシンドローム）とフロンティア領域（アレルギー・中枢神経系など）を加えた創薬シーズを中心に，新規創薬基盤技術および抗体医薬・核酸医薬に代わる次世代先端医薬品へのプラットフォーム技術を課題として提示した．

表3：FINDS2007の募集領域と第二次審査通過件数

次世代最先端医薬品につながる創薬技術の新規提案	0件
抗感染症の創薬シーズ	3件
メタボリックシンドローム治療薬の創薬シーズ	3件
慢性疼痛治療薬の創薬シーズ	1件
アレルギー治療薬の創薬シーズ	2件
インビボでの遺伝子機能特定方法	0件
ハイスループットスクリーニングに適応可能な新規アッセイ技術	1件
蛋白質の簡便な検出法	0件
蛋白質の特異的な修飾法	0件
蛋白質結晶化条件の効率的な探索法	1件
蛋白質の動的挙動を考慮したバーチャルスクリーニング法	0件
化合物の構造活性相関の評価を行う解析技術	0件
合計	11件

表4：FINDS2008の募集領域と第二次審査通過件数

メタボリックシンドロームの治療薬の創薬シーズ	1件
アレルギー治療薬の創薬シーズ	1件
ペプチド・蛋白医薬の創薬シーズ	0件
次世代最先端医薬品につながる創薬技術の新規提案	0件
組み換え蛋白質の効率的な大量発現方法	0件
ハイスループットスクリーニングに適応可能な新規アッセイ技術	1件
蛋白質の特異的な修飾法	0件
蛋白質−蛋白質の相互作用解析	0件
蛋白質のリフォールディング予測	0件
ペプチド合成やライブラリー化合物合成に関する新技術	0件
新規生物活性低分子の創製に関する技術	1件
修飾改変ペップチド・蛋白質の薬物動態や抗原性を予測する技術	0件
全身暴露を目的とする新たな経費投与技術	1件
ペプチド・蛋白質薬の非注射投与技術	1件
合計	6件

　また，2008年度は2007年度のFINDS（以下，「FINDS2007」という）で充足できなかった創薬シーズと技術シーズを募集課題とした．

　応募対象者は日本全国の研究者である．特に，塩野義製薬がコンタクトを持っていなかった大学等の教員や助教・准教授などの若手教員の優れたアイデアを発掘したいと考えている．これは先に述べたが，FINDSは埋もれかけている斬新で優秀な教員のアイデアの発掘を目的としていることによる．

そのため，塩野義製薬のニーズを記載したポスター・チラシを大学等の産学連携担当者，研究所，TLO に送付または訪問し，教員等への周知を依頼している．ありがたいことに，依頼した大学等の担当者は FINDS の広報に関して積極的にご協力下さり，我々がポスター・チラシを送付していない大学等に対しては，我々に代わって産学連携担当者のネットワークを使って広報して下さるケースも多い．

また，医師に対しては，塩野義製薬の医薬情報担当者（以下「MR」という）を通じて配布している．ただし，MR は配布しているだけで，採択結果による営業活動への影響が懸念されたため詳細については知らされておらず，質問等はすべて我々 FINDS 担当者に問い合わせいただいている．その他，『日経 BTJ』（日経 BP 社）および Nature 等の雑誌に掲載し広告を行っている．

(2) 応募

2007 年度は 5 月 14 日(月)〜6 月 29 日(金)の 1 カ月半，2008 年度は 6 月 2 日(月)〜6 月 30 日(月)の 1 カ月間を応募期間とした．

応募は，提案の概要（1,000 文字以内），参考文献と略歴・主な研究内容を塩野義製薬のインターネットホームページ内の FINDS ホームページ(http://www.shionogi.co.jp/finds) から応募いただくことにしている．これは，応募者の負担を減らし応募へのハードルを低くし，応募しやすいものとしている．

この結果，FINDS2007 では 242 件，FINDS2008 では 153 件のアイデアが集まった．

応募者の内訳を説明する．所属は大学（FINDS2007：83％，FINDS2008：86％），公的研究機関（FINDS2007：10％，FIDNS2008：8％）とほとんどがアカデミアからの応募であったが，バイオベンチャーや個人，また，興味深いことに同業他社からの応募もあった．所属機関から見ると，やはり旧帝国大学からの応募は多かったが，それ以外の大学からの応募も上位にランクしていた．そして役職は，教授が最も多く，以下，准教授，助教，講師，助手と続いていており，やはり日本らしく大学のヒエラルヒーどおりであった．

(3) 審査

　提案いただいたアイデアは採択までに，塩野義製薬の研究員らによる2段階の審査を受けることになる．

　選考基準は，「ニーズとのマッチング，研究の独創性，合理性，産業化の可能性，および塩野義製薬のプロジェクトのコンフリクトなど」を鑑み審査し，所属やネームバリューなどの俗的な要素は一切考慮に入れていない．

　第一次選考は30代の若手を中心とした塩野義製薬の研究員らがそれぞれ独立してニーズとのマッチング，研究の独創性を考慮に入れて審査している．ただし，塩野義研究所内で進行中の研究とコンフリクトの可能性のあるアイデアは後のトラブルを回避する目的ですべて不採択としている．この審査結果を持ち寄り協議した上，第二次審査に進めるアイデアを決定している．この結果は，7月末までにすべての応募者にe-mailにてお知らせしている．

　第二次選考に進んだ応募者に対しては，より詳細な研究内容を要求するため，応募者が希望する場合には，事前に秘密保持契約書を締結している．第二次選考では，提案内容，提案研究に対する他の資金源，希望する研究費（200万円〜500万円）と使途計画やヒト試料を用いる場合は倫理面への配慮などを記載いただくとともに申込書の提出をお願いしている．申込書は，実際に契約を締結した際に応募者に課せられる義務や制約などを抜粋したものを記載している．これらは，採択後の契約を円滑に行うために事前に同意を要求している．

　第二次選考は，第一次選考時の若手研究員に研究所幹部や知的財産部幹部も参加して総合的な判断をしている．応募者に提供する研究費の妥当性も議論する．この結果は，10月末までに実施しe-mailにてお知らせする．

　第一次選考および第二次選考で不採択としたアイデアの応募者に対しては，結果とともにその理由もお伝えしている．また，不採択とした応募の中にはすでに特許権を取得していたり，技術的に完成していたりとFINDSの趣旨には外れるが共同研究すると面白そうな案件もあり，これらについては，応募者に共同研究の意思を確認し，同意が得られた場合は共同研究を実施している．

(4) 採択

上記の二段階の審査を通過したアイデアは FINDS2007 が 11 件，FINDS2008 は 6 件であった．

これらのアイデアの応募者の研究室に FINDS 担当者および塩野義製薬の担当研究員，また必要に応じて知的財産部員が訪問し，FINDS の趣旨説明や，再度，共同研究を開始した際に応募者に課せられる義務，制約などを説明するとともに，研究環境を拝見している．そして，面談の際には，できる限り応募者側の事務担当者，知的財産担当者や産学連携担当者の同席も求めている．また，大学によっては事務組織（契約担当者，知的財産担当者など）が整っていない場合もあり，そのような大学の応募者および事務職員には，契約書の条文 1 条ずつその意味を説明し，納得いただいた上で契約を締結している．もちろん，契約条件は他の大学等と同じ基準とし，塩野義製薬が有利になるような契約内容にはしていない．

結果的に，FINDS2007 では 10 件と契約を締結し，研究費（FINDS2007 の実績：400 万円～500 万円）を提供し共同研究を開始した．また，FINDS2008 は 5 件と契約を締結し，研究費は FINDS2007 と同様 400 万円～500 万円を提供し共同研究を開始した．

なお，第二次選考を通過した案件であっても，応募アイデアを世に出すためには塩野義製薬として敢えて採択を見送る場合がある．FINDS2007 で採択を見送ったアイデアは，創薬技術のアイデアで応募者と塩野義製薬の他に機器メーカーの関与が必須であった．そのため，研究に参画いただく機器メーカーを選定したところ，機器メーカーが独占で実施したいとの強い意向を示し，塩野義製薬は機器メーカーにお任せする方がアイデアの実現化に有益と判断したため，FINDS2007 での採択はしないと判断した．

(5) FINDS 研究期間および FINDS プログラムの終了後

FINDS での研究期間は 1 年としている．この期間はいわゆるアイデアの具現化のためのフィージビリティテスト期間であり，提案いただいたアイデアが実現できるかの検討期間である．

研究期間中は，応募者と塩野義製薬研究員は定期的にディスカッションを

行い，時には塩野義製薬の知的財産部員が同席し，特許出願に対するアドバイスを行っている．また，事務的サポートはFINDS担当者が一元的に対応を行い応募者また大学等の事務担当者の利便性を高めている．

そして，1年間のFINDSプログラムが終了後の共同研究継続，非継続は，研究期間の1カ月～2カ月前に報告会を開催し，アイデアの具現化の進捗度，産業化への応用性，特許性などを鑑み決定する．

FINDS2007で共同研究を開始した10件のうち，数件は共同研究の継続が決定している．

(2) 契約時の問題点

(1) FINDSは共同研究か委託研究か

大学等と企業が行う共同研究とは「大学等の教員等と企業の研究員が共通の課題について対等の立場に立ち，共同で課題解決を行う研究」で，これに必要な研究費は「両者それぞれ負担」もしくは「企業が大学等の研究費も一部負担」し，ここから発生する知的財産については「特許法上の発明者主義に基づき，発明への貢献度によって権利の持分を決定する」のが通常である．

一方，委託研究とは「企業が持つ問題を解決するなどの理由により大学等に委託し，大学等の教員等のみが実施する研究」や「企業が大学等に対し確立された技術を用いて定型的な試験，測定等を委託し大学等の教員等のみが実施する研究」である．この研究に必要な費用は「全額，委託者である企業が負担」し，発生する知的財産については「大学等が取得する」と規定されていることが多い．

さて，FINDSで採択した案件は共同研究か，委託研究か．大学等と契約をする際，大学等の契約担当者は「委託研究」といわれることが多い．なぜならば，FINDSでは塩野義製薬は研究費を大学等に渡し，基本的に塩野義製薬の研究員は手を動かすことはなく，研究の実施は大学等の教員等のみが担当するから，一見，委託研究に見えるのであろう．しかし，FINDSでは採択した大学等との教員と塩野義製薬の研究員は密にディスカッションを行い，塩野義製薬の研究員はアイデアを具現化するために必要な具体的なアイデアや創薬・産業化に必要なノウハウを提供し研究に貢献する．また，採択

したアイデアはアイデアであり，創薬や利用可能な技術につながるものと確定したものではなく，リスクを背負ったものである．まして，定型的な試験等を委託しているのでもない．これらの点から考えると「共同研究」とご理解いただけるのではないだろうか．

　もちろん，我々は「共同研究」という名称にこだわっているのではないので，大学によっては「委託研究」の名称で実質的な契約内容は「共同研究」に準じる場合もある．

(2) 知的財産の取り扱いについて

　FIDNSプログラムによって創出された発明は大学等の規定に則し，応募者またはその所属組織と塩野義製薬の間で「持分均等の共同出願を原則」としている．この理由は，「発明が創出された後では，塩野義製薬の研究者も真の発明者であるが理解を得にくい」「塩野義製薬はこの研究をアイデア(種)で終わらせず製品(花)にまで育てたい」という2点からである．

　まず，「塩野義製薬の研究者も真の発明者であるが理解を得にくい」．このことを説明するために，発明者の定義を確かめておくことにする．

　発明者とは，
　　①具体性のある着想を提供した者
　　②課題解決のために，具体的な解決手段を提供した者
　　③具体性のある解決手段を提供して発明を完成に導いた者
であり，発明者になれない者の例として，
　　①課題だけを提示した者や研究の管理者
　　②単に指示されたとおりに実験を実施した者
　　③資金や施設を提供しただけの者
と定義されている．

　第5節(2)-(1)で示したとおり，塩野義製薬の研究員はアイデアを現実的なものにするために必要な具体的なアイデアやノウハウを提供しているので，真の発明者といえる．しかし，その貢献は研究者同士では認めていても，大学等の事務担当者等には伝わりにくく，発明が生まれた際に揉める原因となるためである．一昔の「大学は知恵を出すところ．企業はお金とタスクを出

すところ」という意識のままの事務担当者等がまだ少数であるが残っている．また，本来は，発明者の保護を目的とした特許権であるので，その貢献度に応じて持分を決めるべきとは思うが，不要な争いを避けるために初めから持分も決めている．しかし，大学等が「持分は共同出願契約書で決定したい」という意思が強い場合は，大学側の意見を採用している．

次に「塩野義製薬はこの研究をアイデア（種）で終わらせず製品（花）にまで育てたい点」であるが，FINDSプログラムは将来，花咲くであろうアイデアの具現化を目指すプログラムである．そのためには，FINDSで創出された発明の特許権は塩野義製薬でも保持する必要がある．また，第2節で見たとおり，共同研究費の平均は225万円であるが，塩野義製薬は研究費を2倍前後ほど支払っており，FINDS研究を円滑に推進いただきたいという思いも含めている．

しかし，大学等においては特許権を共有とした場合，大学は一般的に自己実施できず，また特許法上自由に第三者実施ができず，せっかくの特許権が使用されないのでは，という懸念を持たれる場合もある．これに関してFINDSプログラムで創出された特許権については次のように考えている．まず，塩野義製薬のニーズと合致している創薬関連については研究，開発，上市まで塩野義製薬で実施できるならば，これが最高の「知」の流れと考える．しかしながら，不幸にして塩野義製薬でそのときの状況によっては研究，開発を中止することもある．これらの研究については，特許権を他社にライセンスアウトすることや教員もしくは第三者が希望するのであればベンチャーを設立する可能性もあるだろう．そして，技術については，特許権を取得した後，一定期間は塩野義製薬の独占使用（大学等での純粋なる研究目的の使用は認める）とするが，開発した技術が陳腐化する前に第三者にライセンス供与することも考えている．

(3) 人材育成としてのFINDS

今まで製薬企業では技術，研究の面白さのみで研究を評価し共同研究として採択するきらいがあった．しかし，現在では基礎研究の段階から研究の面白さはもちろんのこと，どの程度の特許権を取得できるのか，知財戦略的側

面,産業界での発展性,市場性など経済的側面,将来性など総合的に判断する必要がある.このような多角的側面から技術の善し悪しを素早く見極めることのできる技術の目利き人材が日本では不足しているといわれている.

そして,産学官連携を行うには優れた研究員のみならず,知的財産,法務,経理などの事務分野の専門職が必須であり,かつ産学官連携担当者が必要である.企業における産学官連携担当者の役割としては,大学等との連携を行うとともに,社内での研究員と事務分野の専門職との間を埋める役割を持つと考える.

塩野義製薬においても,事務分野の専門職は充足しているが,技術の目利きや産学官連携担当者は不足していた.そのため,技術の目利き人材育成として,30代の研究員,知的財産部員,企画部員がFINDSプログラムに参加し,応募いただいたすべてのアイデアに目を通し,判断を行っている.この過程で,目利きとしての育成は元より,最先端の研究に触れ,知識の増強にも役立っている.また,産学官連携担当者としては,他産業では社内に産学連携を推進するための部署を持つところも増えてきているが塩野義製薬には存在しないため,我々のグループ内にFINDS担当者を置き,実務を通して専門性を高めている.

また,塩野義製薬ではグローバル化を目指し,グローバル人材の育成を急務としている.

黒川・石倉(2006)によれば,これから必要とされるグローバル人材は,以下の5つの「力」を兼ね備えることが必要であるという.

①現場力(読んだり,聞いたりした話から判断するのではなく生で体験・行動し,自分の目と耳で得た情報から判断する能力)

②表現力(単なる語学力ではなく,まず自分なりのメッセージを持ち,そしてそれを多くの人に伝える能力.また他者と意見を戦わせたいという意欲)

③時感力(時間や順序に対して敏感であり,必ずどんな形でも物事を達成するまで詰める能力当事者力)

④当事者力(常に「自分」は何ができるか,何をすべきかを考え,行動に移し,結果を求める能力)

⑤直観力(ものの本質を見極める力.複雑な状況の中で,押さえるべき「ホット・ポイント」を見出し,そこに集中する能力)

これらのすべての能力を養うことをも FINDS の目的の1つであり,この点においては,FINDS は社員教育の一旦を担っているプログラムといえる.繰り返しになるが,目利きとして育てたい研究員らは,応募されてきた100件を超えるアイデアを1カ月間ですべて目を通し(「①現場力」「③時感力」),必要な調査を自ら実施し第二次選考に進めるか自らの力で判断しなければならない(「④当事者力」「⑤直観力」).また自分が採択候補とした案件に関しては,採択に向けて他研究部門の審査員と意見を戦わせなければならない(「②表現力」).

また,次節で説明するが,FINDS は海外展開も考えており,これが実施されればいわずとグローバル人材の育成に役立つであろう.

(4) FINDS の今後

2007年度より始めた FINDS も今年で3年目となり,今後も募集課題を更新しながら継続したいと我々は思っている.一方,このままただ繰り返すだけでは陳腐化,形骸化が予想され,また,FINDS が産学官連携の一形態として大学等にオーソライズされるために大学等の意見を聞き,時代に即した柔軟な産学官連携のプログラムとしていきたい.

さらに,塩野義製薬のグローバル化の一環として,FINDS の海外展開を図るべく準備中である.そのために,各国在日大使館,領事館を通して海外の大学等にアクセスし諸外国の産学連携の仕組み,特許権の帰属の問題などの調査も進めている.

(5) 産学官連携と FINDS

2年間の実績ではあるが,採択した大学およびベンチャー企業は,北は北海道,南は九州まで広がっている.また,大学も旧帝国大学のみならず,その他の国立大学,私立大学,単科大学からも画期的なアイデアを応募いただき採択した.また,同じ教室から教授を含む数名の教員から応募いただいた中で採択したのは一番若手の職員という例や非常勤の教員を採択した例もあ

る．第5節(1)-(3)でも述べたが，このように俗的要素は一切考慮にいれていない．

また，今まで見てきたように，創出された発明に関しては産業化の観点から特許出願を行い，組織が整っていない大学等に関しては，大学等の希望によりFINDS担当者および塩野義製薬の担当専門部員によって共同研究が円滑に行えるようサポートを行う．

つまり，第4節で取り上げた5つの産学官連携の問題点をFINDSはクリアしているといえるのではないだろうか．

6. おわりに

我々は大学等が利益追求に走り，純粋な基礎研究や萌芽的研究がなおざりにされることを懸念する．なぜならば，画期的な発明は産業から離れた地道な研究の中から生まれ，現在，大学等が保有している「知」は長年の研究と教育の賜物であると考えている．この大学の「知」が枯渇すれば，日本からイノベーションが起こらなくなり，日本の競争力は低下するであろう．そのため，今後も大学は「知の創造」を追い続け，産業界はこの「知を利用し製品化」する，この「知の流れ」を保つことが重要と考える．そして，社会に貢献していくことが産学官連携の最大の意とするものではないであろうか．

FINDSは大学の「知」すなわち「アイデア（種）」を発掘し，ともに育て「製品（花）」を世に創出する創薬イノベーションにおけるオープンモデルとして発展させていきたいと考えている．

参考文献
旺文社教育情報センター，ホームページ（2007年4月）．
大西史晃・葉山梢（2008）『朝日新聞』（2008年11月17日）．
黒川清・石倉洋子（2006）『世界級キャリアのつくり方』東洋経済新報社．
日本製薬工業会資料（2008）．
ヘンリー・チェスブロウ（大前恵一朗訳）（2004）『OPEN INNOVATION』産業能率大学出版部．
文部科学省，ホームページ．

第Ⅱ部

医薬イノベーションにおける外部連携に関する分析

第6章 日本の製薬業における共同開発
― 新薬開発プロジェクト・データからの分析 ―

中村　豪

1. はじめに

　製薬業は，研究開発における外部（他企業や大学など）との連携が盛んな産業である．バイオテクノロジーの発展などを背景に創薬プロセスが変化してきたことに伴って，大手製薬企業がバイオベンチャーから新規化合物のライセンス供与を受け，その化合物の治験（臨床試験）を担うということも多く見られるようになった．こうした研究開発の上流，あるいは上流と下流をつなぐ段階における連携については，他の章でも詳しく論じられている．

　しかし製薬業の研究開発における連携は，それだけにはとどまらない．新薬の治験という，創薬プロセスの中では下流にあたる段階を，製薬企業同士が共同で実施するという形態も，また広く観察されている．本章は，日本の製薬業において新薬の共同開発がどのような場合に行われる傾向にあり，さらにその成否を左右する要因が何であるかを定量的に把握しようという試みである．治験というプロセスは，新薬開発費の7割〜8割が費やされるといわれており，また数年〜十数年といった長期間を要することから，その成否は製薬企業にとって大きな問題である．製薬業の研究開発における外部連携については，バイオベンチャーや大学との連携が注目されがちだが，創薬プロセスにおける治験の重要性に鑑みると，この段階での共同のあり方や，その働きを探ることにも大きな意義があるといえよう．

　本章で扱うデータは，日本国内で行われた新薬の治験に関して，個々のプロジェクト単位で得られたものである．共同研究開発に関する実証分析はす

でに豊富に存在するが，これらの多くは企業を分析単位としている．しかし，企業は同時に複数の研究開発プロジェクトを手がけていることが多く，それらは一般に，単独開発なのか共同開発なのか，共同開発だとすればどのような相手と共同しているのかといった点がさまざまに異なる．このような異質性を前提にすれば，共同研究開発のあり方を探るには，企業よりもさらに細かな単位で分析する必要があるといえる．

こうした詳細なデータに基づくことで，まずどのような属性を持つ新薬開発プロジェクトが共同開発という形態をとるかを探ることが可能になる．開発企業の属性に加え，対象とされる薬効分野の市場環境も共同開発を促す要因となるはずである．この分析を通じて，日本の製薬業における共同開発がどのような役割を期待されているのかということについて，何らかの示唆が得られるものと考えられる．

さらに本章では，新薬の共同開発プロジェクトの成否と相関を持つ要因が何であるかということにも焦点をあてる．共同研究開発の実証分析の多くは，共同研究開発の形成を説明する要因を探ることを目的としており，その成否に関わる要因についての分析は依然として少ない[1]．本章が用いるデータソースには，開発に成功して新薬としての承認を受けたものだけでなく，途中でプロジェクトが中止に追い込まれたものも含まれているため，どのような要因がその差を分けたのかを回帰分析によって明らかにすることができる．

考慮する要因の1つには，その共同開発プロジェクトが国内企業同士で実施されているのか，それとも外資系企業が関与しているのかというものが含まれる．後に詳述するが，共同開発の成功確率は，外資系企業が参加しているものの方が高い．この差がどこに由来するのか，回帰分析の結果を踏まえながら論ずることとなる．分析対象はあくまでも日本国内で行われた治験のみであり，純粋な意味での国際比較ではないが，新薬の共同開発における国内企業と外国の企業との差異を考える上で，1つの視座を提供するものとなりえよう．

本章の構成は次の通りである．第2節では，本章における主要なデータソー

---

[1] Branstetter and Sakakibara (2002), Okamuro (2007), Luhillery and Pfister (2009) などが例外的に存在する．

スを紹介し，それに基づいて日本の製薬業における共同開発がどのような傾向を持つのかを概観する．第3節では，どのような状況にあるプロジェクトが共同開発という形をとるのかを回帰分析によって探っていく．さらに第4節では，共同開発の成否を左右する要因を分析し，さらに国内企業のみによる共同開発と，外資系企業が関与した共同開発の間にある差異を明らかにする．第5節はまとめである．

2. 日本の製薬業における共同開発の傾向

本章の分析で用いるデータは，主として『新薬開発経過一覧2005』（以下『開発経過一覧』）によっている．『開発経過一覧』は，製薬や医療の分野を中心とした情報会社である株式会社テクノミック（以下テクノミック）が毎年発行している情報誌である．テクノミックは，『明日の新薬』という日本で行われた[2] 治験情報のデータベースを提供しており，1980年以降このデータベースに収録されたすべての新薬開発プロジェクトの情報を，企業別・薬効分野別にまとめたものが『開発経過一覧』である．本章ではこの2005年版を使用しており，1980年〜2005年までに確認されたすべての新薬開発プロジェクトを分析対象とする．全部で5,789件の情報が収録されているが，複数の企業が共同開発している場合，同一のプロジェクトがそれぞれの企業について掲載されることになる．この重複を除くと5,028件のプロジェクトの情報が得られることになる．開発が進められていることが確認されれば必ず収録されるため，最終的に新薬として上市されたものだけでなく，開発が中止・中断になったものの情報も同様な形で得られる．

『開発経過一覧』が提供する情報には以下のものが含まれる．まず個々の新薬開発プロジェクトについて，開発される薬の一般名（化学物質としての

---

[2] このため本章の分析は，日本での上市を目指して行われた治験のみを対象としている．医薬産業政策研究所（2001）によれば，日本の製薬企業は売上の9割以上を日本市場に依存しており，ヨーロッパの主要国企業よりもはるかに自国市場依存度が高く，世界最大の国内市場を持つアメリカと比べてもなお高い水準にある．また1980年〜1997年に日本で承認された新規化学物質のうち，57.7%は日本のみで上市されている．こうしたことから，日本国内での臨床試験だけに着目しても，日本企業の新薬開発活動は十分に捉えられると考えられる．

表1：タイプ別共同開発件数

	製薬のみ	製薬と非製薬の共同	非製薬のみ	計
国内のみ	90	115	9	214
国内と外資の共同	139	51	2	192
外資のみ	17	3	0	20
計	246	169	11	426

名前あるいは開発コード名[3]）・商品名があり，対象となる薬効分野・適応症，剤型，分類といった当該新薬の属性，および開発企業名，起源（その物質を見出した企業等）が記録されている．新薬開発プロジェクトの「分類」とは，当該新薬開発プロジェクトが新規化学物質（New Chemical Entity；以下NCE）の開発を行っているのか，それとも既存の薬について別の適応症を効能として追加する（例えば気管支喘息の薬をアレルギー性結膜炎の治療にも使えるようにする）ためのものや，剤型を変更する（例えば点滴投与だったものを飲みやすい錠剤にする）ためのものなのかという区別を表す．以下ではより「イノベーション」としての性格が強いNCEの開発に絞って分析を進める．NCEは，5,028件のうち3,722件を占める．これらの情報とともに，個々のプロジェクトについて前臨床から薬価収載までの開発経過（いつ，どのステージに到達していることが確認されたか）が一覧にまとめられており[4]，プロジェクトによっては中止・中断となった時期も示されている．

本章では，開発企業が複数あるものを「共同開発」と定義する．3,722件のうち，この定義にあてはまるものは426件あり，全体の11.5％を占める．件数としてはあまり多いとは言い難いが，NCEの開発を行っている209の企業・機関のうちほぼ7割にあたる147社・機関が，少なくとも1件の共同開発に従事しており，10件以上の開発を行った企業はすべて共同開発に関

---

3) 比較的早い段階にあるプロジェクトの場合，化学物質としての名前ではなく，「CS-514」のようにアルファベットと数字の組み合わせで名前が付けられることが多い．

4) ただし，『開発経過一覧』は開発プロセスを完全に捕捉しているわけではない．日本の場合，開発の進捗状況を当局に報告する義務はなく，テクノミックは業界誌，学術雑誌，企業のウェブサイト，企業に対する聞き取りなどに頼らざるを得ない．このため，必ずしも進捗状況をすべて把握することはできない．ただし，NCEについては比較的捕捉率は高い．なお，『開発経過一覧』が提供する情報の信頼性については，医薬情報ネット21（2005）や中村（2009）も参照のこと．

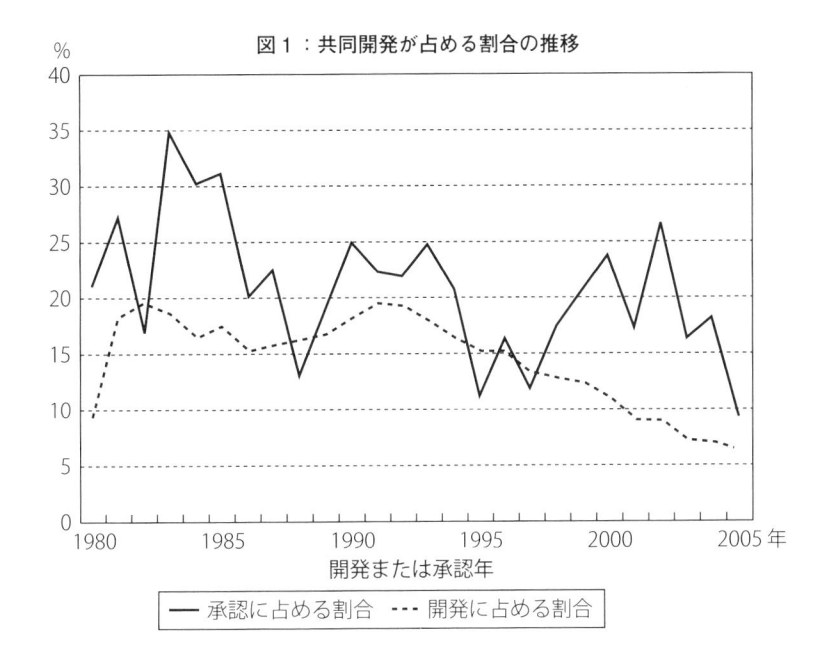

2. 日本の製薬業における共同開発の傾向

図1：共同開発が占める割合の推移

横軸：開発または承認年
凡例：—— 承認に占める割合　・・・ 開発に占める割合

与している．

共同している企業の組み合わせ別に見ると，表1にあるように「国内の製薬企業と海外の製薬企業」「国内の製薬企業同士」および「国内の製薬企業と国内の非製薬企業」というパターンが多く見られる．なお，外資系企業の定義は東洋経済新報社『外資系企業総覧』に掲載されているものとし，非製薬企業の定義は2006年時点で日本製薬工業協会（製薬協）に加盟していないものとしている．

共同開発の頻度がどのように推移してきたかは，図1に示されている．実線は，各年に承認された新薬のうち共同開発によるものの割合を示し，破線は各年に開発が進行中であったプロジェクトのうち，共同開発が占める割合の推移である．日本では，1999年に新薬共同開発における規制が緩和されており，共同開発された新薬について承認審査の申請が以前よりも容易になった．承認件数に占める共同開発の割合が，1990年代末からやや上昇しているのは，そのことを反映していると推測される．しかし，開発中のプロ

表2：企業属性別に見た共同開発件数の推移

期間	共同開発件数	うち外資系企業が関与したもの(%)	うち非製薬企業が関与したもの(%)	総開発件数	うち外資系企業によるもの(%)	うち非製薬企業によるもの(%)
1980年～1985年	152	54.0	27.6	948	23.1	10.3
1986年～1990年	199	47.7	39.2	1,462	23.5	15.2
1991年～1995年	215	45.6	49.3	1,642	27.2	17.2
1996年～2000年	184	45.1	56.0	1,828	29.3	17.6
2001年～2005年	103	40.8	51.5	1,542	25.1	18.5

注）それぞれの期間に開発が観測されたものを見ている．例えば「1986年～1990年」には，1990年以前に開発が始まっており，かつ1986年以降に開発が終了（承認または中止・中断）したものについての値が記載されている．

ジェクトに占める共同開発の割合については，そのような上昇は認められない．小田切（2002）では日本の製薬企業とバイオ企業との提携は大きく伸びているとされているが，開発段階での連携については，図1を見る限り長期的には横ばいないし漸減しているといえる．ただし，直近のプロジェクトについては，現在単独開発であっても今後共同開発に変わることがあり得る点には注意が必要である．

共同開発される新薬の割合には大きな変化が見られないものの，どのような企業がより積極的に共同開発に取り組んでいるのかという，その内訳には変化が見られる．表2には，共同開発のうち外資系企業が関与したものと，非製薬企業が関与したものの割合の推移が示されている．かつては過半数の共同開発プロジェクトに関与していた外資系企業は，現在では約4割のものに関わっている程度である．総開発件数に占める外資系の割合はむしろ若干高まっていることから，外資系企業の共同開発への依存度は，相対的には低下傾向にあることが窺える．外資系企業にとっては，日本の製薬企業と共同で治験を行うことが日本市場に参入する手段であったが，次第に日本国内の拠点が整備され，単独でも治験を進められるようになったことが，この変化の背後にあると思われる．代わって割合を高めているのが非製薬企業である．かつては3割にも満たないシェアであったが，総開発件数に占める割合が上昇するのとともに，共同開発に占める割合が5割を超えるようになった．表1からもわかるとおり，これらの大半は製薬企業との共同開発である．異業種から製薬業に参入しようとする企業にとっては，製薬企業との共同開発と

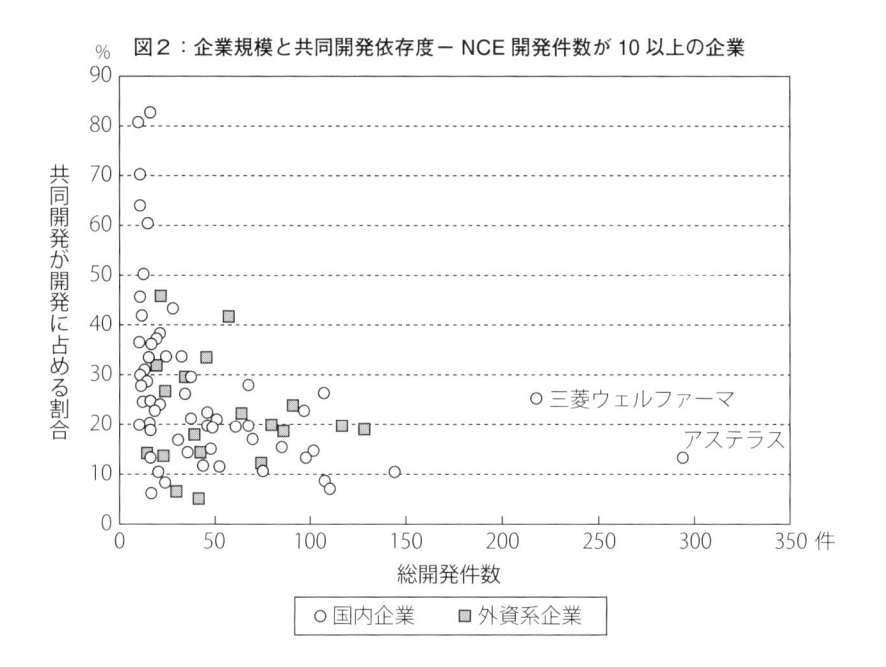

2. 日本の製薬業における共同開発の傾向

図2：企業規模と共同開発依存度 － NCE 開発件数が 10 以上の企業

縦軸：共同開発が開発に占める割合（%）、横軸：総開発件数（件）

凡例：○ 国内企業　■ 外資系企業

図中ラベル：三菱ウェルファーマ、アステラス

いう手段が重要であり，そのような参入が増えていることが窺える．

　共同開発への取り組み方については，企業規模も影響している．特に日本の大手製薬企業は「自前主義」が強いといわれている．この点を確かめたのが図2である．ここでは企業規模を，『開発経過一覧』に収録された NCE 開発件数で評価している．なお，総開発件数があまり少ない企業の場合には，0％や100％といった値をとりやすくなることから，総開発件数が10以上の企業だけをとり出している．図からもわかるように，国内の大企業は共同開発への依存度は低い．国内企業について，総開発件数と共同開発が占める割合の相関係数を求めると －0.366 となっている．他方，外資系企業について同様に求めた相関係数は －0.149 であり，企業規模と共同開発の割合について，それほど強い相関は見られない．また，アステラス製薬，三菱ウェルファーマといった大型合併を経験した2社が外れ値のようになっている．『開発経過一覧』では，2005年時点での企業名ですべてのプロジェクトが記載されているため，これらを合併前の企業に割りあてることができない．この

点が結果に影響している可能性があるが，この2社を外して国内企業の相関係数を計算しても−0.462と，むしろ相関が強くなっている．従って特に国内企業について見ると，大企業ほど単独で治験を行う傾向が強く見られるという結果が得られている．なお多くの既存研究では，大企業ほど共同研究開発に従事する傾向が強いという結果が得られている[5]．図2の結果とは反対の結果に見えるが，これはデータの観測単位の違いに由来すると考えられる．本章で用いているデータでも，前述のように一定の開発規模以上の企業はすべて共同開発を行っており，企業単位での共同開発の有無と企業規模の間には正の相関がある．図2が示しているのは，個々のプロジェクト単位では，大企業が手がけるものの方が共同開発になる割合が低いということである．大企業の場合は多くの開発プロジェクトを持つため，共同開発が占める割合は低くても，少なくとも何らかの共同開発は行っている確率は高くなり，既存研究とは矛盾しない．

3. 共同開発プロジェクトの特徴

第2節では企業のさまざまな属性によって，共同開発への依存度が異なることを見た．本節ではさらに回帰分析により，共同開発の形態をとるプロジェクトがどのような特徴を持つかを探ることとする．推定の枠組みとしては，以下のような probit モデルを用いる．

$$\Pr(C_i = 1) = \Phi(X_i, Z_i, T_i) \tag{1}$$

C は，プロジェクトが共同開発の形で行われる場合は1，そうでなければ0をとるダミー変数であり，関数 $\Phi(\bullet)$ は標準正規分布の累積分布関数である．あるプロジェクト i が共同開発で行われる確率は，開発を担う企業の属性 X とその新薬が対象とする薬効分野の属性 Z，そのプロジェクトが行われていた時期 T に依存している[6]．なお正確には,推定における観測単位はプロジェクトではなく「プロジェクト×企業」である．共同開発プロジェクトについ

---

5) Bayona, Garcia-Marco, and Huerta (2001) など．
6) この他，そのプロジェクトが最初に観測された開発ステージも考慮する．

3. 共同開発プロジェクトの特徴

ては，それぞれの開発企業ごとに別の観測値として扱っている．

考慮する企業属性Xは，①企業規模（従業員数の対数値），②研究開発費対売上高比率，③開発メニューの多様性（開発を行っている薬効分野数[7]），④当該薬効分野において過去に承認を受けたことがあるかどうか，⑤過去に共同開発した新薬について承認を受けたことがあるかどうか，⑥非製薬企業ダミー，⑦外資系ダミーの7つである．①と②については企業の財務データ[8]から作成しているため，上場企業についてのみ利用可能な変数である．また⑥および⑦については，第2節で述べた定義を用いている．後のものは『開発経過一覧』のデータを加工して得られる．④と⑤は，過去の成功経験であり，開発に成功した分野であればそれだけ当該分野における知識ストックが蓄積されていると予想され，また過去に他企業との共同開発を成功させた経験があれば，より容易に共同開発プロジェクトを形成する能力があるものと考えられる．

薬効分野属性Zは，①当該分野における開発企業数（対数値）とその2次項，②当該分野において直近5年間に承認された新薬の数，③当該分野の直近3年間における成長率からなる．③については「薬事工業動態統計」から作成したが，「薬事工業動態統計」は1984年から薬効分野の分類を変更したため，③は1986年から利用可能となる．①と②については『開発経過一覧』によっている．これらはいずれも当該薬効分野における競争環境を反映しているといえる．

なお，新薬の開発には長期間を要するが，その間に企業属性や薬効分野属性も変化する．本章では，プロジェクトが最初に観測された年[9]における値でXとZを評価している．なおプロジェクトが観測されている期間中の平均値で評価した推定も試みたが，一部の変数の有意性に変化が見られるものの，推定値の大きさは表3のものとさほど違いはなかった．

---

[7] 薬効分野はNDCコード2桁分類に従い，21に分かれている．
[8] 日本企業の財務データにおける研究費のデータは，実態を正しく反映していないことが多いといわれているが，後藤（1993）は，有価証券報告書記載のデータと科学技術研究調査報告から得られるデータとを比較し，製薬業においてはかなりの程度実態に近い値になっていることを見出している．
[9] 必ずしも前臨床から観察されるわけではないため，開発開始年になっているとは限らない．

表3：共同開発形成要因に関するProbit分析

	[A] 係数	[A] 標準誤差	[B] 係数	[B] 標準誤差	[C] 係数	[C] 標準誤差
企業規模	-0.096	0.064			-0.103	0.064
研究開発費対売上高比率	-2.296^b	1.146			-2.733^b	1.163
開発分野数	-0.017	0.019	-0.035^a	0.012	-0.059^a	0.023
当該分野における過去の承認ダミー	-0.370^a	0.121	-0.320^a	0.096	-0.345^a	0.123
過去の共同開発成功ダミー	0.253^b	0.121	0.243^b	0.097	0.201	0.123
非製薬企業ダミー	0.354^a	0.132	0.244^b	0.099	0.212	0.138
外資系企業ダミー	0.035	0.134	-0.066	0.073	0.193	0.143
大型合併ダミー					0.528^a	0.153
当該分野における開発企業数	-0.875^b	0.447	-0.697^b	0.315	-0.845^c	0.448
当該分野における開発企業数^2	0.180^b	0.08	0.158^a	0.058	0.174^b	0.08
当該分野における直近の新薬承認数	1.828^a	0.454	2.039^a	0.365	1.747^a	0.457
当該分野の成長率	0.873^a	0.323	0.856^a	0.269	0.870^a	0.323
1993年～1999年ダミー	0.087	0.112	0.143	0.091	0.124	0.113
2000年～2005年ダミー	0.334^a	0.115	0.207^b	0.094	0.370^a	0.115
対数尤度	-671.03		-1042.33		-665.04	
疑似決定係数	0.119		0.093		0.127	
観測値数	1584		2350		1584	

注）a：1％水準で有意，b：5％水準で有意，c：10％水準で有意．この他，最初に観測された開発ステージダミーと定数項が含まれている．

プロジェクトが行われていた時期Tは，プロジェクトが観測された最終年で評価し，1992年以前，1993年～1999年，2000年～2005年の3つの時期に分けてダミー変数を作成している．

推定に用いるサンプルは，2005年時点でプロジェクトが完了しており，かつPhase Ⅲ以前からデータが観測されているものに限っている．これはプロジェクトが未完の場合，現状では単独開発であっても将来共同開発になるものがあり得ることと，治験のプロセスが観察されるものに分析を限定したいことによる．

推定結果は表3にまとめられている．列[A]には，財務データが得られる上場企業が開発したプロジェクトのデータのみを用いた結果が示されている．研究開発費対売上高比率が高く，当該薬効分野で過去に実績がある場合は，共同開発という選択肢はとられにくくなっており，研究開発能力が高い企業は単独開発の方を好むことが窺える．他方，過去に共同開発に成功した

3. 共同開発プロジェクトの特徴

経験を持つ場合は，共同開発という選択肢がとられやすくなる．共同開発を進めるには異なる企業間で治験のプロトコルを共有化するなど，特有の費用がかかるはずであるが，過去に共同開発で成果を挙げている場合は，そのような費用が軽減されていると思われる．また第2節で見たように，非製薬企業ほど共同開発に頼る傾向が強いことも示されている．

共同開発が生じやすい薬効分野としては，他の企業が新薬を盛んに上市しており，また成長率が高いという性質を持つことが示された．対象とする薬効分野において直近の時期に多くの新薬が承認されていると，共同開発によって開発期間を短縮しようというインセンティブが強くなると考えられる．当該分野の成長率が高い場合も，いち早く新薬を投入することのメリットが大きくなるであろうから，これも共同開発を促す要因になっていると解釈できる．同じ分野で開発する企業数は，共同開発が形成される確率に対して非線形の関係にある．これは，参入者数が多いほど，共同開発のパートナーを見つけやすくなる一方で，あまりにも参入者数が少ないと，共同開発によって同じ製品を上市した場合に結託の利益が高まるため，むしろ共同開発が行われやすくなるためだと考えられる．推定値から，$\exp[0.875/(2\times 0.18)]\approx 11$ 社以上の参入がある分野（サンプルのうち90%以上が該当する）では企業数が多いほど共同開発が行われやすく，前者の効果が勝ることになる．

時期の影響を見ると，2000年～2005年には共同開発が行われる確率が有意に高まるという結果になっている．これは図1が示すところとは整合的ではないが，共同開発に関する規制緩和が1999年に行われたことに鑑みれば妥当なものともいえる．

表3の列［B］および［C］では，上述の結果の頑健性を確かめている．［B］では企業規模と研究開発費対売上高比率を説明変数から外す代わりに，財務データが利用できない非上場企業もサンプルに含めた推定結果を示している．このより大きなサンプルでも，列［A］に示されたものとほぼ同様の推定結果が得られていることがわかる．唯一の違いは開発分野数の係数が有意になったことであるが，この変数は研究開発費対売上高比率との相関が高く（相関係数=0.529），その影響を含んでいるものと考えられる．また図2で見たように大型合併を経験した企業は，やや外れ値としての性格を持つと見られ

る．そこでこれら2社のデータに対するダミー変数を加えた推定結果を列[C]に示した．大型合併ダミーは有意に正であり，これら2社は企業規模に比べると共同開発の比率が高いという図2の状況を反映している．ここでも一部の変数の有意性が変化したが，係数の値を見るとほぼ変わらない結果が得られている．

　以上をまとめると，研究開発能力が低い企業による開発プロジェクトであること，競争相手が多く，高成長を遂げている薬効分野を対象とした開発プロジェクトであることが，共同開発プロジェクトの特徴であり，共同開発プロジェクトは，研究開発能力の補完や開発速度の向上といった効果を期待されていることが示唆される．

4. 共同開発の成功確率：国内企業と外資系企業の比較

　共同開発がどのようなときに行われやすいかについては，比較的豊富な先行研究[10]があるが，共同開発の成否を左右する要因を分析した実証研究はこれまであまり行われてこなかった．また共同開発に限定しなくても，個別のプロジェクトレベルで研究開発のパフォーマンスを評価した分析も少ない[11]．『開発経過一覧』には，開発を途中で中止・中断したプロジェクトも収録されており，そのような分析も可能である．

　ここでは共同開発の「成功」を，新薬としての承認を受けることとして定義する．この定義はあくまでも技術的な「成功」であって，商業的な「成功」とは別であるが，売上高や利益といった個々の新薬の市場性に関する情報は得られないため，商業的な「成功」については扱わないものとする．

　共同開発の成功確率は，共同開発のタイプによっても大きく異なる．表4は，表1と同じ区分で成功確率の違いを見たものである．区分によっては母数が少ないものもあるが，全体的な傾向としては，①外資系企業が関与する場合と，②製薬企業同士で共同する場合に成功確率が高くなるということが

---

10) Sakakibara (1997), Bayona, Garcia-Marco, and Huerta (2001), Cassiman and Veugelers (2002), Becker and Dietz (2004), Belderbos et al. (2004), López (2008) などが挙げられる．
11) Danzon, Nicholson, and Pereira (2004) などが挙げられる．

表4：タイプ別共同開発の成功率

	製薬のみ	製薬と非製薬の共同	非製薬のみ	計
国内のみ	48.1	39.0	22.2	42.0
国内と外資の共同	72.2	34.8	100.0	62.6
外資のみ	60.0	50.0	–	58.8
計	62.7	37.8	36.4	26.2

注）完了したプロジェクトのうち承認を得られた割合．単位：%．

できる．②については新薬を開発する能力の違いを反映しているものと解釈されるが，①についてはさらに考察が必要である．1つの仮説は，外資系企業の場合は本国で治験に成功したものを日本市場に投入することが多く，もともと成功する見込みが高いというものであるが，そもそも国内企業と外資系企業とでは，共同開発に対する態度が異なっているかも知れない．

そこでこの違いが何に由来するものなのかを探るためのツールとして，共同開発の成功確率を次のような probit モデル[12] に基づいて推定する．

$$\Pr(S_i = 1) = \Phi(X_i, Z_i, W_i, T_i) \tag{2}$$

において，S は共同開発が成功した場合は1，失敗の場合は0をとるダミー変数であり，X, Z, T は第3節で用いた企業属性，薬効分野属性，時期を表すダミー変数である．

さらに共同相手との親和性 W も，共同開発の成否を左右する重要な要因であることが先行研究において指摘されている．Branstetter and Sakakibara（2002）は，共同研究開発に関する理論分析をサーベイした上で，共同相手から受ける知識のスピルオーバーと，共同相手との製品市場における競合度が成否を左右する重要な要因であると論じている．また Cassiman

---

[12] もしあるプロジェクトを共同開発として進めるという企業の意思決定そのものが，そのプロジェクトの成功確率と相関を持つような場合，(2)式をそのまま probit 推定すると，サンプルセレクションバイアスの問題に直面することになる．Nakamura（2009）では，(2)式と(1)式からなる bivariate probit モデルを推定することで，この問題を処理している．その結果，サンプルセレクションバイアスは10%水準で有意であるが，(2)式に関する推定結果は，定性的には以下で述べるものと同様のものが得られた．そのため，本章では単純な probit モデルを採用する．

and Veugelers (2002) は，スピルオーバーには2種類あり，相手の持つ知識を利用できるという側面だけでなく，自社の重要な技術情報が相手を通じて外部に漏れるという側面もあることを指摘している．

そこで W としては，①共同相手から受ける技術知識のスピルオーバーの大きさ，②共同相手を通じて技術情報が漏洩するリスク，③共同相手との製品市場の重複度を考える他，④共同相手との共同開発経験についても説明変数に加える．①については, Jaffe (1986) の技術距離[13]によって測る[14]．この値が大きいと，共同相手との技術的に近接しており，より大きなスピルオーバーを享受できると解釈される．②については，共同相手が他に何社と共同開発を行っているかによって計測する．共同相手がより多くの他企業とも共同していると，それだけ共同相手を通じて技術情報が漏れるリスクが高いと考えられる．さらに③については，自社が参入している薬効分野のうち，共同相手も参入している分野の割合で評価する．④は，当該共同相手と過去に共同開発をしたことがあれば1，そうでなければ0をとるダミー変数とする．計測のタイミングについては，①，②，④については X, Z と同じく最初に観測された時点で評価するが，③については開発に成功した時点での重複度が問題であると考えられることから，プロジェクトが完了した時点で評価する．

X に含まれる外資系企業ダミーは，上述の「本国で治験に成功したものを日本市場に投入する」ことの有利さを反映しているといえる．従って，表4に見られるような，外資系企業が関与した共同開発プロジェクトと国内企業のみのものとの成功確率の違いが，このダミー変数の効果に帰着されるのであれば，上述の仮説でほぼ説明ができるということになる．逆にこのダミー変数の効果の説明力が弱ければ，2種類のプロジェクト間における他の変数の大きさの違いが重要になる．

推定結果は表5にまとめられている．サンプルは，表3の分析で用いられ

---

13) 企業 j の開発メニューを技術ベクトル $F_j = (f_{j1}, \cdots, f_{jM})$ として表し（f_{jM} は企業 j の薬効分野 m における開発プロジェクト数），2つの企業の技術ベクトルがなす角度によって技術的な近さを測るというものである．

14) 3社以上による共同開発の場合，「共同相手」は2社以上存在する．この場合は，それぞれの相手について技術距離を計算し，その平均値を用いている．②と③についても同様である．

表5：共同開発成功要因に関するProbit分析

	[D] 係数	[D] 標準誤差	[E] 係数	[E] 標準誤差	[F] 係数	[F] 標準誤差	[G] 係数	[G] 標準誤差
企業規模	0.151	0.118	0.198	0.140			0.185	0.141
研究開発費対売上高比率	-0.751	2.543	-2.255	2.957			-2.500	2.971
開発分野数	-0.068^c	0.039	-0.079^c	0.047	-0.038	0.029	-0.106^b	0.053
当該分野における過去の承認ダミー	-0.037	0.287	-0.288	0.310	-0.058	0.236	-0.274	0.310
過去の共同開発成功ダミー	0.007	0.291	0.118	0.315	-0.043	0.236	0.086	0.317
非製薬企業関与ダミー	-0.254	0.192	-0.252	0.226	0.050	0.180	-0.280	0.228
外資系関与企業ダミー	0.537^a	0.184	0.337	0.210	0.206	0.168	0.400^c	0.219
大型合併ダミー							0.355	0.327
当該分野における開発企業数	-0.425	0.724	-0.731	0.786	-0.409	0.679	-0.736	0.790
当該分野における開発企業数^2	0.033	0.138	0.098	0.150	0.052	0.129	0.100	0.151
当該分野における直近の新薬承認数	1.813^b	0.867	1.015	0.965	1.260^c	0.761	0.838	0.981
当該分野の成長率	0.401	0.612	0.486	0.741	0.458	0.594	0.582	0.755
共同相手との技術的な近接性			2.171^a	0.500	2.006^a	0.400	2.219^a	0.504
共同相手の共同相手数			-0.069^a	0.020	-0.072^a	0.017	-0.084^a	0.024
共同相手との製品市場の重複度			0.585	0.381	1.189^a	0.312	0.571	0.381
共同相手との共同経験ダミー			-0.727^a	0.265	-0.501^b	0.203	-0.761^a	0.269
1993-99年ダミー	0.328	0.265	0.351	0.300	0.261	0.239	0.368	0.300
2000-05年ダミー	0.796^a	0.273	0.830^a	0.304	0.738^a	0.250	0.849^a	0.303
対数尤度	-147.20		-122.9		-194.95		-122.31	
疑似決定係数	0.196		0.329		0.325		0.332	
観測値数	295		295		451		295	

注）a：1％水準で有意，b：5％水準で有意，c：10％水準で有意．この他，最初に観測された開発ステージダミーと定数項が含まれている．

たもののうち，共同開発の形態をとったものである．列［D］では説明変数としてX, Z, Tのみを用いた結果であり，列［E］ではWも加えた結果を示している．2つのモデルを比べると，［E］の方がかなり高い説明力を持つ．従って，共同企業間の親和性Wは，共同開発プロジェクトの成否を左右する重要な要因といえる．各変数の効果を個別に解釈すると，技術的な近接性が高く，技術情報を共有しやすいほど，また共同相手を通じて技術情報が第三者に漏洩するリスクが低いほど，共同開発プロジェクトの成功確率は高まり，これらは予想通りの結果である．過去に共同開発を行ったことがある相手との共同プロジェクトでは，むしろ成功確率は低くなっており，予想とは異なる結果が得られた．繰り返し共同開発を行ううちに，よりハイリスクの

プロジェクトを手がけるようになる効果を反映しているのかも知れないが，本章で扱っているデータからはその点を明らかにすることはできない．またより多くの製品市場を共同相手と共有している方が成功確率は高い．これは，製品構成が似ていると販促活動でも協力しやすいため，共同開発の成功に向けて努力するインセンティブもより高まることを反映していると考えられる．ただしこの変数の係数は有意ではない．

興味深いことに，［D］では1％水準で有意であった外資系企業関与ダミーは，［E］では有意ではない．従って，外資系企業が関与したプロジェクトがより高い成功確率を持つのは，単に本国での治験に成功しているものを日本に持ち込んだからという理由よりは，むしろ成功確率が高まるような共同相手と組んでいるところから来ているといえる．

この［E］で得られた結果の頑健性を，表3の［B］［C］と同じように確かめたものが，表5の［F］と［G］である．財務データ由来の変数を除いて，財務データが利用できない観測値も含めた場合（列［F］）でも，やはり外資系企業関与ダミーは有意ではない．大型合併を経験した企業ダミーを用いた場合（列［G］）には，外資系企業関与ダミーは10％で有意であるが，大型合併ダミー自体が有意ではない．故に以下では［E］のモデルに基づいて議論を進めることとする．

表6は W に含まれる4つの変数について，外資系企業の関与があるプロジェクトとないプロジェクトの平均を比較したものである．まず，製品市場における重複度以外の3変数において，外資系企業が関与したプロジェクトと国内企業のみのものとの間に有意な差が認められる．しかしながら，これらの中には成功確率を高める要因もあれば抑える要因もあるため，個々の変数の違いが成功確率に及ぼす影響を定量的に把握する必要がある．そこで，他の変数を国内企業のみのプロジェクトの平均値に固定した上で，①〜④それぞれの変数のみを外資系企業が関与したものの平均値に変えたときに，成功確率がどれだけ変化するかを計算し，表6の右端の列に示した．その結果，①の技術的な近接性が最も重要であり，他の変数の効果を大きく凌駕していることがわかった．①〜④のすべての変数を外資系企業が関与したものの平均値に変化させると，成功確率が13.5％ポイント高まることとなる．これに

表6:外資系企業が関与した共同開発と国内企業のみのものとの比較

	平均値		成功確率に及ぼすインパクト
	外資系関与	国内のみ	
外資系関与企業ダミー	1.000	0.000	0.085
①共同相手との技術的な近接性	0.527[a]	0.297	0.135
②共同相手の共同相手数	6.902[a]	6.182	-0.010
③共同相手との製品市場の重複度	0.560	0.345	0.028
④共同相手との共同経験ダミー	0.279[b]	0.173	-0.015
①〜④の4変数	–	–	0.135

注) a:1％水準で有意に差がある.b:5％水準で有意に差がある.成功確率の計算は,表5の[E]で得られた結果に基づいている.

対して,外資系企業関与ダミーの変化だけでは8.5％ポイントの変化にとどまっている.従って,外資系企業が関与しているプロジェクトが高い成功確率を持つのは,互いに技術知識のスピルオーバーを享受しやすいパートナー間での共同開発になっていることが重要な要因であることが示された.

5. まとめ

本章では,個別の新薬開発プロジェクトに関する詳細なデータを用いて,日本の製薬業における共同開発の実態を探ってきた.多くの企業が共同開発に関わっているが,主要な担い手には変化が見られている.かつては日本市場における基盤の弱い外資系企業が共同開発の担い手として大きな存在を占めていたが,現在ではその比重は低下し,代わって製薬を本業としない企業が製薬業に参入する手段として用いることが増えている.また,規模の小さい企業ほど,共同開発への依存度も高い.

プロジェクトレベルのデータを用いた回帰分析からは,研究開発能力に劣る企業が行うプロジェクトの方が共同開発になる確率が高いという結果が得られているが,上述のような担い手の変化と整合的であるといえよう.また,他企業が次々に新薬開発に成功している市場や,成長率の高い市場であるほど,共同開発が行われやすいことも窺える.文部省(1999)によれば,製薬企業が他企業と研究協力を行う理由としては,「製品開発のスピードアップ」が群を抜いて高い比率を占め(研究協力を行っている企業の79.4％が挙げて

いる），次いで「技術の補完等により競争力の強化を図る」「研究開発費の削減を図る」（同じく47.1％を占める）となっている．回帰分析の結果は，こうしたアンケート調査とも整合的である．

さらに，本章では共同開発の成否に注目し，外資系企業が関与したプロジェクトの方が国内企業のみからなるプロジェクトよりも高い成功確率を持つことを見出した．そしてその要因として最も重要なものは，共同開発企業間での技術情報の共有であることも示された．外資系企業が関与している場合，より技術的に近い企業同士で共同開発を行う傾向にあるが，この技術的な近接性は，共同開発プロジェクトの成否を大きく左右する要因である．この違いが主因となり，外資系企業が関与したプロジェクトの成功確率の方が高いということになる．

本章の分析は，あくまでも日本国内における治験を対象として，外資系企業と国内企業の比較を行っているものであり，純粋な意味での国際比較とは言い難いかも知れないとはいえ，上述のような違いが統計的にも有意に観察された事実は興味深い．このような差異がどこに由来するのかを明らかにすることも，日本の創薬力を高める方策を考える上で，今後の研究課題であるといえよう．

参考文献

医薬産業政策研究所（2001）『我が国の製薬産業―国際競争力の視点から』医薬出版センター．

医薬情報ネット21（2005）「これからの治験薬データベースを考える―その2 データベースの機能比較と利用状況調査 下」『情報管理』Vol. 48, No. 1, pp. 7-15．

小田切宏之（2002）「医薬研究開発における『企業の境界』」南部鶴彦編『医薬品産業組織論』第4章，pp. 117-151，東京大学出版会．

後藤晃（1993）『日本の技術革新と産業組織』東京大学出版会．

中村豪（2009）「研究開発における企業間および企業内異質性―日本の新薬開発に関するミクロデータ分析」『東京経大学会誌』第262号, pp. 199-228．

文部省（1999）「平成10年度 民間企業の研究活動に関する調査報告」．

Bayona, C., T. García-Marco, and E. Huerta (2001) "Firms' Motivation for Cooperative R&D: An Empirical Analysis of Spanish Firms," *Research Policy*, Vol. 30, No. 8, pp. 1289-

1307.

Becker, W. and J. Dietz (2004) "R&D Cooperation and Innovation Activities of Firms : Evidence for the German Manufacturing Industry," *Research Policy*, Vol. 33, No. 2, pp. 209-223.

Belderbos, R., M. Carree, B. Diederen, B. Lokshin, and R. Veugelers (2004) "Heterogeneity in R&D Cooperation Strategies," *International Journal of Industrial Organization*, Vol. 22, No. 8/9, pp. 1237-1263.

Branstetter, L. and M. Sakakibara (2002) "When Do Research Consortia Work Well And Why? Evidence from Japanese Panel Data," *American Economic Review*, Vol. 92, No. 1, pp. 143-159.

Cassiman, B. and R. Veugelers (2002) "R&D Cooperation and Spillovers: Some Empirical Evidence from Belgium," *American Economic Review*, Vol. 92, No. 4, pp. 1169-1184.

Jaffe, A. B. (1986) "Technological Opportunity and Spillovers of R&D: Evidence from Firms' Patents, Profits, and Market Values," *American Economic Review*, Vol. 76, No. 5, pp. 984-1001.

Luhillery, S. and E. Pfister (2009) "R&D Cooperation and Failures in Innovation Projects: Empirical Evidence from French CIS Data," *Research Policy*, Vol. 38, No. 1, pp. 45-57.

López, A. (2008) "Determinants of R&D Cooperation: Evidence from Spanish Manufacturing Firms," *International Journal of Industrial Organization*, Vol. 26, No. 1, pp. 113-136.

Nakamura, T. (2009) "Determinants of Successful R&D Cooperation: Evidence from New Drug Development Projects in Japan," mimeo.

Okamuro, H. (2007) "Determinants of Successful R&D Cooperation in Japanese Small Businesses: The Impact of Organizational and Contractual Characteristics," *Research Policy*, Vol. 36, No. 10, pp. 1529-1544.

Sakakibara, M. (1997) "Heterogeneity of Firm Capabilities and Cooperative Research and Development: An Empirical Examination of Motives," *Strategic Management Journal*, Vol. 18 (S1), pp. 143-164.

第7章 医薬品アライアンスの統計分析

絹川真哉・元橋一之

1. はじめに

　バイオテクノロジーの進展や国際的な新薬開発競争の激化によって，製薬業界の研究開発プロセスが大きく変化してきている．その関係で最も象徴的なのが医薬品に関するライセンス数の増加である．バイオテクノロジーに関する基礎研究は大学などの公的な研究部門で行われ，その研究成果はライセンス契約に基づいて製薬メーカーで利用されることが多い．また，サイエンスベースの研究成果を事業化するために，ベンチャー企業を設立して研究開発を続けるということも頻繁に行われている．医薬品の研究開発プロセスは10年以上の年月と総額で数百億円オーダーの投資が必要となるため，通常，ベンチャー企業は大手の製薬メーカーとライセンス契約を結んで開発を続けることが多い．

　また，臨床試験の国際的ハーモナイゼーションの進展によって，製薬メーカーはグローバルな事業転換を活発化させている．その際には国際的な臨床開発や医薬品のマーケティングにあたって，国際的なアライアンスを組んで行われることが多いが，やはりそのベースとなっているのは，特定の医薬化合物に関するライセンス契約である．さらに，新薬開発に関する国際競争が激化する中で，製薬メーカーはそれぞれが得意とする疾患領域に開発を集中させる動きが進んでおり，重点領域のパイプラインを充実させるためのインライセンスや，重点領域ではない分野の化合物のアウトライセンスを活発に行っている．

　製薬業界における研究開発の外部連携は知的財産権のライセンスだけでな

く，共同研究やジョイントベンチャーを設立することによって行われることも多い．また，大手製薬メーカーがバイオベンチャーを買収するケースも多い．このようにイノベーションに関する外部連携や外部リソースの取り込みは多様な形態によって行われるが，ライセンスを含むこれらの活動を総称して，ここでは医薬品アライアンスと呼ぶこととする．

本章は，Deloitte Recap LLC の RDNA というデータベースを用い，医薬品アライアンスの動向に関する分析結果を示す．RDNA は米国公開企業の有価証券報告書で公開されるライセンス契約の情報をデータベース化したものである．なお，SEC のルールによって企業経営の重要な影響を及ぼす契約については公開義務があるため，特にバイオベンチャーが行うライセンス契約については，そのほとんどが収録されている．また，医薬品業界におけるM&Aや資産譲渡などの情報も併せて収集している．このデータベースによって，契約の当事者やタイミングに関する情報の他，アライアンスの形態，研究開発のステージ，技術分野，アライアンス契約の金額などについて，ディールごとの情報が入手可能である．このデータベースに基づく統計分析により，国際的な医薬品開発の「知識市場」についての理解を深めていく[1]．

以下，本章の主な内容である．まず，1980 年代から 2007 年に至るまでのライセンス契約の動向とその構造の変化について，RDNA データを用いて記述統計分析を行った．医薬品のアライアンス契約数は 1990 年代から急激に上昇しているが，取引される技術内容やライセンサー・ライセンシーのタイプに変化が見られる．アライアンス契約の技術内容については，遺伝子組み換え技術から遺伝子機能解析へのシフトなどバイオテクノロジーの進展に従って変化が見られる．また，バイオベンチャーの隆盛に伴って，ライセンサーのタイプも大手製薬メーカーからベンチャー企業への移行が見られる．

次に，ライセンス契約の地域ごとの特徴について，記述統計分析および統計的推測を行った．ライセンサーの提供技術およびライセンシーの購入技術の開発ステージ，種類，契約タイプについて，米国，欧州，日本，その他の

---

1) 医薬・健康産業における「知識市場（Knowledge Market）」の理解の必要性は，研究開発の国際的な相互依存の進展とともに高まっており，例えば，OECD は「Knowledge Markets in the Life Sciences」と題したワークショップを 2008 年 10 月に開催している．

4地域の違いを見たところ，日本のライセンサーおよびライセンシーが米国，欧州とは異なる特徴を持つことが分かった．しかし，それらは統計的には有意でなく，アライアンスの地域差に関する明確な結論は得られなかった．

さらに，契約金額について，米国のライセンサー・ライセンシーとの差という形で地域差を分析した．技術の種類，契約タイプ，開発ステージなど，契約金額に影響を与えるさまざまな要因をコントロールした上で，バーゲニングパワーの違いなどを含む地域差の影響を回帰分析によって調べた．契約金額の地域差については統計的に有意な結果も得られ，日本のライセンシーは，以前は米国のライセンシーよりも高額の契約金を支払う傾向にあったが，近年においてそのような日米間の差はなくなっている等の結論が得られた．

2. アライアンス件数の動向と構造変化

Deloitte Recap LLC の RDNA データベースを用いた最初の統計分析として，医薬品に関するアライアンス件数の動向とその構造変化について述べる．ここで用いるデータは 2008 年 10 月時点で入手可能な RDNA データベースにおけるアライアンス契約ごとのデータである．21,451 件のアライアンス件数が存在するが，公開情報をベースとしているので欠損値となっている（財務諸表等では公開されていない）項目が数多く存在する．しかし，SEC の公開ルールに従って公開されたものであることから，比較的データのクオリティは高いと考えられ，いくつかの学術論文においても用いられている[2]．

データの項目としては，以下のとおりである．
- ライセンサーおよびライセンシーの名称とタイプ（製薬企業，バイオベンチャー，大学など），プレスリリースのタイミング
- 技術分野
- 疾患領域
- 新薬研究開発におけるステージ・臨床試験フェーズ
- アライアンスのタイプ（ライセンス，共同研究，買収など）
- 契約の内容（独占的・非独占，対象地域，契約金額など）

---

2) 例えば，Lerner, Shane, and Tsai (2003) など．

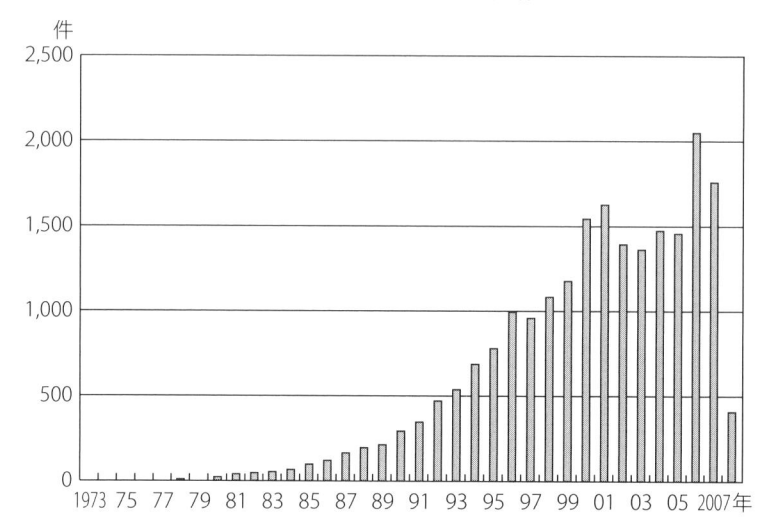

図1：アライアンス数の経年変化

 図1はアライアンス数のトレンドを見たものである．データとしては，1973年のアライアンスから存在するが，1990年代以降になってその数が急激に増加していることがわかる．2001年に年間1,500件を超えて，それ以降件数が一時落ち込んだが，最近になってまた増加してきている．
 図2はこれを新薬研究開発におけるステージ・臨床試験フェーズの分布で見たものである．全体の期間を1990年以前，1991年～1995年，1996年～2000年，2001年～2005年，2006年以降の5期間に分けてシェアの変化を見た．探索フェーズの契約が全体に占める割合が最も大きく，2000年までは増加傾向にあった．ただ，2000年以降は減少しつつあり，その一方で前臨床関係の契約件数の割合が増えてきている．全体的なトレンドとしては，全臨床や臨床試験といった開発段階におけるアライアンス契約の割合が大きくなっている．近年，製薬業界全体として研究開発費の高騰が進む一方で新薬の上市数が減ってきており，製薬メーカーもより製品に近い段階におけるアライアンスに力を入れてきていることを反映したものと考えられる．
 図3はアライアンスに関するR&D（技術の提供元，ライセンス契約の場

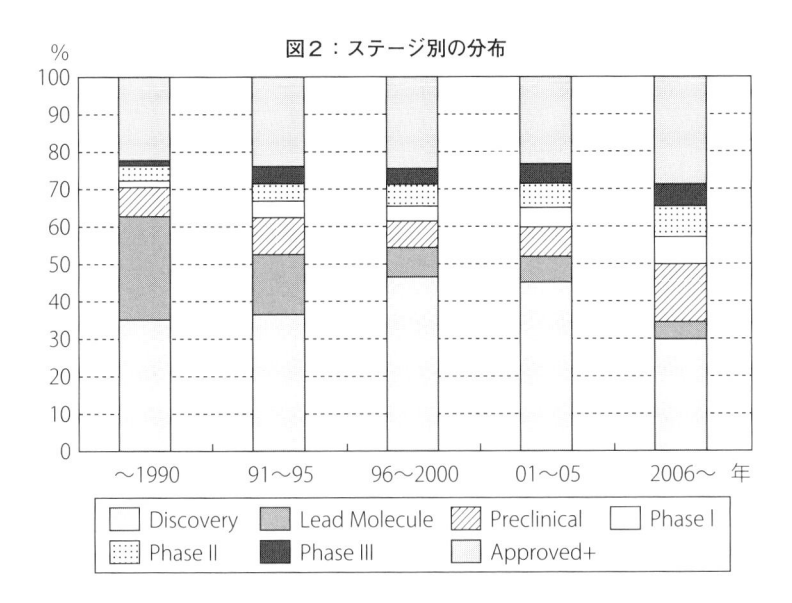

2. アライアンス件数の動向と構造変化

図2：ステージ別の分布

凡例：Discovery, Lead Molecule, Preclinical, Phase I, Phase II, Phase III, Approved+

横軸：～1990, 91～95, 96～2000, 01～05, 2006～ 年

合のライセンサー）とクライアント（技術の需要者，同ライセンシー）の情報についてまとめたものである．RDNA データベースでは，両者のタイプを製薬会社（DRUG），バイオベンチャー（BIO），大学（UNIV）および製薬以外の企業（Non-Medical）に分類している．なお，バイオベンチャーについては，バイオテクノロジーをベースとしたスタートアップ企業であるが，Amgen や Biogen のように大手製薬メーカーに成長したものもある．ここではこれらの企業のバイオベンチャーとして取り扱っている．

医薬品のアライアンスについては，もともと「バイオベンチャー → 製薬企業」が半分以上を占めていたが，バイオベンチャーの成長とともに最近では「バイオベンチャー → バイオベンチャー」の契約が最も多くなっている．Amgen や Biogen などの1970年代に創業した企業を嚆矢として，ベンチャー企業自身が創薬に乗り出すケースが増えている．図3はこのようなベンチャー企業の製薬企業化のトレンドを示したものといえる．また，技術の提供先としての大学の役割は相対的に縮小している．これも大学や公的機関の技術をベースとしてバイオベンチャーが技術の提供元としての役割を拡大し

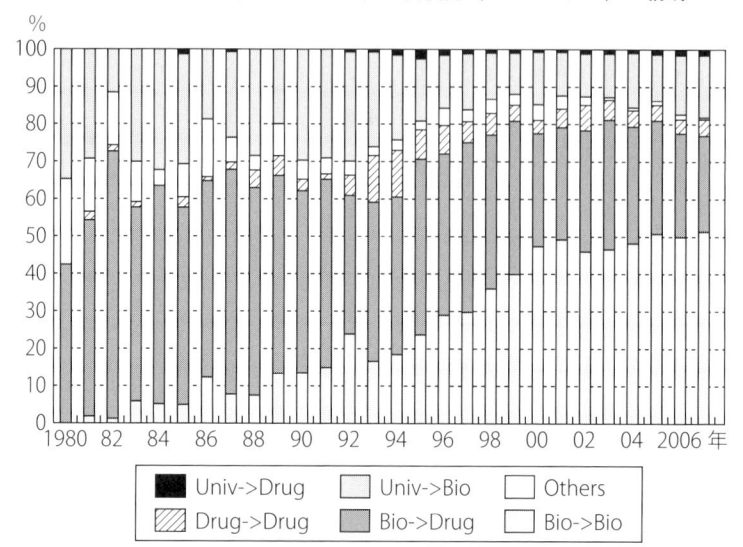

図3：技術提供元（ライセンサー）と提供先（ライセンシー）の構成

凡例：Univ->Drug, Univ->Bio, Others, Drug->Drug, Bio->Drug, Bio->Bio

ていることによるものと考えられる．

次にアライアンスに関する技術分野の変遷について見ることとする．RECAPデータにおいては，契約内容ごとに約60種類の技術分野に関する情報を付与しているが，ここではこれを以下（表1）の12の分類に統合して，それぞれの技術分野のシェアの変化を示した．

ここで1～4が医薬品の研究開発に関するプラットフォーム技術としてのバイオ技術，5のモノクローナル抗体は遺伝子組み換えなどのバイオ技術を使った医薬品であり，ここまでが一般的に製薬分野でのバイオテクノロジーと呼ばれている技術である．6と7は医薬品関連技術であり，8～11は医薬品研究開発に関するプロセス技術と呼ぶことができる．なお，これらの技術分類はお互いに独立した概念ではないので，1つの契約に複数の技術分野情報が付与されていることに留意されたい．

図4は1つの契約に対して重複カウントを許した状態で上記の統合分類ごとのシェアを見たものである．まずバイオテクノロジー関連（1～5）のシェアであるが3割～4割の間で安定的に推移している．ただし，その内容は，

2. アライアンス件数の動向と構造変化   139

表1：統合技術分類

	統合技術分類	内容
1	Gemonics	遺伝子機能解析，遺伝子診断など
2	Bioinformatics	バイオインフォマティクス
3	Recombinant DNA	DNA遺伝子組み換え技術
4	Other biotechnology	その他のバイオ技術（細胞医療，たんぱく工学など）
5	Monoclonals	モノクロナール抗体
6	Drug related components	その他医薬製品（ワクチン，天然素材など）
7	In-licensed products	ライセンス医薬品
8	Synthetics	合成技術
9	Screening	スクリーニング技術
10	Diagnotics	診断薬
11	DDS	ドラッグデリバリーシステム
12	Others	その他

図4：技術分類別の分布

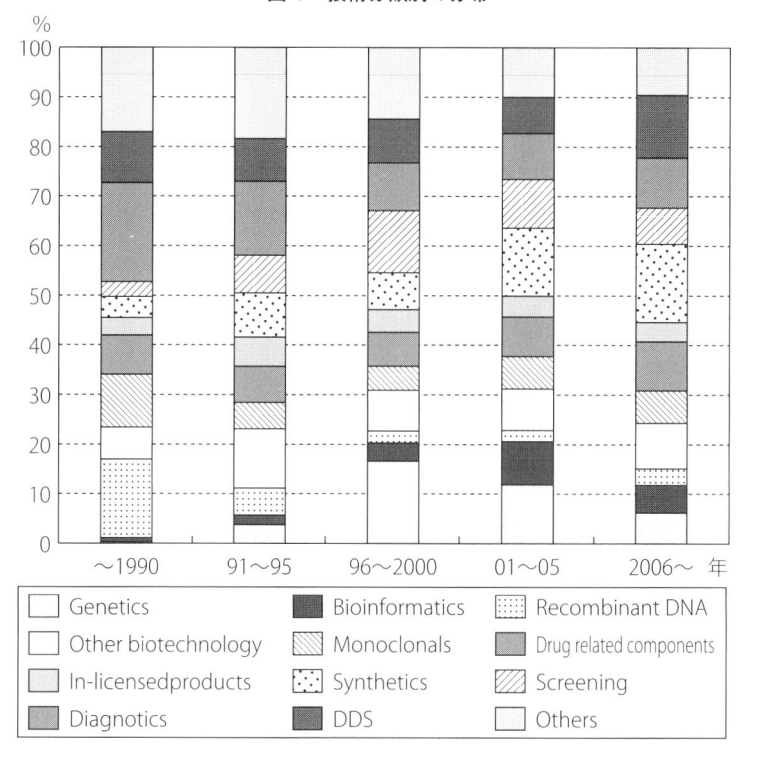

1990年以前については遺伝子組み換えの割合が高かったが，1990年代後半になって遺伝子解析などのゲノム技術の件数が多くなり，最近ではポストゲノム技術（その他のバイオテクノロジー）のシェアが高くなっている．このようにバイオテクノロジーの進展といっても時期によってその内容が異なることに留意することが重要である．それ以外の技術については，合成技術やDDSの割合が最近高くなっていることが特徴的である．その一方でハイスループットスクリーニングに代表されるスクリーニング技術は一時シェアが拡大したが，最近はやや縮小傾向にある．

次にアライアンスの形態について見たい．医薬品の研究開発に関するアライアンスは，ライセンス契約の他，委託契約や共同研究開発など，さまざまな形態が存在する．また，ベンチャー企業の買収やジョイントベンチャーも外部の技術資源を取り込む方法の1つなので，ここではアライアンスの一部として取り入れている．RDNAはアライアンスの形態について，26種類のタイプに分けて情報を提供しているが，ここでは件数の多い14種類のタイプとそれ以外（合計で15分類）に分けて，その構成の変化を見ることとする（図5）[3]．

まず，全体の中でLicense契約が占める割合が一番大きく，約30％で安定的に推移している．次に大きいのがResearch（研究契約）となっているが，そのシェアは減少傾向にあり，一方で，Collaboration（研究協業）のシェアが拡大している．両者とも探索研究などの上流部分の技術内容に関する契約であり，前者は特定の技術プラットフォームを利用する使用料契約のみであるのに対して，後者は使用料に加えて研究成果に応じたマイルストーン契約やライセンス料に関する契約が付与されたものである（Cavalla, 2007）．Collaborationは2000年以降その件数の増加が見られ，上流部分においても新薬の開発も視野に入れた技術内容に対する関心が高まっていることによるものと考えられる．次に割合が多いのはDevelopmentであるが，これはCROなどに対する開発委託契約で全体の約1割程度で推移している．それ以外の契約形態について，最近シェアを拡大しているのがAcquisition（企

---

[3] なお，データにはRDNAデータベースの説明書に記載されていない契約タイプがいくつか含まれている．図5の「Others」はそれらを含む．

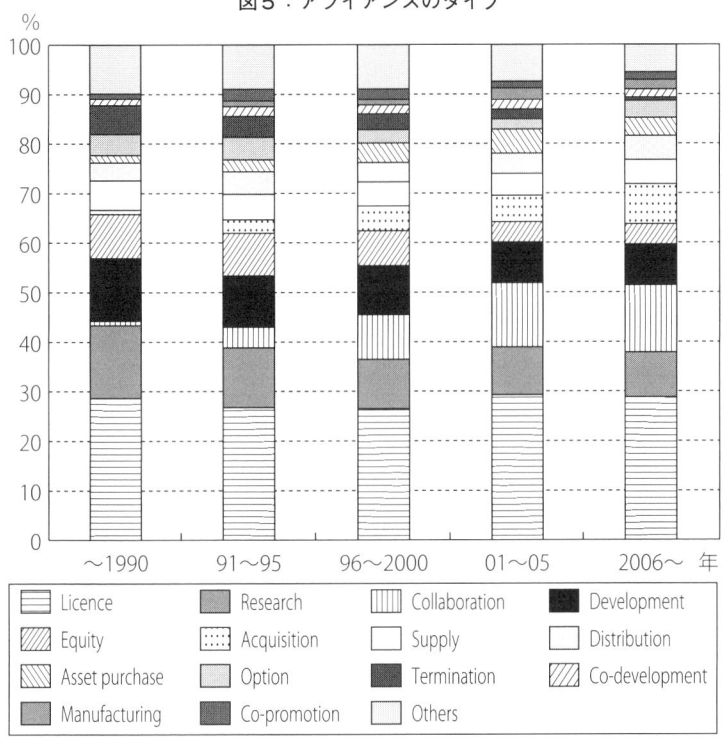

2. アライアンス件数の動向と構造変化

図5：アライアンスのタイプ

凡例：Licence, Research, Collaboration, Development, Equity, Acquisition, Supply, Distribution, Asset purchase, Option, Termination, Co-development, Manufacturing, Co-promotion, Others

業買収）と Asset Purchase（資産譲渡）である．その一方で Equity（株式購入）の割合が減少しており，技術の提供先に対してより大きなコントロール権を行使できる方法で技術導入を図るケースが多いことを示している．最後に通常のライセンスに加えて，開発や上市後のマーケティングを共同で行う Co-development（共同開発）や Co-market（共同マーケティング）といった複雑な形態の契約を結ぶことがあるが，契約件数としてはまだ少ない．ただし，このような契約は長期間に渡ってフォローアップが必要となり，累積の件数は増えているので契約締結後のアライアンスマネジメントの重要性が高まっている．

最後に契約金額の推移について見ることとする．アライアンスの契約金額

図6：契約金額の推移（単位：100万ドル）

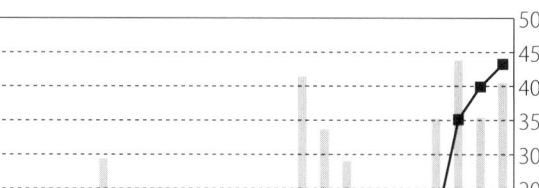

は，単純な研究委託契約であれば契約額総額を見ればよいが，一時金，マイルストーン成功報酬，ロイヤリティ料が組み合わさったライセンス契約においては総額をつかむのが難しい．RDNA データベースにおいては，プレスリリースにおいて契約の総額としての価値が公表されている場合はその数値，そうでない場合は各種の契約金額を足し合わせた総額を SIZE という変数で提供している．図6は SIZE の平均（Mean）と中央値（Median）の推移を示したものである．まず，この両者が大きく乖離している年があるが，これは高額の契約（多くの場合は買収案件）が締結された場合，そのようなアウトライヤーの影響を受けて平均が大きく変動するからである．中央値の動きを見ると 1990 年代に入って一旦上昇し，1990 年代後半からはフラット，2004 年から再び上昇という動きとなっている．2007 年の契約金額の中心値は約 4,500 万ドル，平均値は約 4 億ドルと高額になっている．2000 年代後半における契約金額の高額化は，図5で説明したように，Acquisition や Asset Purchase など，契約金額が高額になりやすい買収案件の増加によるものである．

3. アライアンスの地域差

以下では，ライセンサーとライセンシーを4つの地域（米国，欧州，日本，その他）に分け，アライアンスの地域的特徴について見ていく．なお，表の値はすべて，第2節同様，重複カウントを許したものである．

最初に，表2は，地域別ライセンサーおよびライセンシー数のアライアンス全体に対する比率である．なお，アライアンス全体の数は，ライセンサーまたはライセンシーの地域が不明のアライアンスを除く6,180件である[4]．アライアンスの5割弱が米国内で行われているが，米国はライセンサーの方が多い．これに対して，欧州と日本はライセンシーの方が多い．その差は日本において顕著で，ライセンサーはライセンシーの半分以下である．ただし，ここで用いているRDNAデータは米国上場企業を対象とした公開データをベースにしたものであることから，サンプル特性が米国に偏っている可能性があることに留意する必要がある．

以下では，ライセンサーおよびライセンシーごとに，アライアンス技術の開発ステージ，技術の種類（表1参照），契約の種類について地域ごとに違いを見ていく．また，それら地域差の統計的検定も行う．

(1) ライセンサーの地域別特徴

表3は4地域のライセンサーが提供した技術の開発ステージである．アライアンス全体ではDiscoveryステージが最も多く，次いでFormulation，Approvedとなっており，米国と欧州のライセンサーもこれら3つが最も多い．一方，日本のライセンサーはPhase IIが最も多く，Discoveryのライセンスの割合は米国，欧州のライセンサーと比べて少ない．

次に，表4は4地域のライセンサーが提供した技術の種類である．ここでも日本と米国・欧州のライセンサーとの違いが際立っている．米国と欧州では最も多い技術でも，米国が13.6%（Others），欧州が17.2%（Synthetics）

---

[4] 複数地域を持つ同一企業名が20社あり，それら企業が含まれるアライアンスについては地域が判別しないために除いた．

表2：アライアンスの地域分布

	ライセンシー 米国	欧州	日本	その他	合計(不明除く)
ライセンサー米国	0.471	0.144	0.056	0.036	0.708
欧州	0.099	0.063	0.012	0.009	0.184
日本	0.016	0.009	0.009	0.001	0.034
その他	0.041	0.017	0.006	0.010	0.075
合計(不明除く)	0.628	0.234	0.082	0.056	1.000

表3：地域別ライセンサーの提供技術のステージ

	米国		欧州		日本		その他		全体	
	件数	比率	件数	比率	件数	比率	件数	比率	件数	比率
Discovery	1,434	0.384	414	0.405	27	0.126	144	0.314	2,019	0.372
Lead Molecule	308	0.082	60	0.059	14	0.065	34	0.074	416	0.077
Preclinical	295	0.079	66	0.065	30	0.140	45	0.098	436	0.080
Phase I	148	0.040	61	0.060	27	0.126	22	0.048	258	0.048
Phase II	213	0.057	81	0.079	41	0.192	48	0.105	383	0.071
Phase III	193	0.052	52	0.051	15	0.070	35	0.076	295	0.054
Approved	466	0.125	171	0.167	38	0.178	56	0.122	731	0.135
BLA/NDA filed	96	0.026	12	0.012	11	0.051	12	0.026	131	0.024
Formulation	582	0.156	106	0.104	11	0.051	62	0.135	761	0.140
全体	3,735	1.000	1,023	1.000	214	1.000	458	1.000	5,430	1.000

表4：地域別ライセンサーの提供技術の種類

	米国		欧州		日本		その他		全体	
	件数	比率	件数	比率	件数	比率	件数	比率	件数	比率
Genetics	764	0.097	123	0.059	13	0.035	38	0.044	938	0.084
Bioinformatics	343	0.043	169	0.081	12	0.032	18	0.021	542	0.048
Recombinant DNA	433	0.055	73	0.035	12	0.032	29	0.034	547	0.049
Other biotechnology	682	0.086	133	0.064	20	0.054	71	0.082	906	0.081
Monoclonals	506	0.064	154	0.074	12	0.032	82	0.095	754	0.067
Drug related components	512	0.065	146	0.070	10	0.027	106	0.123	774	0.069
In-licensed products	373	0.047	269	0.130	100	0.270	25	0.029	767	0.069
Synthetics	841	0.107	356	0.172	128	0.346	148	0.171	1,473	0.132
Screening	685	0.087	255	0.123	10	0.274	8	0.056	998	0.089
Diagnostics	937	0.119	95	0.046	10	0.027	98	0.114	1,140	0.102
DDS	738	0.094	182	0.088	21	0.057	93	0.108	1,034	0.092
Others	1,072	0.136	119	0.572	2	0.059	107	0.124	1,320	0.118
全体	7,886	1.000	2,074	1.000	370	1.000	863	1.000	11,193	1.000

3. アライアンスの地域差

表5：地域別ライセンサーの契約タイプ

	米国		欧州		日本		その他		全体	
	件数	比率	件数	比率	件数	比率	件数	比率	件数	比率
Acquisition	467	0.030	76	0.022	11	0.018	43	0.022	597	0.028
Asset Purchase	584	0.037	175	0.051	15	0.024	65	0.034	839	0.039
Assignment	56	0.004	9	0.003	0	0.000	10	0.005	75	0.003
Co-development	398	0.025	77	0.022	25	0.041	54	0.028	554	0.026
Collaboration	1,332	0.085	389	0.112	31	0.051	180	0.094	1,932	0.089
Co-market	76	0.005	27	0.008	14	0.023	7	0.004	124	0.006
Co-promotion	375	0.024	79	0.023	32	0.052	36	0.019	522	0.024
Cross-license	94	0.006	15	0.004	4	0.007	9	0.005	122	0.006
Development	1,580	0.101	362	0.105	65	0.106	176	0.092	2,183	0.101
Distribution	800	0.051	111	0.032	22	0.031	44	0.075	1,077	0.050
Equity	1,067	0.068	134	0.039	14	0.023	121	0.063	1,336	0.062
Joint Venture	178	0.011	33	0.010	18	0.029	27	0.014	256	0.012
Letter of Intent	108	0.007	19	0.005	5	0.008	21	0.011	153	0.007
License	4,168	0.266	1,055	0.305	215	0.351	517	0.270	5,955	0.275
Loan	196	0.013	15	0.004	1	0.002	15	0.008	22	7.010
Manufacturing	222	0.014	104	0.030	34	0.055	35	0.018	395	0.018
Marketing	232	0.015	58	0.017	36	0.059	55	0.029	381	0.018
Merger	12	0.001	7	0.002	3	0.005	0	0.000	22	0.001
Option	486	0.031	117	0.034	18	0.029	65	0.034	686	0.032
Research	1,363	0.087	295	0.085	14	0.023	116	0.060	1,788	0.083
Security	5	0.000	2	0.001	0	0.000	0	0.000	7	0.000
Settlement	141	0.009	32	0.009	4	0.007	17	0.009	194	0.009
Sublicense	67	0.004	13	0.004	3	0.005	5	0.003	88	0.004
Supply	896	0.057	166	0.048	1	1.018	112	0.058	1,185	0.055
Termination	608	0.039	79	0.023	17	0.028	65	0.034	769	0.036
Warrant	159	0.010	11	0.003	1	0.002	23	0.012	194	0.009
全体	15,670	1.000	3,460	1.000	613	1.000	1,918	1.000	21,661	1.000

と，他技術との差は比較的小さい．これに対し日本のライセンサーは，Syntheticsが34.6％，In-licensed products 27.0％と，この2つの技術に大きく偏っている．

最後に，表5は4地域のライセンサーがライセンシーと契約したアライアンスのタイプである[5]．図5で見たように，アライアンス全体で最も多いのがLicense（27.5％）である．次いで多いのがDevelopment（10.1％），

---

5) 以下の分析では，RDNAデータベースの説明書に記載のない契約タイプ5つのアライアンス計25件を除いた．

表6：地域別ライセンシーの購入技術のステージ

	米国		欧州		日本		その他		全体	
	件数	比率	件数	比率	件数	比率	件数	比率	件数	比率
Discovery	1,855	0.432	707	0.475	198	0.382	153	0.370	2,913	0.434
Lead Molecule	452	0.105	129	0.087	44	0.085	45	0.109	670	0.100
Preclinical	337	0.078	122	0.082	64	0.123	34	0.082	557	0.083
Phase I	198	0.046	66	0.044	30	0.058	12	0.029	306	0.046
Phase II	212	0.049	97	0.065	45	0.087	28	0.068	382	0.057
Phase III	151	0.035	76	0.051	35	0.067	23	0.056	285	0.042
Approved	443	0.103	100	0.067	48	0.092	59	0.143	650	0.097
BLA/NDA filed	78	0.018	32	0.022	9	0.017	6	0.015	125	0.019
Formulation	571	0.133	158	0.106	46	0.089	53	0.128	828	0.123
全体	4,297	1.000	1,487	1.000	519	1.000	413	1.000	6,716	1.000

表7：地域別ライセンシーの購入技術の種類

	米国		欧州		日本		その他		全体	
	件数	比率	件数	比率	件数	比率	件数	比率	件数	比率
Genetics	905	0.098	264	0.097	70	0.081	36	0.041	1,275	0.093
Bioinformatics	448	0.049	230	0.084	61	0.071	33	0.038	772	0.056
Recombinant DNA	383	0.042	138	0.051	50	0.058	29	0.033	600	0.044
Other biotechnology	898	0.097	235	0.086	64	0.075	76	0.087	1,273	0.093
Monoclonals	605	0.066	210	0.077	69	0.080	73	0.083	957	0.070
Drug related components	666	0.072	257	0.094	41	0.048	92	0.105	1,056	0.077
In-licensed products	637	0.069	61	0.022	3	0.003	46	0.052	747	0.055
Synthetics	1,057	0.115	376	0.138	152	0.177	121	0.138	1,706	0.125
Screening	725	0.079	322	0.118	116	0.156	3	0.072	1,226	0.090
Diagnostics	943	0.102	214	0.079	86	0.100	81	0.092	1,324	0.097
DDS	766	0.083	217	0.080	69	0.080	95	0.108	1,147	0.084
Others	1,180	0.128	200	0.073	78	0.091	132	0.151	1,590	0.116
全体	9,213	1.000	2,724	1.000	859	1.000	877	1.000	13,673	1.000

Collaboration（8.9%），Research（8.3%）である．日本のライセンサーはLicenseが35.1%とやや突出しており，Collaboration，Researchが米国，欧州と比べて低くなっている．

(2) ライセンシーの地域別特徴

表6は4地域のライセンシーが購入した技術の開発ステージである．米国，欧州，日本ともにDiscoveryの購入が最も多く，その他のステージにおいて

3. アライアンスの地域差

表8：地域別ライセンシーの契約タイプ

	米国		欧州		日本		その他		全体	
	件数	比率	件数	比率	件数	比率	件数	比率	件数	比率
Acquisition	994	0.058	212	0.039	25	0.013	128	0.072	1,359	0.052
Asset Purchase	642	0.038	132	0.024	15	0.008	87	0.049	876	0.033
Assignment	70	0.004	16	0.003	1	0.001	10	0.006	97	0.004
Co-Development	299	0.018	154	0.028	66	0.035	40	0.023	559	0.021
Collaboration	1,593	0.094	648	0.118	190	0.100	159	0.090	2,590	0.099
Co-Market	72	0.004	31	0.006	24	0.013	8	0.005	135	0.005
Co-Promotion	309	0.018	145	0.026	48	0.025	13	0.007	515	0.020
Cross-license	79	0.005	30	0.005	5	0.003	9	0.005	123	0.005
Development	1,516	0.089	580	0.106	256	0.134	160	0.090	2,512	0.096
Distribution	472	0.028	129	0.023	95	0.008	9	0.050	785	0.030
Equity	1,017	0.060	294	0.053	108	0.057	124	0.070	1,543	0.059
Joint Venture	138	0.008	60	0.011	37	0.019	26	0.015	261	0.010
Letter of Intent	115	0.007	35	0.006	10	0.005	22	0.012	182	0.007
License	4,769	0.280	1,581	0.288	534	0.280	462	0.261	7,346	0.281
Loan	176	0.010	43	0.008	4	0.002	9	0.005	23	2.009
Manufacturing	358	0.021	60	0.011	8	0.004	41	0.023	467	0.018
Marketing	182	0.011	68	0.012	56	0.029	36	0.020	342	0.013
Merger	24	0.001	11	0.002	4	0.002	3	0.002	42	0.002
Option	590	0.035	207	0.038	55	0.029	48	0.027	900	0.034
Research	1,869	0.110	588	0.107	192	0.101	159	0.090	2,808	0.107
Security	5	0.000	0	0.000	0	0.001	1	0.001	6	0.000
Settlement	165	0.010	33	0.006	6	0.003	12	0.007	216	0.008
Sublicense	73	0.004	15	0.003	3	0.002	2	0.001	93	0.004
Supply	878	0.052	227	0.041	8	9.047	79	0.045	1,273	0.049
Termination	444	0.026	172	0.031	72	0.038	32	0.018	720	0.027
Warrant	158	0.009	25	0.005	4	0.002	14	0.008	201	0.008
全体	17,007	1.000	5,496	1.000	1,907	1.000	1,773	1.000	26,183	1.000

も大きな違いは見られないが，日本における Discovery の割合は米国，欧州に比べて若干低い．

次に，表7は4地域のライセンシーが購入した技術の種類である．日本において Synthetics の割合が米国，欧州と比べて高くなっているが，ライセンサーにおいて見られたような大きな地域差は見られない．

最後に，表8は4地域のライセンサーがライセンシーと契約したアライアンスのタイプである．ここでは，日本のライセンシーの1つの特徴が見られる．日本のライセンシーの契約タイプにおいて，Acquisition，Asset

表9：地域差の統計的検定

		ステージ	技術の種類	契約タイプ
ライセンサー	Kruskal-Wallis検定統計量 p値	1.044	6.102	0.245
		0.791	0.107	0.970
ライセンシー	Kruskal-Wallis検定統計量 p値	0.538	0.077	0.352
		0.911	0.994	0.950

Purchaseといった企業買収の形をとったアライアンスが，米国，欧州と比べてかなり低い．Acquisitionについては，米国5.8％，欧州3.9％に対して日本は1.3％，Asset Purchaseについては，米国3.8％，欧州2.4％に対して日本は0.8％である．

(3) 地域差の統計的検定

表3〜表8で見た地域差に関する統計的検定をKruskal-Wallis検定によって行い，地域ごとのライセンサーの提供技術またはライセンシーの購入技術における，開発ステージ，種類，契約タイプの割合の差が，地域差によるものかどうかを調べる．Kruskal-Wallis検定は，「複数の独立サンプルの値が，同一の分布から得られたものである」という帰無仮説をテストするノンパラメトリック検定である[6]．

表9は検定結果で，Kruskal-Wallis検定統計量，およびそのp値（帰無仮説の元，サンプルから得られた検定統計量の値以上の値が得られる確率）である．なお，p値は自由度3（＝地域数4−1）のカイ二乗分布による近似値である．

Kruskal-Wallis検定の結果は，いずれも，地域差がないという帰無仮説を棄却できず，表3〜表8で見た地域差を支持するものではなかった．しかし，ライセンサーの提供技術の地域差については，10％有意水準と非常に近い値となり，日本のライセンサーの特殊性についての可能性は完全には否定できないといえる．

---

[6] より詳細な説明については，例えば，Conover（1999）などを参照．

4. 契約金額の地域差

最後に，地域ごとの契約金額の差を分析する．アライアンスの契約金額は，契約のタイプ，対象技術の種類，開発ステージ，そして年ごとの特殊要因などさまざまな要因から決定される．これらの要因を除いた契約金額の地域差（例えば，各地域ライセンシー・ライセンサーのバーゲニングパワーの違いなど）を見るため，以下では，価格に影響するさまざまな要因をコントロールした回帰分析を行う．

被説明変数は第2節で解説した契約金額の総額 SIZE の自然対数である．従って，回帰式の係数は，契約金額の増加率を示す．なお，SIZE は名目額なので，米国 GDP デフレーター（$GDP\_deflator$）を用いて実質化した．説明変数は，技術分類ダミー（$TECH$, 12種類，表1），契約タイプ・ダミー（$TYPE$, 26種類），開発ステージ・ダミー（$STAGE$, 9種類），ライセンサーの地域ダミー（$REGION\_R$, 4種類），ライセンシーの地域ダミー（$REGION\_E$, 4種類），そして年ダミー（$YEAR$, 1980年～2008年）である[7]．

技術分類および契約タイプは，1つのアライアンスに複数存在するものがあり，それらはそのまま重複を許した状態で用いた．開発ステージについても，技術の種類が複数あるアライアンスに関しては複数存在し得るが，その場合は，契約金額に最も影響すると思われる最後期のステージのみを選択し，1つのアライアンスにつき1つのステージ・ダミーのみをあてた．後期ステージほど，研究開発における不確実性が小さくなるので，ステージ・ダミーは，アライアンス技術の不確実性の代替変数と解釈できる．推定の際には，定数項との完全な多重共線性を避けるため，Discovery ステージを除く8ステージのダミーを用いた．同じ理由で，地域ダミーについては米国を除く3地域（欧州，日本，その他），年ダミーについては1981年からのダミー変数を用いた．

さらに，契約金額の地域差が時代とともに変化したかどうかを調べる．具体的には，図6の契約金額の推移に基づき，契約金額が大きく上昇し始めた

---

7) 年ダミーは，物価水準の変化や制度変更など，外的な経済環境の変化すべてを含む．

1994年前後にサンプルを分けるダミー変数Dを用い（アライアンスが1993年以前のときD=0，1994年以後のときD=1），ライセンサーおよびライセンシーの地域ダミー係数を，以下の回帰式によって1994年前後に分けて推定する．

$$\ln \frac{SIZE}{GDP\_deflator} = \beta_0 + \sum_{i=1}^{12} \beta_{1i} TECH_i + \sum_{i=1}^{26} \beta_{2i} TYPE_i + \sum_{i=2}^{9} \beta_{3i} STAGE_i$$
$$+ \sum_{i=2}^{29} \beta_{4i} YEAR_i + \sum_{i=2}^{4} \beta_{5i}(1-D)REGION\_R_i$$
$$+ \sum_{i=2}^{4} \beta_{6i}(1-D)REGION\_E_i + \sum_{i=2}^{4} \beta_{7i} D \cdot REGION\_R_i$$
$$+ \sum_{i=2}^{4} \beta_{8i} D \cdot REGION\_E_i + \varepsilon_i$$
$$= \beta_0 + \sum_{i=1}^{12} \beta_{1i} TECH_i + \sum_{i=1}^{26} \beta_{2i} TYPE_i + \sum_{i=2}^{9} \beta_{3i} STAGE_i$$
$$+ \sum_{i=2}^{29} \beta_{4i} YEAR_i + \sum_{i=2}^{4} \beta_{5i} REGION\_R_i + \sum_{i=2}^{4} \beta_{6i} REGION\_E_i$$
$$+ \sum_{i=2}^{4} \gamma_{1i} D \cdot REGION\_R_i + \sum_{i=2}^{4} \gamma_{2i} D \cdot REGION\_E_i + \varepsilon_i$$

ただし，$\gamma_{1i} \equiv \beta_{7i} - \beta_{5i}$，$\gamma_{2i} \equiv \beta_{8i} - \beta_{6i}$，および ε_i は誤差項である．

上段の回帰式は，地域差の係数が1994年前後で異なるとした定式化である．下段の回帰式は，上段の回帰式を変形し，1993年以前の地域差の係数，および1994年以後のそれら係数の変化に分けている．以下で実際に推定するのは，下段の回帰式である．その理由は，「地域差が契約金額に与える影響は1994年前後で同じ」という帰無仮説，すなわち，下段の回帰式における線形制約，

$\gamma_{12} = \gamma_{13} = \gamma_{14} = 0$
$\gamma_{22} = \gamma_{23} = \gamma_{24} = 0$

について統計的検定（Wald検定）を行うためである．

表10はOLS（Ordinary Least Square）による推定結果である（年ダミーの係数推定値は省略した）．なお，係数推定値に対する標準誤差は，分散不均一性に対して頑健な推定量（White標準誤差）である．また，表中の「Wald

4. 契約金額の地域差

表10：回帰分析の結果

被説明変数：log（size/GDPデフレーター）		係数推定値	標準誤差	p 値	有意水準
定数項		-1.121	0.713	0.058	10%
技術分類	Genetics	-0.063	0.158	0.344	−
	Bioinformatics	0.132	0.201	0.256	−
	Recombinant DNA	0.143	0.132	0.139	−
	Other biotechnology	-0.154	0.126	0.111	−
	Monoclonals	-0.016	0.129	0.450	−
	Drug related components	-0.091	0.112	0.208	−
	In-licensed products	-0.529	0.145	0.000	5%
	Synthetics	0.097	0.108	0.183	−
	Screening	0.014	0.128	0.457	−
	Diagnotics	-0.242	0.197	0.110	−
	DDS	-0.200	0.163	0.109	−
	Others	-0.174	0.135	0.100	10%
契約タイプ	Acquisition	2.162	0.771	0.003	5%
	Asset Purchase	0.822	0.189	0.000	5%
	Assignment	-0.360	0.245	0.071	10%
	Co-development	0.654	0.101	0.000	5%
	Collaboration	0.403	0.087	0.000	5%
	Co-market	0.420	0.240	0.040	5%
	Co-promotion	0.747	0.089	0.000	5%
	Cross-license	-0.438	0.652	0.251	−
	Development	0.707	0.079	0.000	5%
	Distribution	0.384	0.170	0.012	5%
	Equity	0.564	0.074	0.000	5%
	Joint Venture	1.336	0.233	0.000	5%
	Letter of Intent	0.450	0.271	0.049	5%
	License	0.475	0.141	0.000	5%
	Loan	0.615	0.120	0.000	5%
	Manufacturing	-0.296	0.202	0.072	10%
	Marketing	0.162	0.317	0.304	−
	Option	0.178	0.092	0.027	5%
	Research	0.413	0.094	0.000	5%
	Security	1.317	0.453	0.002	5%
	Settlement	0.129	0.293	0.329	−
	Sublicense	-0.642	0.438	0.072	10%
	Supply	-0.043	0.093	0.320	−
	Termination	0.305	0.078	0.000	5%
	Warrant	0.067	0.152	0.330	−
開発ステージ	Lead Molecule	0.283	0.125	0.012	5%
	Preclinical	0.405	0.128	0.001	5%
	Phase I	0.730	0.143	0.000	5%
	Phase II	0.758	0.141	0.000	5%
	Phase III	0.918	0.153	0.000	5%
	Approved	1.443	0.196	0.000	5%
	BLA/NDA filed	0.468	0.225	0.019	5%
	Formulation	0.094	0.198	0.317	−
ライセンサーの地域	欧州	-0.400	0.276	0.074	10%
	日本	-0.334	0.743	0.326	−
	その他	0.399	0.320	0.106	−
ライセンシーの地域	欧州	0.103	0.193	0.296	−
	日本	0.488	0.172	0.002	5%
	その他	-0.725	0.571	0.102	−
ライセンサーの地域×1994以降ダミー	欧州	0.592	0.296	0.023	5%
	日本	-0.193	0.774	0.402	−
	その他	-0.689	0.350	0.025	5%
ライセンシーの地域×1994以降ダミー	欧州	0.281	0.210	0.091	10%
	日本	-0.571	0.206	0.000	35%
	その他	0.603	0.605	0.159	−
ワルド統計量	ライセンサー	8.995		0.029	5%
（自由度3のカイ二乗分布）	ライセンシー	13.768		0.003	5%

補足）データ数=1619，決定係数=0.866，年ダミーの推定結果は省略．

表11：契約金額地域差の変化

		1994年以前	1994年以後
ライセンサーの地域	欧州	-0.400	0.192
	日本	-0.334	-0.527
	その他	0.399	-0.290
ライセンシーの地域	欧州	0.103	0.384
	日本	0.488	-0.083
	その他	-0.725	-0.123

統計量」は上記２つの線形制約に対する Wald 検定統計量で，それぞれ（漸近的に）自由度３（＝制約数）のカイ二乗に従う[8]．推定に用いたサンプルは上述の説明変数すべてについて欠損値がないアライアンスのみからなり，データ数は 1,619 である．このサンプルにおいて，契約タイプが Merger のアライアンスは０件で，契約タイプ・ダミーは 25 個となった．

最初に，地域差以外の決定要因について見ていく．まず，技術のタイプについては，統計的に有意にゼロと異なる係数は少なく，技術の違いが契約金額に与える影響は小さい可能性がある．その中で，In-licensed products は５％水準で有意であり，金額の低下率に与える影響も大きくなっている．次に，契約タイプについては，多くの契約タイプが５％水準で有意となっており，契約金額に与える影響も大きいと推察される．値が最も大きいのは Acquisition であり，第２節で見たように，近年，買収案件の増加によって契約金額が高額化している点を裏づける結果となった．また，開発ステージについても Formulation を除いて５％水準で有意となり，かつ，Approved までは後期ステージになるほど契約金額上昇に与える影響が大きくなる．

地域ダミー変数の係数は，米国ダミー変数を除いて回帰式を推定しているので，米国との差を表す．これら係数の 1994 年以前と以後の違いについては，ライセンサー，ライセンシーともに帰無仮説は棄却され，少なくとも１つの地域で変化があったことを支持する結果となった．以下では，推定された係数から 1994 年以後の係数（$\beta_{7i} = \gamma_{1i} + \beta_{5i}$, $\beta_{8i} = \gamma_{2i} + \beta_{6i}$）を計算し，1993 年以前の係数（$\beta_{5i}$, β_{6i}）と比較した表 11 と合わせて結果を見ていく．

まず，ライセンサーについて見ると，1993 年以前は，欧州と日本がマイ

---

[8] White 標準誤差，Wald 検定などについては，例えば，Wooldridge (2002) などを参照．

ナス，その他地域がプラスで，統計的に有意となったのは欧州（10％水準）のみである（ただし，その他も10％有意水準に非常に近い）．欧州のライセンサーについては，米国のライセンサーよりも少額の契約金を受けとる傾向があったことになる．1994年以降の変化については，欧州（5％水準）とその他（5％水準）が統計的に有意となり，欧州がプラス，その他がマイナスとなった．契約金額の米国との差は，欧州とその他地域とで逆転した．日本については，統計的に有意ではないが，1994年以降もマイナスであり，米国との差が拡大している．

次に，ライセンシーについて見ると，1993年以前は，欧州，日本ともにプラス，その他がマイナスであったが，統計的に有意となったのは日本のみで（5％水準），少なくとも日本のライセンシーについては，米国のライセンシーよりも高額の契約金を支払う傾向があったことがわかる．1994年以降の変化については，欧州（10％水準）と日本（5％水準）が統計的に有意となり，欧州がプラス，日本がマイナスとなった．日米間の差が1994年以降消滅した一方，欧州は米国よりも高額の契約金を支払う傾向が強まった．

5. まとめ

本章においては，Detroit Recap LLCのRDNAデータを用いて医薬品アライアンスに関する統計分析を行った．バイオテクノロジーの進展によって医薬品の研究開発プロセスは外部技術を積極的に取り入れるオープンイノベーション型に変化してきており，医薬品アライアンス件数は上昇傾向にある．アライアンスの技術内容を見るとバイオテクノロジー関係は件数ベースで全体の約3割程度となっており，その他は合成技術やスクリーニング技術など幅広い分野において技術流通が行われている．バイオテクノロジー分野のアライアンスの詳細を見ると件数の多い分野は1980年代の遺伝子組み換え，1990年代後半の遺伝子工学と変化してきており，最近ではたんぱく工学や遺伝子機能解析などのいわゆるポストゲノム技術に関するアライアンスが増えてきている．

医薬品のアライアンスはその件数の増加と同時に契約金額の上昇が見られ

る．その要因としては，比較的金額が大きい M&A 関係の契約が増加していることが影響していると考えられる．また，医薬品の研究開発フェーズで見ると探索フェーズから前臨床などの比較的上流フェーズの割合が低下し，臨床試験に入った化合物やすでに承認を受けた医薬品に関する契約が増えていることも平均的な契約金額を押し上げている．1970 年代後半から始まったバイオテクノロジー革命は医薬品に関する研究開発シーズの増大をもたらしたが，最近では，これらの研究シーズを利用した化合物が開発や製品化のフェーズに入ってきていることが関係していると考えられる．

　本章においては，医薬品アライアンスのライセンサーやライセンシーの地域的特性についても分析を行った．日本の製薬メーカーは欧米企業と比較してよりリスク回避的な行動をするので，ライセンス契約も臨床試験の後期段階の化合物の割合が大きいという内容の研究が存在する（平井，2002）．本章における分析においても，日本企業がライセンシーとなっている契約は，欧米企業の場合と比較して探索研究の割合が低く，フェーズⅡやフェーズⅢの割合が高くなっている．しかし，統計的な分析をした結果，この割合の違いは統計的に有意なものではないことがわかった．同様の統計分析を契約内容の技術分野や契約タイプについて行ったところ，やはりライセンシー地域による統計的に有意な違いが見られなかった．日本の製薬メーカーもグローバルなアライアンス戦略を進めてきていることが背景にあると考えられる．

　最後に，契約金額の違いがどのような特性から来るのかについて，記述的な回帰分析を行った．アライアンスの技術，研究開発フェーズ，契約タイプなどのさまざまな要因をコントロールした上で，ライセンシーの地域による契約金額の違いを調べたところ，日本企業は米国企業よりも金額が高くなっていることがわかった．ただし，この傾向は 1993 年以前の契約に見られるものであり，最近では契約金額に統計的な違いは見られない．同じ内容の契約に対してより高額のライセンス料を支払っているのは，ライセンス交渉能力において問題がある可能性がある．ただし，日本企業においても，最近ではライセンスに関するパフォーマンスが上がってきていることを示唆する内容となっている．

参考文献

平井浩行(2002)「日米欧製薬企業のアライアンス―主要企業に見るアライアンスの分野と形態」『政策研レポート』No. 4, 9月, 医薬産業政策研究所.

Cavalla, D. (2007) "Pharma versus Biotech: Contracts, Collaborations and Licensing," *Comprehensive Medicinal Chemistry*, Vol. II, pp. 225-238.

Conover, W. J. (1999) *Practical Nonparametric Statistics*, 3rd Edition, Wiley.

Lerner, J., H. Shane, and A. Tsai (2003) "Do Equity Financing Cycles Matter? Evidence from Biotechnology Alliances," *Journal of Financial Economics*, Vol. 67, pp. 411-446.

Wooldridge, J. M. (2002) *Econometric Analysis of Cross Section and Panel Data*, MIT Press.

第Ⅲ部

バイオイノベーションにおける
大学の役割

第8章 医薬・バイオ産業における産学連携
— 特許出願行動で見るプロパテント政策の効果と産学間の研究契約に関する考察 —

中村健太

1. はじめに

　科学技術が急速な発展，複雑化していく現代において，技術開発を進めていく上で，基礎研究がその基盤となることに疑念の余地はない．しかし，基礎研究は，一般に不確実性が大きく，また，その成果は外部性が大きいため，短期的な投資回収率は低い可能性がある．故に，バブル崩壊以降，多くの日本企業は基礎研究を回避し，製品に直結する可能性が高いと考えられる開発研究に社内研究資源を注力させる傾向を強めている．こうした研究開発を取り巻く環境の変化と研究開発戦略の転換が相まって，企業は今まで以上に外部の研究資源に依存する傾向がある[1]．特に，医薬品産業では，大学や公的研究機関が担う基礎研究の役割が極めて重要であり，産学連携を通じた知識移転，延いては産業界の競争力の向上に対する期待が高い．そうした機運の醸成を受け，1995年以降，さまざまな連携推進策や規制緩和策が展開されてきた．具体的には，1998年の大学等技術移転促進法（TLO法），日本版バイ・ドール規定の制定（1999年），産業技術力強化法による国公立大学教官の兼業規制の緩和（2000年）等により産学連携への柔軟性が増した．また，1995年の科学技術基本法および1996年から始まる科学技術基本計画，2002年のBT戦略大綱策定などを通じて，ライフサイエンスは国家戦略目標であ

---

[1] こうした変化を受け，外部研究資源の利用に関する決定要因を実証的に分析する試みが数多く成されている．例えば，Nakamura and Odagiri (2005) を参照．

る重点科学技術分野の1つに位置づけられ，その間に公的部門によるライフサイエンス関連の研究開発費は急激に増加してきた[2]．後に詳しく述べるように，これら施策が公的研究機関や大学の特許出願性向を大きく高めたことはおそらく間違いなく，特許が大学から産業界への重要な知識フローの媒介となる可能性がある．しかし，真に重要な点は，これら施策によって，公的部門で生み出される新しい科学技術のうちで，「重要な」研究成果が特許化されているか否かであり，本章前半ではこの点を論じる．

科学的知識の生産と移転はさまざまな形態をとり得る．特許ライセンス以外では，広義の研究提携（共同研究・委託研究・奨学寄付金）が重要である．現在も，その中核は，奨学寄付金を介した研究提携である．文部科学省(2005)によれば，国立大学等が共同研究に係る研究費として民間企業から受け入れた金額が162億円（2004年度実績，以下同様），同じく民間からの受託研究費が50億円であるのに対し，奨学寄付金の総額は631億円に達し，依然としてプレゼンスは大きい[3]．奨学寄付金の場合，大学教官と企業との間に包括的な関係が成立しているといわれる．すなわち，学生の就職や企業研究者の研究室への派遣（国内留学），情報交換やコンサルティング，企業への大学発明の開示・譲渡といった遣りとりが，寄付金の授受を介して行われている．しかし，そうした協力関係は暗黙の了解の下に成り立っているものであり，契約に基づいた研究委託や共同研究と対比させるならば，「インフォーマル」な研究提携とも呼べよう．

奨学寄付金は，研究遂行や寄付金の使途に関して制約が小さいため，大学研究者に好まれる外部資金である反面，そうした自由度の高さ故，研究成果に関する不確実性は大きいかもしれない．また，寄付者は，特許等を受ける権利の譲与を寄付の条件に課すことはできないため，権利の帰属も明確ではない．したがって，企業が具体的な研究成果の還元を期する場合，企業は大学研究者の機会主義的な行動を抑制させるためにもモニタリングが必須であり，研究業務の内容や成果の帰属を契約で定めていないことが，結果的に取

---

[2] 重点4分野は，ライフサイエンス，情報技術，環境，ナノテクノロジー・材料．
[3] 国立大学等は，国立大学，国立高等専門学校，大学共同利用機関および文部科学省所管の試験研究機関を含む．

1. はじめに

引費用を増大させる可能性がある.

　近年ではこうした不確実性を避け, 寄付金によるインフォーマルな連携から, 契約ベースのフォーマルな研究提携 (共同研究・委託研究) へのシフトが見られる (科学技術政策研究所・三菱総合研究所, 2005; 小田切, 2006).また, 2004年4月の国立大学の法人化以降, 大学における研究成果が原則機関帰属に転換されたこと受けて, 産学連携は,「大学教官と企業」との個人的な関係に根ざした協力から,「大学と企業」, すなわち「組織対組織」の関係に移行しつつあるといわれ, フォーマルな研究提携の重要性は益々高まると考えられる.

　大学における研究成果は, 頻繁に上流の基本発明を含むため, 発明自体の価値に加えて, 学術的価値を有することも多い. また, 開発には多くの場合, 公的資金が利用されている. 一方で, そうした発明は, 通常は技術移転を経て初めて商業化がされるものであり, その後の事業化プロセスでは, 民間企業による多大な追加的投資を必要とする[4]. このように大学発明は民間の発明とは大きく性格が異なる. したがって, 産学の研究提携についても, 研究成果の社会還元の観点と, 企業の商業化への誘因をどのように確保していくかの両側面から知的財産管理のあり方を検討する必要がある. 米国の産学連携は日本よりも20年先行するといわれ, 蓄積も多い. そこで, 本章後半では, 米国の医薬・バイオ分野における研究提携を対象として契約条件を調査する.

　本章の構成は以下の通りである. 第2節では, 近年の産学官連携推進策を概観する. 第3節では, 産学官によって出願されたバイオテクノロジー関連特許, あるいは共同出願特許について, その動向分析を示す. また, 1998年の大学等技術移転促進法 (TLO 法) および1999年の産業活力再生特別措置法 (日本版バイ・ドール法) など, 公的部門を対象とするプロパテント政策の導入が日本のバイオ特許の価値にどのようなインパクトを与えたかを検討する. 第4節では, 研究提携の契約書をサンプルとして契約条項を調査し, インプリケーションを探る. そして最後に, 第5節で結語を述べる.

---

　[4]　その他に, 対価を伴わない知識フロー (スピル・オーバー効果) もあり得る.

2. 産学官連携にかかわる諸制度

　1995年，イノベーションを促進するための基本的な枠組みとして「科学技術基本法」が施行された．これを受け，「科学技術基本計画」に基づくさまざまな産学官連携推進政策が展開されてきた．表1は主な政策をまとめたものである．

　まず1998年に「大学等技術移転促進法」(TLO法) が制定され，その結果，大学や国の試験研究機関等における技術に関する研究成果を民間事業者へ技術移転するための技術移転機関（TLO）が設置された．また，「研究交流促進法」改正により，産学共同研究に係る国有地の廉価使用の許可が行われることになった．翌1999年には，中小企業に対して新技術に関する研究開発のための補助金等を国等から交付する新事業創出促進法の制定により，「中小企業技術革新制度」（日本版SBIR制度）が整備された．また同年には，「産業活力再生特別措置法」（いわゆる「日本版バイ・ドール法」）も制定されている．同法では，国の委託によって生まれた研究成果に係る特許権等について，一定の条件が満たされれば受託者から譲り受けないことを可能とするバイ・ドール条項や，承認TLO（大学等技術移転促進法に基づき事業計画が承認された技術移転事業者．以下同じ）の母体たる大学・大学教官に対する特許料等の軽減，TLOの国有財産（国立大学キャンパス）の無償使用措置などが規定されている．2000年には，「産業技術力強化法」により，国立大学等の研究者による民間企業役員兼業規定の整備が行われた．また，2003年の「国立大学法人法」によって，教職員の身分が非公務員化され，承認TLOへの出資が可能となるなどの産学連携への柔軟性が増した．これら施策の導入経過を見ると，1998年～1999年にかけて産学官連携促進に向けた法整備が集中的に図られ，また，その後も補完的施策が継続的に導入されたことが確認できるだろう．

2. 産学官連携にかかわる諸制度

表1:我が国における産学官連携のための主な政策 (1995-2003年)

年	政策	産学連携に関する規定等
1995	科学技術基本法	国による科学技術の振興に関する総合的な施策の策定と実施の責務.科学技術の振興に関する総合的かつ計画的な推進を図るため,政府による科学技術の振興に関する基本的計画(科学技術基本計画)策定の義務づけを規定した法律.
1996~2000	第1期科学技術基本計画	科学技術基本法に基づき,平成8年度~平成12年度までの5年間の科学技術政策を具体化するものとして策定されたもの.国立試験研究機関に任期付任用制を導入すること,ポスドク1万人支援計画を平成12年度に達成すること,平成8年度~平成12年度までの科学技術関係経費の総額の規模を約17兆円にする等掲載.
1998	大学等技術移転促進法	「TLO法」と呼ばれる.大学や国の試験研究機関等における技術に関する研究結果を,TLO(技術移転機関)を介して民間事業者へ技術移転することを可能にした法律.特許料の一部減免措置,実施料等収入の還流などがTLOに認められる.
1998	研究交流促進法	一定の条件を満たした場合に国有の試験研究施設等の使用の対価を時価より低く設定.
1999	産業活力再生特別措置法	「日本版バイ・ドール法」と呼ばれる.国が,その委託に係る技術に関する研究の成果に係る特許権等について,一定の条件が満たされれば受託者から譲り受けないことを可能にする.
1999	新事業創出促進法	「日本版SBIR」と呼ばれる.一定の条件を満たした中小企業者に対し,新技術に関する研究開発のための補助金,委託費その他相当の反対給付を受けない給付金を国等から交付.
2000	産業技術力強化法	民間への技術移転のための国公立大学教官および国公立試験研究所研究員の民間企業役員の兼業規制緩和,大学および大学教官に対する特許料等の軽減,TLOの国有財産(国立大学キャンパス)の無償使用措置等.
2001	総合科学技術会議(CSTP)	我が国全体の科学技術を俯瞰し,各省より一段高い立場から,総合的・基本的な科学技術政策の企画立案および総合調整を行うことを目的として平成13年1月に設置(議長は内閣総理大臣).
2001~2005	第2期科学技術基本計画	平成13年度~平成17年度までの政府研究開発投資を総額約24兆円投資し,ライフサイエンス分野,情報通信分野,環境分野およびナノテクノロジー・材料分野の4分野に対して特に重点を置き,優先的に研究資源を配分.
2002	バイオテクノロジー戦略大綱	平成14年7月以降,我が国としてバイオテクノロジー戦略を早急に樹立し,必要な政策を強力に進めていくために,BT戦略会議を開催し,平成14年12月バイオテクノロジー戦略大綱を決定.
2002	知的財産基本法	知的財産の創造,保護および活用に関し,基本理念およびその実現を図るために基本となる事項を定め,国,地方公共団体,大学等および事業者の責務を明らかにした法律.本法により,知的財産戦略本部が2002年に設立.
2003	国立大学法人法	国立大学を各大学ごとに法人化し,国立大学法人を設立.教職員の身分が非公務員化.文部科学大臣の認可を受けた上,承認TLOへの出資が可能になる.

出所:岡田・中村・藤平(2006).

3. バイオテクノロジー特許の出願動向分析 [5]

1980年に米国で誕生し,その後日本を含め多くの国々で導入されてきたバイ・ドール法は,公的部門の研究成果を効果的に民間部門に移転するためには,公的部門の研究成果を特許化し,その独占的実施権を民間部門へライセンスすることが効果的な技術移転の手段となり得るという見方に立つ.しかし,米国等の先行研究では,医薬品などバイオ分野を除けば,公的部門の直接的な貢献はそれほど明確なものではない (Levin et al., 1987; Cohen, Nelson, and Walsh, 2002; Mowery et al., 2002; Mowery and Sampat, 2005). 産学官連携の成果の現れ方は多様かつ長期に渡るので,そのパフォーマンスを評価することは難しい課題である.ただし,特許を媒介とした技術移転が有効に機能するためには,前提条件として価値の高い発明が特許化されていることが必要である.

以下では,大学や公的研究機関など公的部門へのプロパテント政策として特に重要だと考えられる TLO 法(1998年)および日本版バイ・ドール法(1999年)に注目する.これら施策が公的部門の特許出願および産学官に跨る共同出願を刺激したことは間違いない.しかし,この時期を画期として,大学や公的研究機関などの重要な研究成果が特許化されるようになったか否かは自明ではない.本節の問題意識はまさにこの点にある.

(1) 特許データの概要

特許データは,Thomson ISI 社の『Derwent Innovation Index (DII)』および『Derwent World Patent Index (DWPI)』(以下では総称して「ダウエント」とする)から抽出した.抽出対象は,以下の条件を満たす特許群である.すなわち,2004年3月1日時点で入手可能な,①優先権主張国が日本で,②優先権主張日が1991年1月1日以降の,③バイオテクノロジー関連特許全体である.バイオテクノロジー関連技術の定義は,特許庁 (2003) を援用

---

5) 本節の内容は,Nakamura, Okada, and Tohei (2007) および岡田・中村・藤平 (2006) に基づく.

3. バイオテクノロジー特許の出願動向分析

した.特許庁(2003)では,国際特許分類(IPC)および関連する複数のキーワードを組み合わせた検索式を用いて19のバイオテクノロジー関連技術分類を定義している[6].

上述の規格にしたがって,ダウエントから特許データを抽出したところ,30,938件の特許データが得られた[7].抽出した特許書誌情報を詳細に検討し,無関係あるいは明確に誤りと判断できるデータを除外したところ,30,502件の特許が利用可能であった.

ダウエントの出願人情報は英語標記であり,また誤記や表記ゆれなど不完全なものが散見された.そこで,『IIPデータベース』(財団法人知的財産研究所)および特許庁電子図書館を用いて出願人名を日本語化すると同時に正確な出願人情報を補完した.具体的には,出願番号,公開番号や登録番号などをプライマリー・キーとしてダウエントとIIPデータベースとのマッチングを行い,日本語標記による出願人名を得た後,名寄せ作業を行った[8].

以下では,出願人タイプ別に見た出願件数の動向や共同出願のパターンを観察することによって,産学連携施策の影響を観察したいわけだが,そのためには,個人出願人の属性を明確に把握する必要がある.なぜならば,明細書に個人出願人の所属機関は明示されないからである.例えば,多くの国立研究機関(あるいは国立大学)は2001年まで(国立大学は2004年まで)法人格を持たなかったため,出願人は所属機関長となるか,あるいは個人名

---

[6] 特許庁(2003)では,バイオテクノロジー関連技術を,「バイオテクノロジー基幹技術」「ポスト・ゲノム関連技術」「その他の技術」に大別している.バイオテクノロジー基幹技術は,「遺伝子工学技術,遺伝子解析技術,発生工学技術,蛋白工学技術,糖鎖工学技術」の5技術分類からなる.同様に,ポスト・ゲノム関連技術は,「遺伝子機能解析技術,蛋白質構造解析技術,蛋白質機能解析技術,糖鎖遺伝子技術,ゲノム創薬技術,遺伝子治療・診断技術,ナノバイオテクノロジー」,その他の技術は,「バイオインフォマティクス,細胞,微生物・酵素,組換え植物,組み換え動物,バイオ医薬品,バイオ化学品」を含む.また,あるバイオ特許が複数の技術分類に該当する技術内容を持つことがあり得ることに注意する必要がある.

[7] 抽出した主な特許書誌情報は,出願番号,出願日,登録日,優先権主張国,IPC,出願人,特許国,特許種別コード,特許番号,前方引用件数,後方引用件数,特許ファミリーである.

[8] 英語出願人名と日本語出願人名が同一であると判断できる場合には,その日本語標記の出願人名をそのまま採用することとした.ただし,出願時点と現在時点で名称の異なる法人が数多く存在するので,出願時点での名称に統一して分類・整理した.さらに,出願人の数や名称などの対応関係が不完全な特許については,特許庁電子図書館を利用して,公報ベースの出願人を確認して補完する作業を行った.

表2：出願人タイプ別データ数

出願人タイプ	データ数
民間企業（民間企業研究者）による単独出願 (corp)	21,664
公的研究機関（公的研究機関研究者）による単独出願 (gov)	1,611
大学（大学研究者）による単独出願 (univ)	995
少なくとも2名以上の出願人が民間企業であり，かつ公的研究機関・大学に属する出願人が共同出願人に含まれない共同出願 (corp-corp)	1,420
第一出願人が民間企業であり，少なくとも2名以上の出願人が民間企業および公的研究機関であり，かつ大学に属する出願人が含まれない共同出願 (corp1-gov)	323
第一出願人が公的研究機関であり，少なくとも2名以上の出願人が民間企業および公的研究機関であり，かつ大学に属する出願人が含まれない共同出願 (gov1-corp)	536
第一出願人が民間企業であり，少なくとも2名以上の出願人が民間企業および大学であり，かつ公的研究機関に属する出願人は含まれない共同出願 (corp1- univ)	636
第一出願人が大学であり，少なくとも2名以上の出願人が民間企業および大学であり，かつ公的研究機関に属する出願人は含まれない共同出願 (univ1- corp)	460
上記に含まれない個人による出願	727
財団法人・社団法人等による出願	1,350
その他	628

出所）岡田・中村・藤平（2006）．

による出願がほとんどであった．しかし，これらの特許も国立研究機関あるいは国立大学における研究によって生み出された特許と見なせるものであり，いわゆる個人発明家による出願と同等に扱われるべきではない[9]．そこで，個人出願人の出願時点での所属機関が何であったかを，インターネット検索エンジン（Yahoo! および Google）を利用して，できる限り明らかにするように努めた．その結果，出願人タイプを，表2のとおり分類することができた．

(2) 出願人別に見た出願件数の動向

図1によれば，バイオ特許全体の出願件数は，1999年以降年間2,500件を

---

9) 一部の民間企業では所属研究者が企業名とともに出願人に名前を連ねているケースも存在した．

3. バイオテクノロジー特許の出願動向分析

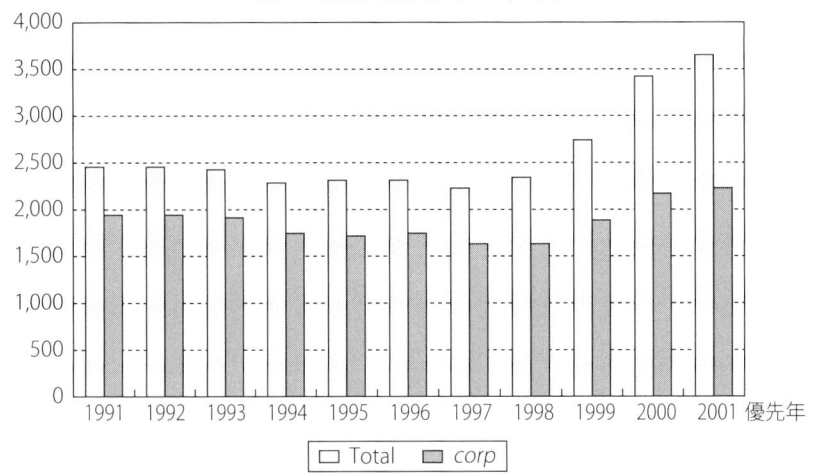

図1：特許出願件数（Total, corp）

[グラフ：1991年から2001年までの特許出願件数（TotalとCorp）]

超え，明らかな増加傾向にある．これに対し，単独の民間企業による出願件数は，1999年以降増加傾向にあるものの，バイオ特許全体の増加傾向に大きく寄与しているとまではいえない．そこで，特許出願件数を出願人タイプ別に詳しく見てみよう．図2は，公的研究機関，大学がそれぞれ単独の出願人となっている特許の出願件数推移を示したものである[10]．公的研究機関による特許出願件数は趨勢的に増加傾向にあるものの，1997年，1998年ごろから明らかな増加に転じている．また，大学による出願件数も1999年ごろを境に顕著に増加している．

一方，共同出願人を有する特許の状況を整理したのが，図3である．ここでは，*corp1-gov* と *gov1-corp* をまとめて *corp-gov* とし，*corp1-univ* と *univ1-corp* とをまとめて *corp-univ* としている．共同出願の状況を見ると，民間企業による共同出願（*corp_corp*），民間企業・公的研究機関による共同出願（*corp_gov*），民間企業・大学による共同出願（*corp_univ*）ともに1999年まではわず

---

[10] 「公的研究機関」には，公的研究機関や，行政機関，地方自治体，独立行政法人，それらに属す個人を含む．ただし，財団法人，社団法人等は含まない．「大学」には，大学およびその他教育機関，TLO，それらに属す個人を含む．

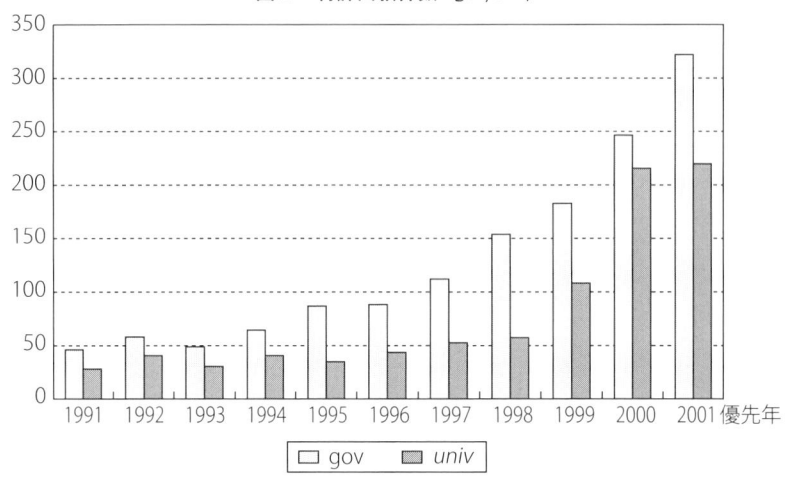

第8章 医薬・バイオ産業における産学連携

図2：特許出願件数（*gov*, *univ*）

図3：特許出願件数（*corp_corp*, *corp_gov*, *corp_univ*）

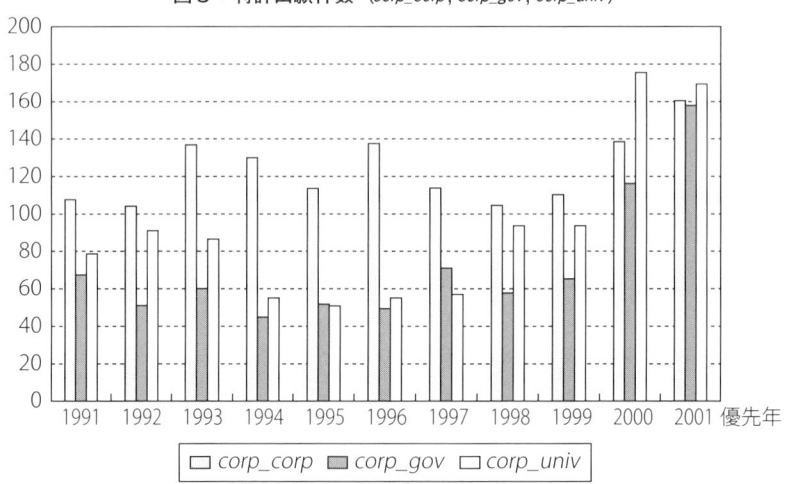

かな増加ないし横ばいであったが，1999年以降に増加基調に転じている．特に民間企業・公的研究機関による共同出願（*corp_gov*），民間企業・大学による共同出願（*corp_univ*）では，従前の出願件数が民間企業による共同出願

3. バイオテクノロジー特許の出願動向分析

図4：出願人タイプ別特許出願件数の推移

□ corp ■ gov ▨ univ □ corp_corp ▧ corp_gov ▨ corp_univ ■ その他

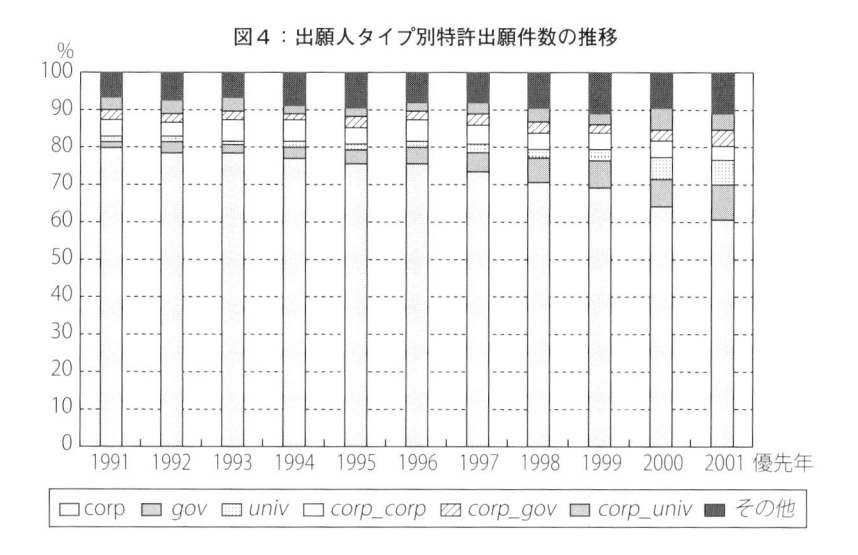

に比して少なかったこともあり，その出願件数の伸びは顕著である．

以上，出願人タイプ別に特許出願件数を俯瞰していえることは，単独出願・共同出願ともに，1990年代末頃から，特に公的研究機関・大学による出願が顕著に増加したということである．これがどのような要因によるかは必ずしも定かでない．しかし，先に指摘した産学官連携施策が実施されてきた時期と，バイオ特許の出願が増加に転じた時期とがほぼ一致することは示唆的である．また，全体に占める非民間部門による特許出願の比率を図4に示す．これによれば，1990年代後半以降，非民間部門による特許出願はその比率を高めつつあることがわかる[11]．特許庁（2003）でも指摘されているように，日本では非民間部門によるバイオ特許出願の比率が欧米に比較して顕著に少なかった．しかし，1990年代後半以降，政府・大学等の特許出願の全体に占める比率は急速に高まりつつあるといってよい．

---

11) 図3同様，*corp1-gov* と *gov1-corp* をまとめて *corp-gov* とし，*corp1-univ* と *univ1-corp* とをまとめて *corp-univ* としている．

表3：特許指標の基本統計量（出願人タイプ別）

出願人タイプ	データ数	特許指標			
		dciting	pat_size	pat_scope	science_ratio
corp	21664	0.05	15.70	2.04	0.08
		(4.18)	(17.80)	(1.45)	(0.19)
gov	1611	-0.20	50.86	2.55	0.08
		(1.74)	(59.14)	(1.69)	(0.21)
univ	995	-0.11	4.49	2.44	0.10
		(1.96)	(4.58)	(1.62)	(0.22)
corp_corp	1420	0.10	9.40	1.74	0.06
		(3.30)	(11.70)	(1.13)	(0.16)
corp1_gov	323	-0.27	9.42	2.51	0.06
		(1.48)	(12.09)	(1.86)	(0.17)
gov1_corp	536	-0.20	24.65	2.10	0.08
		(1.79)	(33.39)	(1.48)	(0.20)
corp1_univ	636	-0.34	10.44	2.30	0.10
		(2.12)	(12.23)	(1.64)	(0.21)
univ1_corp	460	-0.04	2.01	2.28	0.07
		(3.52)	(2.42)	(1.59)	(0.19)

注）上段は1991年～2002年までの平均値．下段括弧内は標準偏差．特許指標の定義は以下のとおり．
dciting：特許1件あたりの前方引用件数から，技術分野と年効果を考慮した前方引用件数の期待値を減じ，標準化した指標．pat_size：第一出願人による当該年総特許出願件数．pat_scope：技術分野（19分類）の総数により特許技術の範囲を表した指標．science_ratio：特許のサイエンス・リンケージの広がりを示す指標（「非特許引用件数」を「特許および非特許文献の合計後方引用件数 + 1」で除して算出）．
出所）岡田・中村・藤平（2006）より筆者作成．

(3) 出願人属性と特許価値

　特許政策と産学官連携との複雑な関わり方を考察する際，特許に依拠した評価基準に基づく分析は有益な情報源となり得る．そこで以下では，産学官によって出願された特許，あるいは共同出願特許の価値について検討したい．特許の価値指標は，前方引用件数（当該特許が後願特許の審査官によって引用される件数）を用いる．前方引用件数は，時間とともに当該技術が複数の出願人や審査官によって再評価されていくプロセスを反映するものであり，技術的価値の客観的な指標として有望である．ただし，引用件数は時間とともに増えるため，コーホート効果を考慮する必要がある．そのため，本研究では，Jaffe and Lerner（2001）および Hall, Jaffe and Trajtenberg（2002）の手法に倣い，年次や技術分類ごとに異なる引用性向を調整して平均ゼロになるように正規化した特許引用件数（dciting）を用いている．ちなみに，当

該特許の引用回数が，同一年次・同一技術分野の平均引用数よりも多い場合（価値が高い場合），*dciting* は正の値を示す．

出願人タイプ別に主要な特許指標をまとめたものが表3である．まず，正規化した特許引用件数（*dciting*）を見ると，企業によって出願された特許が，単独・共同を問わずもっとも価値の高い特許を生み出している．一方，公的研究機関は，一機関あたりの特許出願件数（*pat_size*）は多いものの，平均的な特許価値（*dciting*）は低い．また大学は一機関あたりの出願件数は少なく，また平均の価値も低い．これら指標以外では，サイエンスリンケージ指標（*science_ratio*）は，大学特許が最も高くなっており，大学がより基礎科学に近い研究を行っていることをある程度反映しているといえそうである．また，技術範囲指標（*pat_scope*）は，企業による共同出願のケースで最も低い値となっている．企業同士の共同研究開発では，よりフォーカスの絞られた研究テーマが選定されていることを示唆している．

(4) 回帰分析の概要と考察

回帰分析では，「調整済み特許引用件数（*dciting*）」を従属変数として，①出願人タイプが特許価値に与える効果，および②プロパテント政策の導入が公的部門の特許価値に与えた効果を検証した．詳細は別稿に譲るとして，ここでは分析結果だけを述べる[12]．

主な結果は以下のとおりである．(i)企業単独，あるいは企業同士の共同出願特許の価値は，企業特許（企業単独出願，および企業が第一出願人になっている各種共同出願特許）の平均的価値と比較して高い．(ii)一方，大学特許および公的機関研究機関特許については，単独で出願された特許が高い価値を持つとはいえそうにない．(iii)また，企業が第一出願人で，かつ公的研究機関が共同出願人である産学連携特許の価値は，企業特許の平均的価値と比較して高いという結果を得た．これは，日本でよく行われてきた政府支援型共

---

12) ①は，それぞれの「出願人タイプを表すダミー」を説明変数に加えることで処理した．②については，「プロパテント政策導入後（1998年あるいは1999年）に1をとる年ダミー」と「公的部門の出願人タイプダミー」との交差項を導入した．さらに，個々の出願人属性が特許価値と相関を持つことは大いに予想されるため，第一出願人の固定効果をコントロールした．詳細は，Nakamura, Okada, and Tohei（2007）および岡田・中村・藤平（2006）を参照．

同開発研究に相応の効果があった可能性を示唆しており，先行研究の指摘とも整合的である[13]．

プロパテント政策の効果は，(iv)公的研究機関によって単独出願された特許に強く表れている．前述のとおり，政府系特許の価値は平均的に見ると高いとはいえないものの（表3参照），公的部門へのプロパテント政策の導入以降，その価値が上昇しつつあることが示唆された．(v)一方，大学特許については，政策導入に伴う価値の変化は観察できなかった．

以上の結論を簡潔に要約しておこう．公的研究機関による特許価値は，プロパテント政策の導入以降に改善した．故に，日本の公的部門へのプロパテント政策は，政府系研究機関に対しては，その効果を発揮し始めたところであるといってよい．しかし，大学による特許については，研究者の特許出願行動に有意な影響は与えていないように見える．本研究は，プロパテント政策に対する非対称的な反応をもたらした要因を直接に分析したものではない．しかし，大学や公的研究機関の制度的・組織的特徴がそうした差異を生んだと推測することは可能であろう．文部科学省（2004）では，大学等が研究者を評価する際に，いかなる指標が用いられているかを調査している．特許出願件数を評価対象とする比率は，大学で48%，公的研究機関で53%であり両者に大差はない．しかし，実施特許件数を評価に含む比率は，公的機関の29%に対して，大学では15%に留まる．こうした統計からも，「重要な発明」を特許化することに対するインセンティブは大学よりも公的研究機関において強いことがわかる．特許出願やライセンスの実績は，研究者の評価のみならず，多くの公的研究機関において外部評価の指標に採用されている．また，そうした外部評価は，間接的ではあれ，研究予算の配分にある程度の影響を与えていると考えられる．一方，大学研究者の多くは学術論文の執筆・出版を最重要の目標としている．これは，プロパテント政策で先行した米国においても同様である（Mowery et al., 2001; Agrawal and Henderson, 2002）．

---

13) Kneller (2003) および Walsh and Cohen (2004) は，日本の産学官連携による共同研究開発では，民間部門が特許出願を先導し公的機関は共同出願人あるいは共同発明人として名を連ねるケースが多いと指摘している．

4. 産学間研究契約の特徴 [14]

長年，我が国の産学連携は，特許を媒介とした技術移転，すなわちライセンシングに大きな関心が払われてきた．しかし，科学的知識の生産と移転はさまざまな形態をとり得る．2004年4月の国立大学の法人化以降，大学における研究成果が原則機関帰属に転換されたことを受けて，フォーマルな形での研究提携の重要性は高まっている．米国の産学連携は日本よりも20年先行するといわれ，蓄積も多い．そこで以下では，米国の医薬・バイオ分野における研究提携の契約書をサンプルとして契約条項を調査し，インプリケーションを探る．

(1) 契約データの概要

Deloitte Recap社（以下，Recap社）のデータベース『rDNA』をから収集した米国の医薬・バイオ分野における研究提携の契約書を用いて，成果の利用に関する基本的な契約条項を調べる．まず，rDNAから以下の条件すべてに合致するデータを抽出した．検索条件は，①大学とバイオ企業による契約，②研究提携に関する契約（純粋なライセンス契約ではない），③創薬の探索ステージの契約，④1995年1月1日以降の契約，⑤契約書のコピーが実際に入手可能であること，とした [15]．前述の検索条件でrDNAからデータを抽出したところ，92件のアライアンス・データが得られた [16]．さらに，各データに対応する契約書のコピーを検討し，⑥rDNAに収録されている契約書が不完全，⑦大学からバイオ企業への委託研究契約，⑧企業から大学への研究費供与がない契約，⑨準拠法が米国法以外，に該当するデータを除外したところ，33件のアライアンスが利用可能であった [17]．以下では，33件の

---

14) 本節の内容は，Nakamura (2006) の成果を一部使用している．
15) 産学連携は，大学・バイオ企業間の提携以外に，大学と製薬企業による提携があり得るが，⑤契約書の入手可能性を担保するために，①の条件を課した．補論参照．
16) 2006年7月時点．
17) 契約に基づく研究提携には，企業側研究者の関与の程度によって，委託研究と共同研究があるが，両者を厳密に区別することは難しいため，本研究ではまとめて研究提携とした．

契約書を基に,研究成果の帰属,およびその利用(ライセンス)について調査する.

(2) 米国における研究提携契約の分析

研究提携を行う際に,成果の帰属に関する不明確性が大きな障害になる.これは,事前に契約を交わすにしても,どこまでを当該提携事業の成果と見なし,移転させるかについて不確実性が残ることを示唆する(小田切・古賀・中村,2002).研究提携では,実現する成果自体に不確実性が伴うため,移転させるべき成果の範囲を事前に確定することは難しい.故に,研究成果が実現した後の機会主義的な行動を抑制するためにも,成果の管理方法を事前に契約で定めることは重要である.そこで以下では,成果の帰属および成果発明の特許化決定主体に着目し,研究成果の管理状況を分析する.

(1) 権利の帰属

研究提携の成果がどこに帰属するかを調査したところ,3つのタイプが確認された.最も多いのは,「大学研究者の発明は大学,大学研究者と企業研究者が共同で発明した場合には共有,企業研究者の発明は企業に帰属」の18件である.この場合,契約上共有特許が生まれる可能性がある.共有発明は,複数の管理主体を有するため,研究成果の管理構造が複雑化するおそれがある.しかし,実際には18契約のうち15契約において,バイオ企業に共有発明の特許化に関して優先権が設定されており,事前の契約で企業側に成果管理の権限を与えることで,共有に係る取引費用を削減していると理解できる.

次点は,「すべての成果を大学に帰属する」とした契約で,13件確認された.ただし,この値は,2つの可能性を含むので注意を要する.第1に,発明者の所属にかかわらず,大学へ権利を集約化させている可能性がある.第2の可能性は,当該研究提携が基本的に大学研究者のみによって執行されるが故に,成果が大学に帰属するタイプである.公開されている契約書では,多くの場合,研究内容,および研究分担の詳細が機密事項に指定されているため,13件を厳密に識別するのに十分な情報は得られなかった.その他の帰属方法として,「すべての成果を大学と企業が共有」があったが2件にとどまった.

4. 産学間研究契約の特徴

　大学研究者によって成された発明は，スポンサーである企業への開示義務が課されている．開示された発明に関する権利化の決定は，大学優先，企業優先ともに確認された．ただし，大学に優先権が設定されている場合，企業は大学に対して必要な発明（大学発明）の特許化を求める権利を有する．企業間の研究提携の場合，技術の導入企業はできるだけ多くの成果の引き渡しを望み，供与企業はできるだけ自らの手元にとどめたいというインセンティブを持つため，両社で利害は一致せず，成果を秘匿するという機会主義的行動も起こりかねない．しかし，産学研究提携の成果の取り扱いに関しては，企業が総じて強い交渉力を保持しているため，機会主義的な行動はある程度抑制されているように見える．これは，特許の自己実施機関ではないという大学の性格と，権利の維持管理費用に関する償還制度（リインバースメント）に起因する部分が大きい．企業が大学発明を権利化した場合，あるいは，大学特許をライセンス・インした場合，企業は当該特許に関わるあらゆる維持管理費用を負担することになる．一方，提携企業が実施する意思のない発明を大学が権利化した場合，大学は権利維持費用に加えて，新たなライセンシーを発掘し，交渉することの取引費用を許容しなければならない．故に，自己の権限において発明を権利化することへのインセンティブは弱いと考えられる．

　詳細は次節で述べるが，研究提携の成果はバイオ企業へ排他的にライセンスされる可能性が高い．しかしながら，すべての権利を企業に帰属させるとした契約は存在しなかった点は注目される．このように大学が権利を保持する理由はいくつか考えられる．第1に，大学研究者が研究の自由度を確保するために権利を持つことがある．第2に，特許権を保有することにより，第三者（つまり，研究提携相手企業以外）へのライセンスが可能になる．第3に，研究提携相手企業に対して，商業化への努力を促すことができる．研究提携の成果を企業帰属にした場合，企業が商業化への努力を怠り，あるいは，戦略的な利用から当該権利を死蔵させるかもしれない．しかし，権利を大学に帰属させ，それを企業へライセンスするのであれば，企業の機会主義的な行動が判明した場合，大学はライセンスを停止することができる．第4に，研究提携相手企業以外のスポンサーへの義務を履行するために権利を保有しなければならないことがある．例えば，バイ・ドール法は，連邦政府の支援

を受けて開発された発明の譲渡を原則禁止している．第5に，大学が非営利団体としての地位を維持するために権利を保有する場合がある．大学は，非営利団体として免税資格を与えられているが，この資格を利用して利益を得ることは禁じられている．仮に，大学が研究成果をまったく保持しないと，大学は企業の研究開発の下請けを行い，利益を得たと見なされることがある．この場合，大学の免税資格が停止される危険性がある[18]．

(2) ライセンス条件

前述の33件のうち，17件は成果の利用に関するオプション条項を含んでいた．オプション契約の使用は，契約交渉の簡素化につながるため有用である．契約の時点では，研究開発は開始されておらず，当然のことながら成果についても不確実性が大きい．そのような状況下でのライセンス交渉は難航する可能性が高い．したがって，研究契約とライセンス契約とを別々に交渉することにより，少なくとも研究契約に関する合意が早まる可能性がある[19]．オプション契約17件の中身を見ると，純粋にライセンス交渉を行うことのみを定めたオプションが4件含まれるものの，基本的にはバイオ企業への排他的ライセンスを前提として契約が設計されていることがわかる．13件のうち，10件は，「排他的ライセンス」あるいは「ライセンスなし」を選択するオプションであり，企業が非排他的ライセンスを選択可能な契約はわずか3件であった．

残りの16件は，研究提携と同時に研究成果に関するライセンス契約を産学で交わしていた．また，ライセンス条件はすべてサブライセンス権付の独占的実施契約である．したがって，これらの事例では，契約時点で研究方法や研究成果が高い確率で特定されていたことが窺われる．一方，大学は，排他的ライセンスを与える条件として，バイオ企業に対して特許取得・維持管理等費用の負担（償還）を課している．政府資金による特許取得ができない米国において，リインバースメントは大学の負担軽減に大きく寄与している．

次に，排他的ライセンスに含まれる権利の範囲であるが，これは研究提携

---

18) Sean O'Connor 氏の指摘に感謝する．
19) わが国の産学間の研究提携において，近年注目されてきた懸案として，不実施補償の問題がある．ここでの議論と同様の理由から，大学は研究契約と同時に不実施補償を求めるといった硬直的な対応を避けるべきであろう．

の成果のうち,大学に帰属するすべての権利である.仮に,契約書が共同発明を共有権利とすることを定めていたとすると,①大学研究者による大学発明と,②大学と企業の研究者による共同発明がライセンスの対象になる.米国では,共有権利の実施やライセンス,持分譲渡を行う際に,他の共有者の承諾を必要としない.したがって,大学が競合企業へ共有権利をライセンスすることも可能である.そこで企業は,共有権利に係る大学持ち分を排他的ライセンスの対象に含めることにより,共同発明に対して独占権を行使している.つまり企業は,本来自己実施には不要である大学持ち分の共有権利に対してロイヤリティを支払うことにより,独占的実施の対価としていることがわかる.医薬品は1製品に使用される特許の数が少なく,また特許によるイノベーションの専有可能性が高い.故に,産学共有特許を独占的に実施することに対するインセンティブが強く,このような契約形態がとられているものと示唆される.日本でも医薬品産業は,不実施補償に対して比較的寛容であるといわれるが,これも同様の理由によると理解できよう.なお特許の共有制度に関して,一部で日本の特許法においても米国並みの共有者の権利を認めるべきか否かという議論があるが,これについては慎重に考えた方がよいだろう[20].米国の共有制度は,情報財としての特許技術の特殊性,特に不可分割性および非競合性を十分に考慮していないと考えられるからである.

契約書を基に,産学研究提携の成果は企業へ排他的にライセンスされることが多いことを示した.確かに,バイオ企業がベンチャー・キャピタルから資金提供を得るためには,排他的ライセンスが必須である.しかし,上流の発明が専有されることに因る弊害も見逃せない.そこで最後に,リサーチツールの問題を取り上げる.

(3) リサーチツール特許の問題[21]

汎用性が高く代替性が低いリサーチツールについて特許が取得された場合,

---

20) 日本の特許法では,共有者の同意がなければ第三者へのライセンスができない(特許法73条3項).

21) ライフサイエンス分野のリサーチツール特許を厳密に定義づけることは困難であるが,例えば,日本製薬工業協会(2006)では,「医薬の研究開発過程において最終製品(医薬)を選択する目的のためのツールとして用いられる遺伝子・たんぱく質等及びそれらの製造,選択又は使用に関する発明についての特許」と定義している.

それを回避しつつ研究開発を進めることは難しい．したがって，差し止め請求や高額要求といった将来的な権利行使を予見し，研究開発を断念することがあり得る．このように，リサーチツールの特許化，および独占的な保有が製品市場および下流の研究開発に弊害をもたらす可能性は否定できない[22]．リサーチツールの多くの場合，新興のバイオ企業によって開発される．ただし，これらの問題は，バイオ企業の戦略的な特許利用によってのみ発生するわけではない．大学は上流発明の主たる担い手であり，上流発明の多くはリサーチツールである．しかもその発明が公的な助成を受けて成された場合，効率的利用の観点からは非排他的なライセンスが望ましい局面が多いと考えられる．しかし，大学側の要因，例えば，資金制約や交渉能力如何によって，排他的なライセンスが選択される可能性がある．大学の能力に制約がある場合，複数の潜在的ライセンシーを発掘し，交渉することの取引費用を許容することができず，排他的ライセンスによって短期的な収入を最大化するインセンティブを持つからである（Nakamura and Nagaoka, 2006）．

こうした問題意識の下，米国では，1999年に国立衛生研究所（NIH）が政府資金を原資とする研究開発により得られたリサーチツールを非排他的にライセンスすることや，追加的投資を必要としないリサーチツールについては公表すること等を奨励するガイドラインを示している[23]．前述の産学研究提携33契約のうち，2000年以降に締結されたものは10件である．その中に，リサーチツールが開発された場合の扱いを事前に定めた契約が1件であった[24]．契約の条文を例示しておこう．

> "Research Tool. The Term "Research Tool" shall mean any Technology which is designed or utilized for basic research purposes or internal drug discovery purposes and which is not utilized to produce a

---

22) リサーチツールに関するアクセス制限の問題やロイヤルティ・スタッキングの問題が危惧される．一方で，医薬・バイオ産業でこうした懸念が顕在化したことを示す証拠はほとんど存在せず，「現実的対策（working solution）」により回避可能なであるとする指摘もある（Walsh et al., 2003）．

23) また，2006年2月策定のOECDガイドライン（Guidelines for the Licensing of Genetic Inventions）においても，研究目的のための遺伝子関連発明の広範なライセンス供与等の考え方が提示されている．

24) 2005年の契約．

4. 産学間研究契約の特徴

Product or incorporated into a Product, or utilized in the performance of a Process or Service."

"an exclusive option to acquire a non-exclusive, worldwide license, without the right to sublicense, to make and have made, to use and have used, to sell and have sold, to offer to sell and to import any Research Tools in the Field;"

前半は，契約書で用いているリサーチツールの定義，後半はライセンス条件である．共同研究企業へは先買権を与えるものの，ライセンス形態は非排他的である旨が明記されている．ただし，産学研究提携では，発明後の成果の取り扱いに，企業の商用化・専有化志向が反映されやすく，大学と企業との交渉力次第では企業がリサーチツールの排他的ライセンスを獲得する可能性も否定できない．また，リサーチツール問題の核心は，需要者にとってのリサーチツールが提供者（開発者）にとっては重要な製品だということである．そこで，NIH ガイドラインは，リサーチツールを商業化するために民間企業による追加的な投資が必要な場合，排他的ライセンスの可能性を留保している．この例外規定は，研究開発投資のインセンティブ維持の観点からは合理的なものだと考えられるが，指針の実効性を低下させるおそれもある．そもそもガイドラインは法的拘束力を持たないため，直接的な効果は限定的なものかもしれない．ただし，リサーチツールの円滑な利用の重要性が広く認知されたという意味では，評価されるべきものである．また，関連する活動として，NIH では，NIH および FDA で開発されたリサーチツールの情報を提供条件等とともにホームページ上で公開しているおり，利用の促進を図っている[25]．さらに米国では，同様の情報を公開する大学も多数存在する．他方，日本では，リサーチツールの活用に対する認識が不十分であり，現在，総合科学技術会議のプロジェクトチームにおいて指針の策定中である[26]．

---

25) Research Tool Web (http://www.research-tool.info/index.html).
26) 「知的財産戦略専門調査会ライフサイエンス分野における知的財産の保護・活用等に関する検討プロジェクトチーム」(http://www8.cao.go.jp/cstp/project/lifeip/).

(4) まとめ

　本節では，産学研究提携が活発に行われている米国の事例を対象として，契約の特徴を検討した．大学から企業へは排他的ライセンス，あるいは，排他的ライセンスを前提としたオプションが企業へ与えられることが多い．研究契約には，権利の帰属や特許化の決定主体，特許の維持管理費用の負担などさまざまな契約項目が存在する．通常，企業・大学ともに個々の事項について，最大限の権利獲得を目指すため，両者の利害は一致せず，機会主義的行動も起こりかねない．しかし，成果の排他的ライセンスを所与とすることで，両者は利害の一致を見るため，個別の契約事項に関する交渉は容易であり，研究提携全体としての取引費用は節約される可能性がある．ただし，リサーチツール問題などで象徴的に語られるように，こうした契約形態による技術移転が常に社会的に望ましい効果を持つとは限らない点は十分に留意する必要がある．

5. おわりに

　医薬・バイオ分野は，大学や公的研究機関の役割が重要であることは間違いない．しかし，基礎研究の成果が商用化に結びつくまでには数多くのステップがある．第3節では，特許を媒介とした技術移転に着目し，TLO法や日本版バイ・ドール法などのプロパテント政策が公的機関のバイオ特許の価値に如何なる影響を与えたかを検討した．われわれの分析によれば，これらプロ・パテント政策は，大学が自らを出願人として「重要な」研究成果を特許化するように促してはいない．一方，公的研究機関が出願人である特許については，プロパテント政策の導入以降，その価値を高めつつあることが確認できた．本章では議論できなかったが，大学知の民間への移転方法としてスタート・アップ企業の役割も重要である．通常，そうした企業は，大学特許の譲渡，あるいは排他的ライセンスを受け，当該技術の商業化を目指すものである．しかし，われわれの分析結果は，バイオ系大学発ベンチャーの将来について，楽観的な見通しを与えないように思われる．

　分析に残された課題は多いが，ここでは2点触れておこう．第1に，本研

5. おわりに

究では，特許書誌情報に含まれる「発明人」の情報はまったく利用してこなかった．しかし，発明人情報は，共同研究の実態を窺う上で貴重な情報源となろう．特許の帰属ルールと産学官共同研究との関わりについて，さらなる知見を得ることも期待できる．今後の研究課題としたい．第2に，分析で利用した特許データの観察期間，とりわけプロパテント政策導入後の観察期間は，高い精度で政策効果を測るには未だ十分な時間が経過していない．通常バイオ分野の研究開発は，商業化に至るまで長い時間を要することに鑑みると，なお継続的に分析を行う必要があるといえよう．また，2001年以降，日本の公的部門ではドラスティックな組織改革が行われてきた．国立研究機関（国研）等ほとんどの公的研究機関は，2001年度に「独立行政法人」に改組された．国立大学は，2004年度から「国立大学法人」に改組された．今後，これら改組の影響を検討することは重要であるが，しばらくデータの蓄積を待つ必要があろう．

第4節では，米国の研究提携に関する契約を眺めた．医薬・バイオ分野では，特許の専有可能性が高いため，産学研究提携の成果を企業が独占的に実施することに対するインセンティブが強いことが再確認できただろう．近年，大学は，従来からの本来使命である教育と研究に加えて，「研究成果の事業化・技術移転等を通じた，より短期的・直接的な社会貢献」を第三の使命と位置づけるようになった．こうした理念の下，大学研究の特許化が進展している．しかし，根本的問題として，公費負担で運営されている大学が特許を取得すること自体そもそも望ましいことなのであろうか．これについては，技術の専有化による後続投資へのインセンティブ確保の視点と併せて検討する必要があることはいうまでもない．しかし，リサーチツール問題として言及したように，また，米国の大学において，コモンズへの回帰が見られるように，医薬・バイオ分野を代表として累積的な性格が強い技術分野では，上流の特許が下流の研究開発を妨げる可能性があることをことさらに留意する必要がある．現代の企業が発展のために大学知を必要としていることは論を待たない．ただし，特許やライセンスは，手段であって目的ではないことを最後に強調しておきたい．

謝辞

本章は,『医療と社会』(Vol. 17, No. 1, pp. 19-37) に掲載された「医薬・バイオ産業における産学連携―特許出願行動でみるプロパテント政策の効果と産学間の研究契約に関する考察―」の内容に依拠している.転載を許可して下さった財団法人医療科学研究所に深謝の意を表したい.本章3節は,岡田羊祐氏,藤平章氏との共同研究の成果が反映されている.第4節は,特許庁研究事業「大学における知的財産権研究プロジェクト」の助成を受けた.小田切宏之氏,長岡貞男氏,Sean O'Connor 氏をはじめ多くの方々から有益なご助言をいただいた.ここに謝して記したい.なお,残された誤りはすべて筆者の責に帰する.

補論　アライアンス・データベース『rDNA』

(1) アライアンスと契約タイプ

『rDNA』は,医薬・バイオ関係のアライアンス情報を提供する Recap 社の商用データベースである[27].データ・ユニットは「アライアンス」である.ただし,rDNA におけるアライアンスの定義は,あらゆるタイプの契約を含むことに留意されたい.ライセンスや委託契約(研究,開発,製造等)以外にも,吸収,合併,JV など,契約のタイプは多岐に渡る.また,単一のアライアンスが複数の「契約タイプ」を含むこともある.

(2) データ・ソース

各データ・レコードは,①SEC(米国証券取引委員会)への提出書類,②バイオ企業や製薬企業のプレス・リリース,③投資家向け説明会等でのプレゼンテーション資料,を基に記述されており,契約企業名(大学名),契約タイプ,取引対象技術,契約時の開発ステージ,契約年月日などの情報が入手できる.また,当該レコードが SEC への提出書類に依拠している場合,アライアンスに関連する契約書のコピーが併録されている.

(3) 製薬企業,バイオ企業,大学

Recap 社では,1970 年代,すなわちバイオテクノロジー産業の出現に先立って,すでに医薬品を上市していた企業を製薬企業としている.その他の企業は,すべてバイオ企業に分類される.基本的には,バイオテクノロジー関連技術を用いた研究指向の新興企業がバイオ企業に該当する.また大学は,基礎研究や探索段階の研究に従事している非営利組織であり,いわゆる大学に加えて,政府系機関,財団,および病院を含む.

(4) SEC 基準

本章で用いた契約書は,SEC への提出書類に依拠している.SEC では,米国の上場

---

[27]　https://www.rdna.com/

企業に対して，合理的な株主が投資判断をする上で重要であると考えられる契約 (material contract) を，Form 10-K や Form 10-Q などに添付して開示するよう義務付けている．ここで問題になるのが重要性の認定であるが，SEC のガイドラインでは，契約額が年間収入の 10% 以上，あるいは，総資産の 5% 以上を開示基準として提示している．そのため，一般的に規模が大きいと考えられる製薬企業から，契約書が開示される可能性は低い．

参考文献

岡田羊祐・中村健太・藤平章（2006）「日本のバイオテクノロジー特許出願の動向分析―民間部門と公的部門の競争と協調」競争政策研究センター共同研究報告書 CR 06-06, 公正取引委員会競争政策研究センター．

小田切宏之（2006）『バイオテクノロジーの経済学』東洋経済新報社．

科学技術政策研究所・㈱三菱総合研究所（2005）「基本計画の達成効果の評価のための調査―主要な産学官連携・地域イノベーション振興の達成効果及び問題点」NISTEP Report No. 87, 文部科学省科学技術政策研究所．

特許庁（2003）『平成 14 年度特許出願技術動向調査分析報告書：ライフサイエンス』同庁．

日本製薬工業協会（2006）「リサーチツール特許のライセンスに関するガイドライン（提言）」 2006 年 1 月 16 日（http://www.jpma.or.jp/news/pdf/guideline_j.pdf）．

文部科学省（2004）『我が国の研究活動の実態に関する調査報告（平成 15 年度）』同省．

文部科学省（2005）『平成 16 年度 大学等における産学連携等実施状況報告書』同省．

Agrawal, A. and R. Henderson (2002) "Putting Patents in Context: Exploring Knowledge Transfer from MIT," *Management Science*, Vol. 48, pp. 44-60.

Cohen, W. M., R. R. Nelson, and J. P. Walsh (2002) "Links and Impacts: Survey Results on the Influence of Public Research on Industrial R&D," *Management Science*, Vol. 48, pp. 1-23.

Hall, B. H., A. B. Jaffe, and M. Trajtenberg (2002) "The NBER Patent-Citation Data File: Lessons, Insights, and Methodological Tools," in *Patents, Citations and Innovations: A Window of the Knowledge Economy*, A. B. Jaffe and M. Trajtenberg eds., Cambridge: MIT Press, pp. 403-460.

Jaffe, A. B. and J. Lerner (2001) "Reinventing Public R&D: Patent Policy and the Commercialization of National Laboratory Technologies," *RAND Journal of Economics*, Vol. 32, pp. 167-198.

Kneller, R. (2003) "University-industry Cooperation and Technology Transfer in Japan Compared with the United States," *University of Pennsylvania Journal of International Economic Law*, Vol. 24, pp. 329-450.

Levin, R. C., A. K. Klevorick, R. R. Nelson, and S. G. Winter (1987) "Appropriating the Returns from Industrial Research and Development," *Brookings Papers on Economic Activity*, Vol. 3, pp. 783-831.

Mowery, D. C., R. R. Nelson, B. N. Sampat, and A. A. Ziedonis (2001) "The Growth of Patenting and Licensing by U.S. Universities: An Assessment of the Effects of the Bayh-Dole Act of 1980," *Research Policy*, Vol. 30, pp. 99-119.

Mowery, D. C. and B. N. Sampat (2005) "The Bayh-Dole Act of 1980 and University-Industry Technology Transfer: A Model for Other OECD Governments?" *Journal of Technology Transfer*, Vol. 30, pp. 115-127.

Nakamura, K. (2006) "Characteristics of Ex-ante Research Contracts between University and the US Life Science Industry," Presentation at International Conference on Efficient Alliance for Commercializing Upstream Inventions, December 11.

Nakamura, K. and S. Nagaoka (2006) "Structural Characteristics of Licensing Contracts of Pharmaceutical Upstream Inventions," mimeo.

Nakamura, K. and H. Odagiri (2005) "R&D Boundaries of the Firm: An Estimation of Double-Hurdle Model on Commissioned R&D, Joint R&D, and Licensing in Japan," *Economics of Innovation and New Technology*, Vol. 14, pp. 583-615.

Nakamura, K., Y. Okada, and A. Tohei (2007) "Does the Public Sector Make a Significant Contribution to Biomedical Research in Japan? A Detailed Analysis of Government and University Patenting, 1991-2002," CPDP 26-E, 公正取引委員会競争政策研究センター.

NIH (1999) "Research Grants and Contracts on Obtaining and Disseminating Biomedical Research Resources: Final Notice," 64 FEDERAL REGISTER 72090, in Federal Register Notice Published on Thursday, December 23, [64 FR 72090].

OECD (2006) "Guidelines for the Licensing of Genetic Inventions (http://www.oecd.org/dataoecd/39/38/36198812.pdf)."

Walsh, J. P. and W. M. Cohen (2004) "Does the Golden Goose Travel? A Comparative Analysis of the Influence of Public Research on Industrial R&D in the U.S. and Japan," mimeo.

Walsh, J. P., W. M. Cohen, and A. Arora (2003) "Patenting and Licensing of Research Tools and Biomedical Innovation," in *Patents in the Knowledge-Based Economy*, W. M. Cohen and S. Merrill eds., Washington, D.C.: National Academies Press, pp. 285-340.

第9章 大学等発ベンチャーの現状と課題[1]
—ライフサイエンス分野の大学等発ベンチャーの特徴—

小倉　都

1. はじめに

　大学等発ベンチャーは，大学や公的研究機関等（以下，大学等[2]と呼ぶ）で創出された研究成果を活用し，イノベーションへと効果的につなげていく上で重要な役割が期待されており，我が国ではベンチャーの創出や成長に向けた支援施策が展開されてきた．

　ベンチャーの経営実態や課題の把握を目的として我が国では大規模な調査がこれまでに複数実施されてきた．これらのベンチャーの調査は大きくは以下3つに区分でき，第1に大学等発に限らず技術系のベンチャー全般を対象としたもの（榊原他，2002），第2にライフサイエンス分野のベンチャーを対象としたもの（小田切・中村，2002；(財)バイオインダストリー協会，2007），第3に大学発あるいは大学等発ベンチャーに絞った調査研究（小倉・渡辺，2008；小倉，2009；経済産業省，2008）である．

　本章では，科学技術政策研究所で実施した大学等発ベンチャーに対するアンケート調査結果（小倉，2009）に基づき，特にライフサイエンス分野の大学等発ベンチャーに焦点をあて，その現状と課題を明らかにする．

---

1) 本章は科学技術政策研究所の研究成果を活用しているが，執筆者個人の見解に基づいて新たにまとめたものであり，機関の公式見解を示すものではないことに留意されたい．

2) 本章において大学等とは国公私立大学および高専，大学共同利用機関，政府系研究機関（国立研究所，独立行政法人研究所）を指すものとし，大学等発ベンチャーとはこれら大学等から生まれたベンチャーを指すものとする．

本章の構成は以下のとおりである．まず第2節では産学連携制度の展開を整理し，大学等発ベンチャーの環境がどのように整備されてきたのかを概観する．第3節ではライフサイエンス分野のベンチャーがなぜ重要なのかを整理する．第4節では大学等に対して科学技術政策研究所が実施したアンケート調査結果に基づき，大学等発ベンチャーを巡る最近の環境変化と問題点を明らかにする．第5節では大学等発ベンチャーへのアンケート調査結果を用いて，ライフサイエンス分野のベンチャーの現状と課題について分析する．第6節では第5節の分析結果を踏まえ，まとめと考察を行う．

2. 産学連携制度の展開

我が国では1990年代後半〜2000年代前半にかけて，さまざまな産学連携制度が打ち出され，大学等の研究成果の移転およびベンチャーの創出に向けた環境整備が進んできた．本節では文部科学省の資料（文部科学省，2004；2005）に基づいて代表的なものを紹介する．

まず1998年に「大学等技術移転促進法」（TLO法）が制定されて，技術移転機関（TLO）の設置を国が承認し，その活動を支援する体制ができた．1999年には「産業活力再生特別措置法」（日本版バイ・ドール法）の制定により国からの委託研究資金であっても大学に帰属させることが可能となった．2000年には「産業技術力強化法」が制定され，大学および大学の教官に対する特許料等の軽減（アカデミック・ディスカウント），各種産学連携のための資金助成等の創設等が行われた．また同年には国家公務員法第103条に基づいて，人事院規則が整備されたことにより，国立大学等の教員や研究職員のTLOの役員等への兼業に加え，大学等発ベンチャー（研究成果活用企業）での役員等への兼業が可能となった．

さらに1995年より策定されている科学技術基本計画との関連では，第2期科学技術基本計画（2001年度〜2005年度）において，産学官連携の強化とともにベンチャー企業活性化のための環境整備が推進され，以降，知的財産本部整備事業（2003年度〜2007年度）や2004年の国立大学の法人化によって，ベンチャーを通じた大学等の研究成果の普及と活用の促進が強化されて

きた．

　続く第3期科学技術基本計画（2006年度〜2010年度）では，我が国のイノベーションに果たすベンチャーの役割が明確に位置づけられ，ベンチャー創出支援のみならず成長へ向けた支援の強化が掲げられるようになった．具体的には，大学発ベンチャーを始めとする研究開発型ベンチャーを，「イノベーションの原動力として，新産業の創出や産業構造の変革，大学等の研究成果の社会還元に重要な役割を担うべき存在」と位置づけ，「大学発ベンチャーについては，その創出支援を引き続き行うとともに，創出されたベンチャーが成長・発展するように競争的に支援する」ことが表明されている

　大学等発ベンチャーに対して継続的な支援がされる中，2000年〜2004年にかけて大学等発ベンチャー数は右肩上がりに増加し，我が国での設立累計は1,000社を超え，2001年に経済産業省平沼越夫大臣より打ち出された「大学発ベンチャー1,000社計画」はすでに達成されている（小倉・渡辺，2008）．

3. ライフサイエンス分野のベンチャーが重要な理由

　大学等発ベンチャーの中でも特にライフサイエンス分野のベンチャーの役割は，次のような理由から重要である．

　第1に大学等との関わりの強さ．ライフサイエンス分野では研究開発の際に，基幹となる技術が大学等の基礎的な技術に由来する場合が多いことから，大学等との関係が密接で，柔軟な体制の大学等発ベンチャーの存在意義が大きい（小田切・中村，2002；Pisano, 2006）．

　第2に大学の研究シーズと製薬企業のニーズのギャップを埋める役割．上述のとおり，ライフサイエンス分野の研究開発は大学の基礎的な技術に由来する場合が多いが，その技術は事業化にすぐ結びつくものではないし，既存の製薬企業のニーズに応えられているとは限らない．そもそも既存企業が自社の開発シーズに合致する大学の最先端の研究内容を隈なく把握することは難しい．それに対して大学研究者は研究に熟知しており，自らベンチャーに関与することで，ベンチャーを通じて有望な大学のシーズを市場ニーズに合致する形に整えていくことが可能な立場にある（Pisano, 2006）．事実，欧米

ではライフサイエンス分野を中心に，大手企業が積極的に大学や大学発ベンチャーからシーズを導入する動きが活発化しており，大学の研究者がその中心的役割を果たしているといわれている（Darby and Zucker, 1996; Zucker, Darby and Brewer, 1998; Murray, 2004）．

第3にオープンイノベーションの進展．近年，ライフサイエンス分野においてアウトソーシングビジネスが普及しつつあり，研究開発の一部をベンチャーにアウトソースし，効率的な研究開発をすることが可能となった．またベンチャーの立場から見てもすべての研究開発機能を社内で整える必要がなくなっている（小田切・中村，2002）．そのため，ライフサイエンス分野においては，ベンチャーが特定の強みを持ち，アウトソーシングビジネスの一端を担いつつ，自らも積極的に外部資源を利用しながら活躍できる環境が整いつつある．

4. 大学等発ベンチャーの環境変化

科学技術政策研究所が2008年7月〜8月に大学等に対して実施した「大学等発ベンチャー支援，産学連携活動に関する意識調査」によると，大学等発ベンチャーは設立累計で2007年度までに1,775社設立されているが，各年の設立数は2004年度をピークに2005年度以降毎年減少している（小倉，2009）．

また，同調査の産学連携活動に関する意識調査の結果では，現状認識として，約60％の機関でベンチャー支援は「今後も必要」とされているものの，「産学連携活動の中で現在強化，重視されている活動」としては「共同研究・受託研究」を挙げる機関が圧倒的多数を占め，「ベンチャー創出，成長支援」を挙げる機関はごく少数である．むしろ，「ベンチャー創出，成長支援」は，産学連携活動の中では4年〜5年前に（2003〜2004年）比べて弱まっていると多くの機関に認識されている．

このように大学等発ベンチャーの環境としては，設立数の減少，各機関の産学連携活動におけるベンチャー支援の位置づけの低下といった問題が生じている．また2008年以降深刻化している世界的な不況により，資金調達環

境が悪化しており，研究開発を進めるにあたり大規模な資金が必要なライフサイエンス分野のベンチャーでは研究開発スピードの低下等特に深刻な事態が生じている（科学技術政策研究所，2009）．

5. 大学等発ベンチャーの現状と課題

(1) 調査方法

　科学技術政策研究所では2008年11月に大学等発ベンチャーを対象としてアンケート調査（「大学等発ベンチャーの企業戦略及び支援環境に関する意向調査」）を実施した（小倉，2009）．本調査の対象は，同年7月～8月に大学等に対して実施したアンケート調査（「大学等発ベンチャーの現状と産学連携の課題に関する調査」）によって所在が明らかとなった大学等発ベンチャー1,559社[3]の経営者である．534社から回答が得られ，回収率は34.3%となった．

　以降の分析では，大学等発ベンチャーの全体像について業種，科学技術分野の面から概観した上で，ライフサイエンス分野のベンチャーの現状と課題を明らかにする．分析にあたっては，ライフサイエンス分野における特徴を明らかにするため，可能な限りその他の科学技術分野[4]と比較することとした．分析で取り上げた項目は，資本金，人材，将来展望，資金調達環境の変化，事業の課題，直近1年間の財務状況，大学等との連携，知的財産の8項目である．

(2) 大学等発ベンチャーの全体像

(1) 科学技術分野

　大学等発ベンチャーに事業に最も関係する科学技術分野（第3期科学技術基本計画の重点推進4分野および推進4分野）を1つ選択するよう依頼したところ，図1の結果となった．ライフサイエンス分野が33.5%（163社）を

---

[3] 1,743社に対して送付したが，宛先不明が184社あり，この件数を除いた1,559社を対象とカウントした．
[4] その他の科学技術分野には分野未回答48社を含めている．

図1：科学技術分野

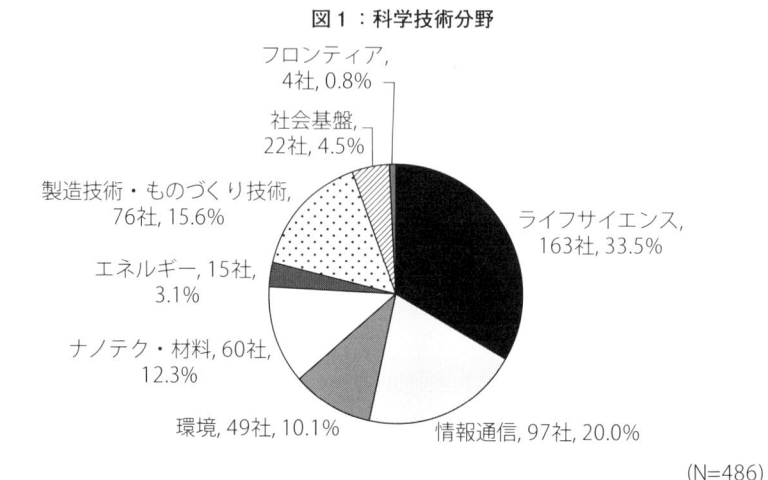

- フロンティア, 4社, 0.8%
- 社会基盤, 22社, 4.5%
- 製造技術・ものづくり技術, 76社, 15.6%
- エネルギー, 15社, 3.1%
- ナノテク・材料, 60社, 12.3%
- 環境, 49社, 10.1%
- 情報通信, 97社, 20.0%
- ライフサイエンス, 163社, 33.5%

(N=486)

注）分野未回答企業（48社）は含まない．
調査名）科学技術政策研究所「大学等発ベンチャーの企業戦略及び支援環境に関する意向調査」（2008年11月実施．以下の図の出所はすべて同じ）．

占め最も多く，情報通信分野（20.0％），製造技術・ものづくり技術分野（15.6％）が続いている．

(2) 業種

　ベンチャーの業種を示したものが図2である．業種は各社に生産品や取り扱い商品，または営業収入や販売額が多いもの1つを選択するよう依頼した．製造業，サービス業については，医薬品，医療に係るものや技術に関連したものに区分して調査した．

　調査結果を見ると，製造業39.2％（206社）とサービス業34.5％（181社）のシェアが大きく，それぞれ全体の約3分の1ずつを占めている．また医薬品，医療関連に着目すると，製造業とサービス業の中でこれらに直接的に関連するものは全体の19.8％（104社）となっている．

(3) ライフサイエンス分野のベンチャーの業種

　ライフサイエンス分野のベンチャーに限って業種を確認したものが，図3

5. 大学等発ベンチャーの現状と課題

図2：業種

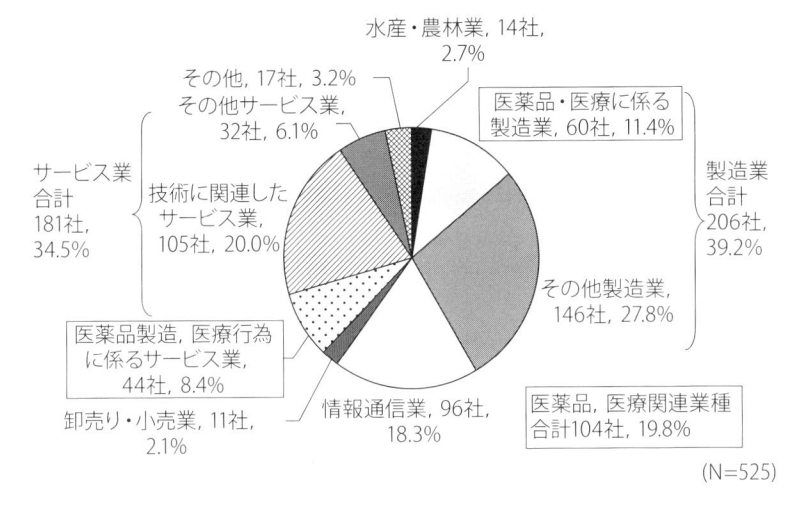

- 水産・農林業, 14社, 2.7%
- その他, 17社, 3.2%
- その他サービス業, 32社, 6.1%
- 技術に関連したサービス業, 105社, 20.0%
- 医薬品製造, 医療行為に係るサービス業, 44社, 8.4%
- 卸売り・小売業, 11社, 2.1%
- 情報通信業, 96社, 18.3%
- 医薬品・医療に係る製造業, 60社, 11.4%
- その他製造業, 146社, 27.8%
- サービス業合計 181社, 34.5%
- 製造業合計 206社, 39.2%
- 医薬品, 医療関連業種 合計104社, 19.8%

(N=525)

図3：ライフサイエンス分野の業種内訳

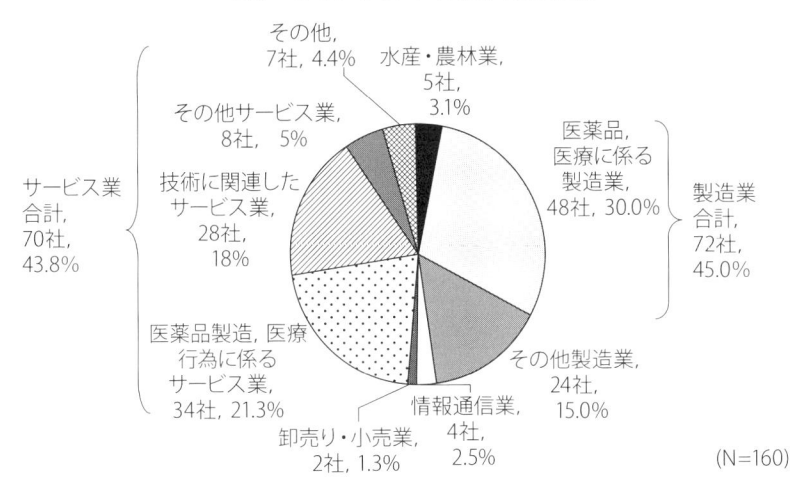

- その他, 7社, 4.4%
- 水産・農林業, 5社, 3.1%
- その他サービス業, 8社, 5%
- 技術に関連したサービス業, 28社, 18%
- 医薬品製造, 医療行為に係るサービス業, 34社, 21.3%
- 卸売り・小売業, 2社, 1.3%
- 情報通信業, 4社, 2.5%
- その他製造業, 24社, 15.0%
- 医薬品, 医療に係る製造業, 48社, 30.0%
- サービス業合計, 70社, 43.8%
- 製造業合計, 72社, 45.0%

(N=160)

である．図3を見ると，製造業（合計）で45.0%（72社），サービス業（合計）は43.8%（70社）で，ライフサイエンス分野の業種は製造業とサービス業にほぼ二分されている．また，ライフサイエンス分野のうち，「医薬品製造，

図4：資本金額（分野別）

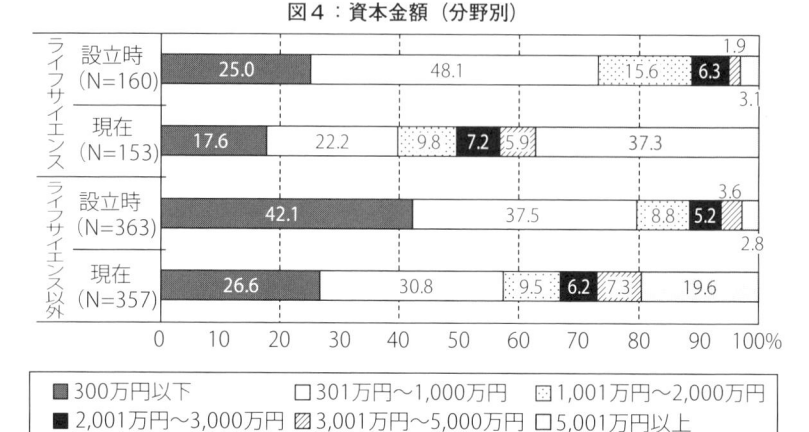

分野		300万円以下	301万円〜1,000万円	1,001万円〜2,000万円	2,001万円〜3,000万円	3,001万円〜5,000万円	5,001万円以上
ライフサイエンス	設立時 (N=160)	25.0	48.1	15.6	6.3	1.9	
	現在 (N=153)	17.6	22.2	9.8	7.2	5.9	37.3
ライフサイエンス以外	設立時 (N=363)	42.1	37.5	8.8	5.2	3.6	2.8
	現在 (N=357)	26.6	30.8	9.5	6.2	7.3	19.6

注）「ライフサイエンス以外」には分野未回答企業含む．

医療」に関連する製造業，サービス業は約半数51.3%（82社）であった．

(3) ライフサイエンス分野のベンチャーの特徴

以下では，ライフサイエンス分野のアンケート調査結果に焦点をあて，それ以外の科学技術分野と比較しつつ，ライフサイエンス分野のベンチャーの特徴を明らかにすることとする．

(1) 資本金

大学等発ベンチャーの資本金を設立時と現在でそれぞれ調査した．ベンチャー全体での平均資本金額は設立時が1,356万円（N=523），現在は1億4,770万円（N=510）である．ただし，金額のばらつきが非常に大きい．

設立時と現在の資本金額の構成比率を図4で見ると，ライフサイエンス分野かどうかに関係なく，設立時に比べて現在では資本金額が大きい企業の割合が明らかに多い．特にライフサイエンス分野では現在の資本金の規模がその他の分野に比べて明らかに大きい企業が多い．

資本金1,000万円以下の企業は，設立時にはライフサイエンス分野では73.1%，それ以外の分野も79.6%と大半を占めていたが，現在ではこのシェ

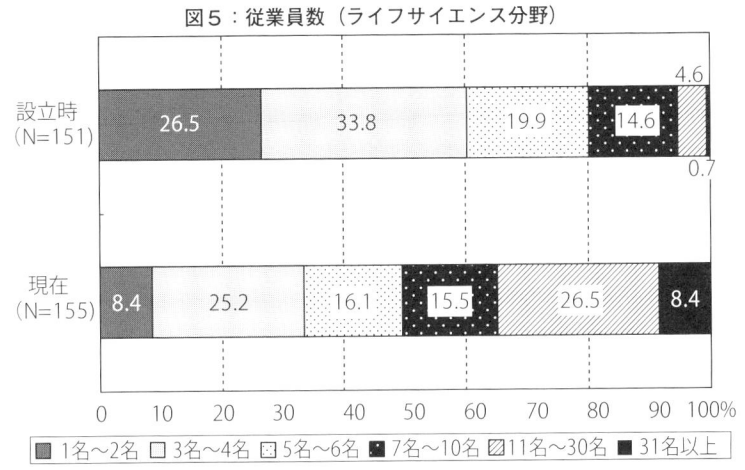

図5：従業員数（ライフサイエンス分野）

	1名～2名	3名～4名	5名～6名	7名～10名	11名～30名	31名以上
設立時 (N=151)	26.5	33.8	19.9	14.6	4.6	0.7
現在 (N=155)	8.4	25.2	16.1	15.5	26.5	8.4

注）従業員数は常勤と非常勤を合算した数とした．

アは少なく，1,001万円以上の企業が多い（ライフサイエンス分野：60.2％，それ以外の分野：42.6％）．

資本金5,001万円以上の企業のシェアは，設立時はライフサイエンス分野では3.1％，それ以外では2.8％と変わらないが，現在ではライフサイエンス分野は37.3％と構成比率が最大になっているのに対して，それ以外では19.6％とライフサイエンス分野ほどシェアは大きくない．

(2) 人材

①従業員数

大学等発ベンチャーの設立時と現在の従業員数（常勤と非常勤の合計値）を調査したところ，分野によって大きな違いは見られなかった．ただし，ライフサイエンス分野の従業員数の平均が分野の中で最も大きく設立時で4.6人（N=151），現在で12.3人（N=155）であった．

ライフサイエンス分野の設立時と現在の従業員数を図5で見ると，4名以下が設立時には60.3％を占めていたが，現在では33.6％になっている．現在では特に11名～30名（26.5％）と3名～4名（25.2％）の企業が多く，資本金と同様に，従業員数も設立時よりも現在大きい企業が多くなっている．

② マネジメント体制

マネジメント体制として，経営者以外の技術面の責任者（CTO）や財務面の責任者（CFO）がいるかどうかを調査したところ，ライフサイエンス分野とそれ以外の分野ではほとんど違いが見られなかった．ライフサイエンス分野では，CTOは40.5％，CFOは27.6％の企業にいるが，どちらもいないとした企業は46.3％であった（N=163）．図5の結果と合わせて考慮すると，従業員数が現在大きくなっている企業の中で技術や財務面の責任者を置く企業が現れているものと思われる．

③ 今後増強が必要な人材

今後増強が必要な人材と考える人材として，必要度の高い順に3つまで訊ねた．図6を見ると，ライフサイエンス分野で増強が必要とされている人材は「研究・技術スタッフ」（58.0％），「経営戦略の策定，執行，企画立案ができる人材」（54.9％）であり，それに続いて，「技術開発戦略の策定，執行ができる人材」（49.4％），「営業スタッフ」（47.5％）となっている．

一方，それ以外では「営業スタッフ」（67.3％）と「研究・技術スタッフ」（65.6％）で特に増強が必要と考えられており，続いて「経営戦略の策定，執行，企画立案ができる人材」「技術開発戦略の策定，執行ができる人材」（ともに39.1％）が続いている．

ライフサイエンス分野とそれ以外の分野を比較すると，「研究・技術スタッフ」が最も必要とされている点は共通しているが，それ以外の点では必要とする人材が異なっている．ライフサイエンス分野では「研究スタッフ」だけでなく「経営戦略の策定，執行，企画立案ができる人材」を始めとし，技術戦略面や財務面の戦略の策定，執行，企画立案ができる人材，すなわち，リーダーシップを持って技術や経営戦略を担う人物が特に求められているといえる．これに対して，ライフサイエンス以外の分野ではむしろ研究面と営業面の"スタッフ"が必要とされている．

(4) 将来展望

将来的な展望について調査した．図7を見ると，ライフサイエンス分野で

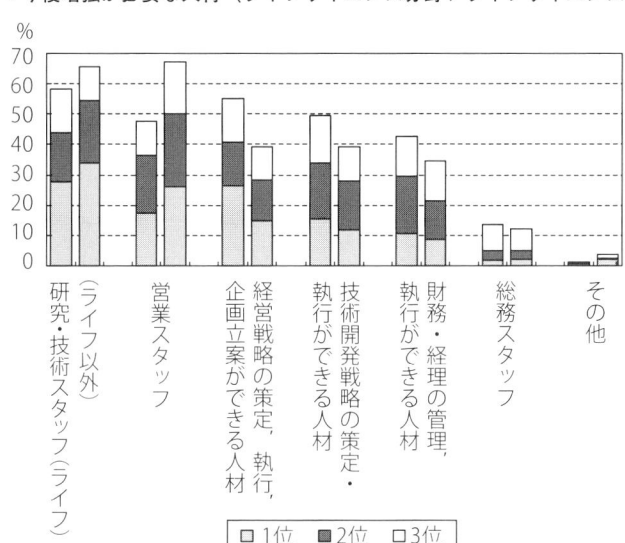

図6：今後増強が必要な人材（ライフサイエンス分野／ライフサイエンス以外）

［棒グラフ：横軸に「研究・技術スタッフ（ライフ）／研究・技術スタッフ（ライフ以外）」「営業スタッフ」「経営戦略の策定，執行，企画立案ができる人材」「技術開発戦略の策定・執行ができる人材」「財務・経理の管理，執行ができる人材」「総務スタッフ」「その他」，凡例は1位・2位・3位の積み上げ］

N=162（ライフサイエンス分野）　N=358（ライフサイエンス以外の分野）

注）全体で回答の多い項目順に左から並べており，各項目の左の軸がライフサイエンス分野で，右の軸がライフサイエンス以外の分野とした．

は「株式公開」を目指す企業が35.8％と，それ以外の分野（29.2％）と比べて多い．

　なお今回の調査対象のうち，株式公開済みの企業は6社のみだが，そのうち5社はライフサイエンス分野であった．ライフサイエンス分野で株式公開を目指すベンチャーが多いのは，ライフサイエンス分野で必要となる研究開発費の大きさが関係していると思われる．医薬品として製品化するには少なくとも数十億円の研究開発費が必要であり，その資金を調達する手段として株式公開は有効である．またライフサイエンス分野のベンチャーは研究開発費の調達のために，比較的早い段階からベンチャーキャピタル（VC）から出資を受けていることが多い．VCの多くは投資先の出口（Exit）としてリターンを最大化できる株式公開をベンチャーに要求するものと思われ，結果的にライフサイエンス分野では株式公開の志向は強まるものと考えられる．

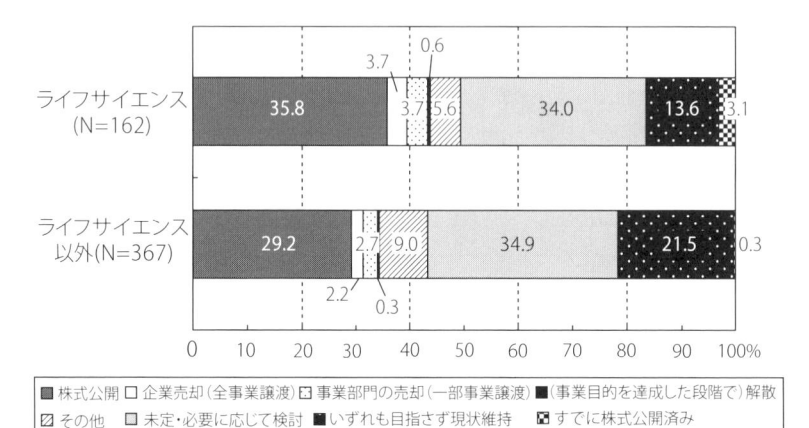

図7：将来展望（ライフサイエンス分野／ライフサイエンス以外）

	株式公開	企業売却	事業部門の売却	解散	その他	未定・検討	現状維持	株式公開済
ライフサイエンス (N=162)	35.8	3.7	0.6	3.7	5.6	34.0	13.6	3.1
ライフサイエンス以外 (N=367)	29.2	2.2	0.3	2.7	9.0	34.9	21.5	0.3

■株式公開　□企業売却（全事業譲渡）　☒事業部門の売却（一部事業譲渡）　■（事業目的を達成した段階で）解散
☑その他　□未定・必要に応じて検討　■いずれも目指さず現状維持　☒すでに株式公開済み

一方，図7で，「未定・必要に応じて検討」として将来展望を現段階で確定していない企業がライフサイエンス分野で34.0％，それ以外の分野で34.9％も存在しており，事業の展開や経済状況に合わせて柔軟に将来展望を検討する企業も増えているようである．

(5) **資金調達環境の変化**

設立時と現在で資金調達環境の変化をどのように感じているか，難しくなっているのか，容易になったのかを把握するため，「出資，融資などの資金調達の審査」「株式公開」「企業売却や事業の譲渡」を取り上げ，環境変化に対する意識の程度について調査した．

図8を見ると，すべての項目でライフサイエンス分野がそれ以外の分野に比べて多くの企業で状況が困難になったと考えている．なかでもライフサイエンス分野では「株式公開」が難しくなったという企業が67.9％と，その他分野（45.3％）と比較してかなり多い．

(4)で見たようにもともと大学等発ベンチャーでは将来展望として株式公開を志向している企業が比較的多いが，こうした企業を中心に株式公開が困難になっているという実感が現れているものと思われる．

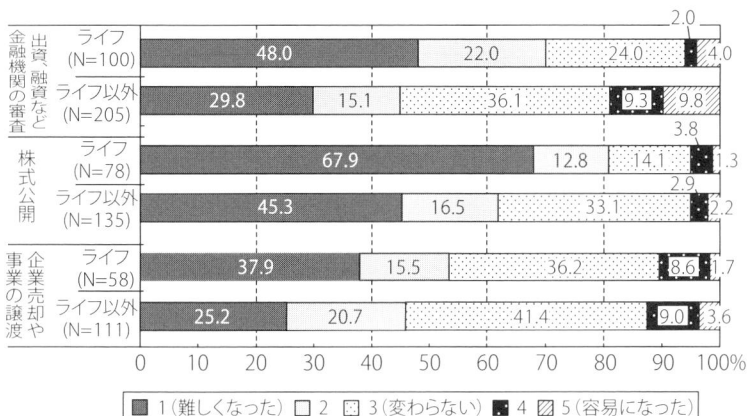

図8：設立時と現在の資金調達環境の変化に対する意識（ライフサイエンス分野／ライフサイエンス以外）

金融機関の審査 出資・融資など	ライフ (N=100)	48.0	22.0	24.0	2.0	4.0
ライフ以外 (N=205)	29.8	15.1	36.1	9.3	9.8
株式公開	ライフ (N=78)	67.9	12.8	14.1	3.8	1.3
ライフ以外 (N=135)	45.3	16.5	33.1	2.9	2.2
事業の譲渡や企業売却	ライフ (N=58)	37.9	15.5	36.2	8.6	1.7
ライフ以外 (N=111)	25.2	20.7	41.4	9.0	3.6

■ 1（難しくなった）　□ 2　⬚ 3（変わらない）　■ 4　▨ 5（容易になった）

注）調査項目では1（難しくなった）〜3（変わらない）〜5（容易になった）の5段階の他，6（わからない）も設けているが，図では6を除外している．

(6) 事業の課題

　事業で課題として感じていることを，課題として大きい順に上位3つまでを調査した．図9を見ると，ライフサイエンス分野とそれ以外の分野で共通点が多いものの，以下の点で違いが見られた．

　ライフサイエンス分野では，「資金調達」が特に大きな課題として意識されている（58.9％）．これに「収益確保」（54.6％），「販路・市場の開拓」（46.6％）が続いている．

　一方，それ以外の分野では，「収益確保」（54.9％）と「販路・市場の開拓」（54.4％）が特に大きな課題として認識されている．その後，「資金調達」（41.2％）と「人材の確保」（40.4％）が続いている．

　要約すると，大学等発ベンチャー全般に財務面の課題として「収益確保」は共通的に強く意識されているが，「資金調達」はライフサイエンス分野で特に大きな課題と意識されている．またライフサイエンス以外では「人材の確保」が比較的大きな課題となっている．

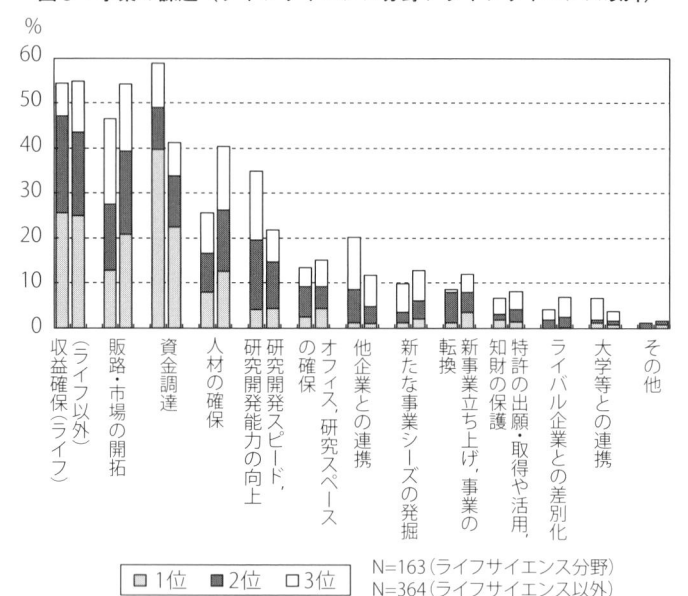

図9：事業の課題（ライフサイエンス分野／ライフサイエンス以外）

［1位 ■2位 □3位］　N=163（ライフサイエンス分野）
N=364（ライフサイエンス以外）

注）全体で回答の多い項目順に左から並べており，各項目の左の軸がライフサイエンス分野で，右の軸がライフサイエンス以外とした．

(7) 直近1年間の財務状況

先に見たように，ライフサイエンス分野に限らずベンチャーでは資金調達が事業の課題として大きいことが判明したが，続いてベンチャーの直近1年間の財務状況を，科学技術分野別に比較分析することにより，ライフサイエンス分野のベンチャーの財務面での特徴を明らかにする．

(1) 直近1年間の売上高

図10を見ると各分野とも売上高は0円〜5億円以上まで金額にばらつきがあり，売上高で大きく成長する企業と成長していない企業が存在している．ライフサイエンス分野とそれ以外の分野であまり大きな違いは見られない．

5. 大学等発ベンチャーの現状と課題

図10：直近1年間の売上高（分野別）

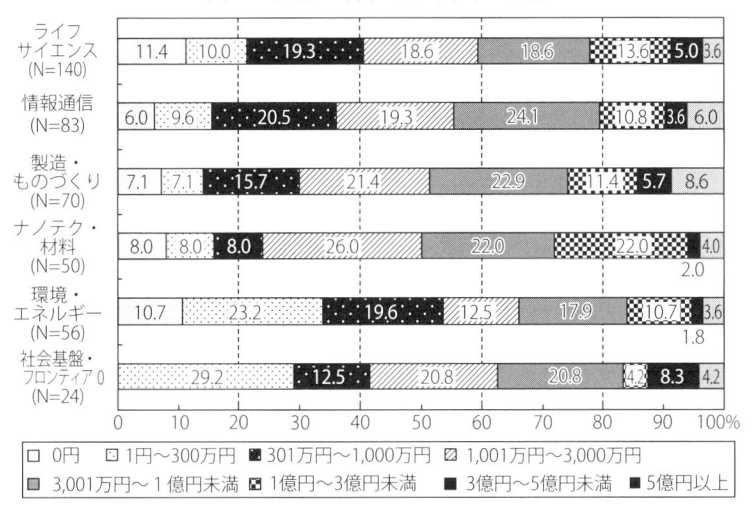

分野	0円	1円〜300万円	301万円〜1,000万円	1,001万円〜3,000万円	3,001万円〜1億円未満	1億円〜3億円未満	3億円〜5億円未満	5億円以上
ライフサイエンス (N=140)	11.4	10.0	19.3	18.6	18.6	13.6	5.0	3.6
情報通信 (N=83)	6.0	9.6	20.5	19.3	24.1	10.8	3.6	6.0
製造・ものづくり (N=70)	7.1	7.1	15.7	21.4	22.9	11.4	5.7	8.6
ナノテク・材料 (N=50)	8.0	8.0	8.0	26.0	22.0	22.0	4.0	2.0
環境・エネルギー (N=56)	10.7	23.2	19.6	12.5	17.9	10.7	3.6	1.8
社会基盤・フロンティア (N=24)	0	29.2	12.5	20.8	20.8	4.2	8.3	4.2

図11：直近1年間の経常利益（分野別）

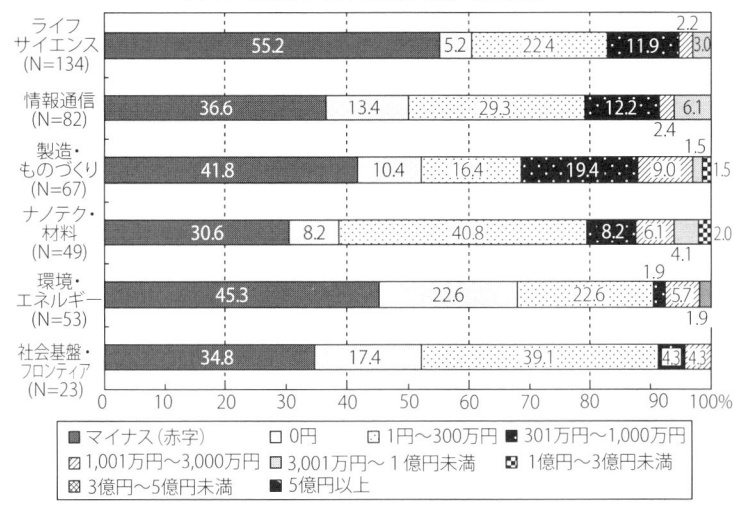

分野	マイナス(赤字)	0円	1円〜300万円	301万円〜1,000万円	1,001万円〜3,000万円	3,001万円〜1億円未満	1億円〜3億円未満	3億円〜5億円未満	5億円以上
ライフサイエンス (N=134)	55.2		5.2	22.4	11.9	3.0	2.2		
情報通信 (N=82)	36.6	13.4	29.3	12.2	6.1	2.4			
製造・ものづくり (N=67)	41.8	10.4	16.4	19.4	9.0	1.5	1.5		
ナノテク・材料 (N=49)	30.6	8.2	40.8	8.2	6.1	2.0	4.1		
環境・エネルギー (N=53)	45.3	22.6	22.6	5.7	1.9	1.9			
社会基盤・フロンティア (N=23)	34.8	17.4	39.1	4.3	4.3				

(2) 直近1年間の経常利益

　直近1年間の経常利益を図11で見ると，多くのベンチャーがまだ経常利益がマイナスで赤字となっている．特にライフサイエンス分野では，赤字企

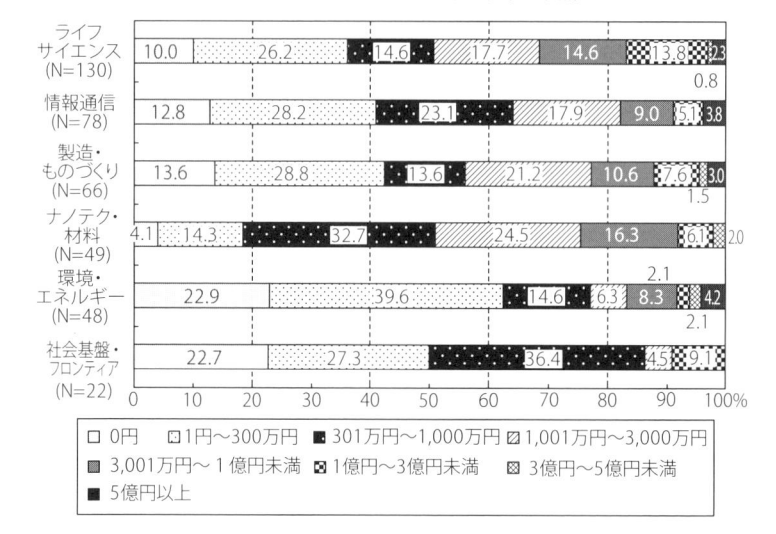

図 12：直近 1 年間の研究開発費（分野別）

分野	0円	1円～300万円	301万円～1,000万円	1,001万円～3,000万円	3,001万円～1億円未満	1億円～3億円未満	3億円～5億円未満	5億円以上
ライフサイエンス (N=130)	10.0	26.2	14.6	17.7	14.6	13.8	2.3	0.8
情報通信 (N=78)	12.8	28.2	23.1	17.9	9.0	5.1	3.8	
製造・ものづくり (N=66)	13.6	28.8	13.6	21.2	10.6	7.6	3.0	1.5
ナノテク・材料 (N=49)	4.1	14.3	32.7	24.5	16.3	6.1	2.0	
環境・エネルギー (N=48)	22.9	39.6	14.6	6.3	8.3	4.2	2.1	2.1
社会基盤・フロンティア (N=22)	22.7	27.3	36.4		4.5	9.1		

業のシェアが 55.2％を占め科学技術分野別で見て最も大きい．

(3) 直近 1 年間の研究開発費 [5)]

図 12 を見ると，売上高と同様，各分野とも研究開発費もばらつきがあり，同一の分野のベンチャーであっても研究開発費が異なることが示されている．

ライフサイエンス分野は研究開発費 1 億円以上のシェアが 16.9％で他分野（8.1％～12.1％）に比べてやや多く，高額の研究開発費となる企業が多い．

(4) 直近 1 年間の研究開発に係る補助金等 [6)]

直近 1 年間の補助金等の獲得額を図 13 で見ると，各分野ともほぼ過半数の企業で補助金等の利用自体がない．

ただし，ライフサイエンス分野では補助金等の利用実績がある企業が

---

5) 研究開発費とは研究のために使用した経費の総額とし，人件費を含むものとした．
6) 研究開発に係る補助金等とは，国や独立行政法人，自治体およびこれに関連する財団法人，団体から獲得した資金とし，他機関との共同提案によって得たものも含めることとした．他機関との共同提案の場合は企業の獲得分とした．

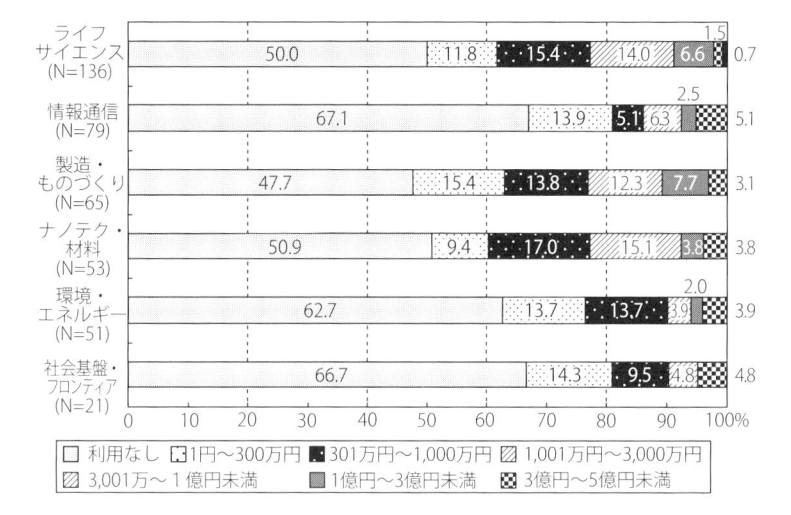

図13：直近1年間の研究開発に係る補助金等（分野別）

分野	利用なし	1円～300万円	301万円～1,000万円	1,001万円～3,000万円	3,001万～1億円未満	1億円～3億円未満	3億円～5億円未満
ライフサイエンス (N=136)	50.0	11.8	15.4	14.0	6.6	1.5	0.7
情報通信 (N=79)	67.1	13.9	5.1	6.3	2.5		5.1
製造・ものづくり (N=65)	47.7	15.4	13.8	12.3	7.7		3.1
ナノテク・材料 (N=53)	50.9	9.4	17.0	15.1	3.8		3.8
環境・エネルギー (N=51)	62.7	13.7	13.7	3.9	2.0		3.9
社会基盤・フロンティア (N=21)	66.7	14.3	9.5	4.8			4.8

50.0％と比較的多い．製造・ものづくり技術分野(52.3％)，ナノテクノロジー・材料分野（49.1％）も同様である．

(8) 大学等との連携

(1) 大学等との関係

ベンチャーと大学等との関係（最も関係している1機関での関係）について，図14に示す5つの区分を示し，あてはまるものをすべて選択するよう依頼した．図14を見るとベンチャー全般に「教職員，学生等が設立に関与」するケースが多い（ライフサイエンス分野：70.0％，それ以外の分野：68.2％）．

ライフサイエンス分野の特徴として，研究成果の活用という点で大学等との関係がある企業が明らかに多い．「特許以外の研究成果・技術の活用」はライフサイエンス分野では52.5％，それ以外では45.1％，「特許による技術移転（大学等の教職員・研究職員や学生を発明人とする特許を基に起業）」はライフサイエンス分野では52.5％，それ以外では33.2％となっている．

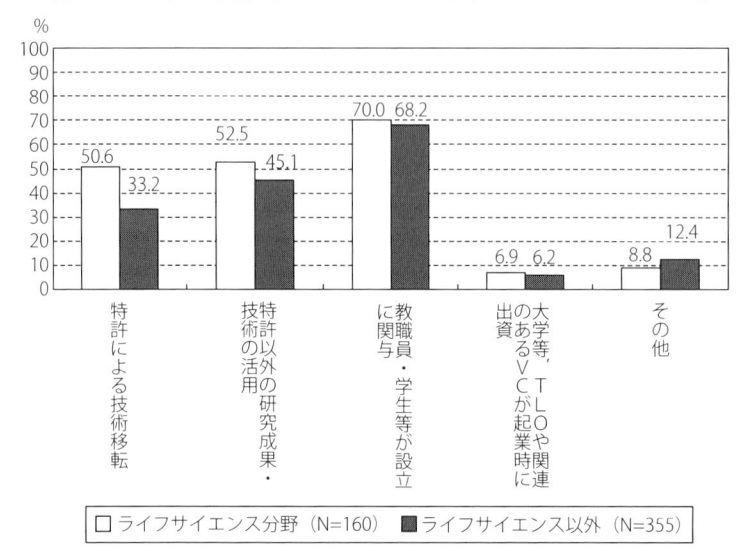

図14:大学等との関係（ライフサイエンス分野 / ライフサイエンス以外）

項目	ライフサイエンス分野 (N=160)	ライフサイエンス以外 (N=355)
特許による技術移転	50.6	33.2
特許以外の研究成果・技術の活用	52.5	45.1
教職員・学生等が設立に関与	70.0	68.2
大学等、VC、TLOや関連のあるVCが起業時に出資	6.9	6.2
その他	8.8	12.4

(2) 関係する人材

　前述のとおり大学等発ベンチャーでは，大学等との関係において「教職員，学生等が設立に関与」する形が最も多いことが明らかになった．本調査では，最も主体的に関与した大学等の人材1名の大学等でのポジションを調査している．図15を見ると，最もベンチャーに関与することが多いのは，分野に限らず「教授／同等の研究職員」であるが，特にライフサイエンス分野でこのシェア（73.1％）が多い．

(3) 大学等との連携による期待

　大学等との連携で期待することを上位3つまで訊ね，ライフサイエンス分野とそれ以外の分野を比較した．図16を見るとベンチャー全般に「施設・装置・研究試料の利用」への期待が圧倒的に大きいが，ライフサイエンス分野では特に期待する企業が大きい（58.9％）．

　一方，その他の期待する項目には違いが見られ，ライフサイエンス分野では「産学共同での研究開発に係る補助金等の獲得」（41.7％），「連携による

5. 大学等発ベンチャーの現状と課題

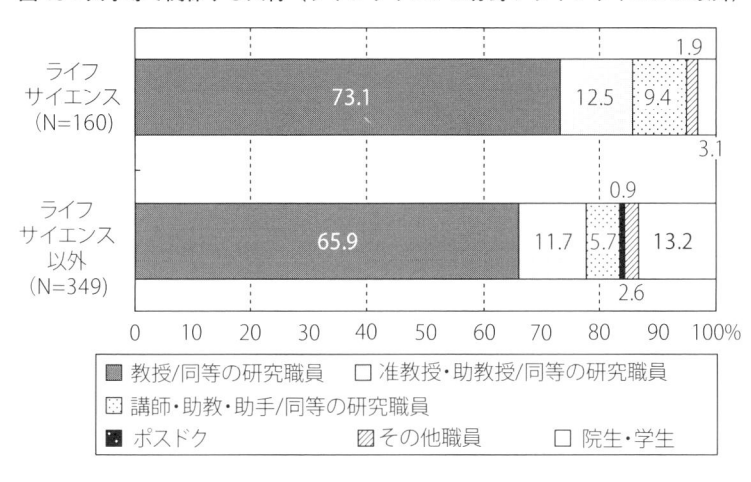

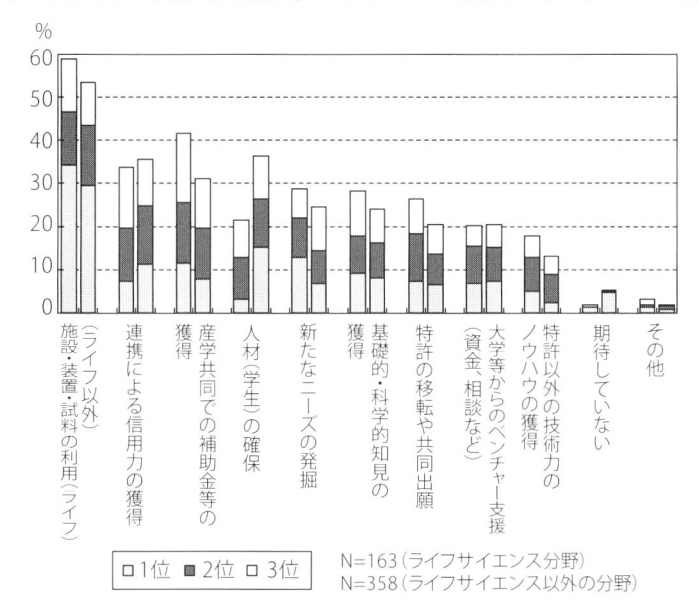

図15：大学等で関係する人材（ライフサイエンス分野／ライフサイエンス以外）

ライフサイエンス（N=160）: 教授/同等の研究職員 73.1、准教授・助教授/同等の研究職員 12.5、講師・助教・助手/同等の研究職員 9.4、ポスドク 1.9、その他職員 3.1

ライフサイエンス以外（N=349）: 教授/同等の研究職員 65.9、准教授・助教授/同等の研究職員 11.7、講師・助教・助手/同等の研究職員 5.7、ポスドク 0.9、その他職員 2.6、院生・学生 13.2

凡例：
- ■ 教授/同等の研究職員
- □ 准教授・助教授/同等の研究職員
- ▨ 講師・助教・助手/同等の研究職員
- ■ ポスドク
- ▨ その他職員
- □ 院生・学生

図16：大学等との連携による期待（ライフサイエンス分野／ライフサイエンス以外）

項目（左から）：
- 施設・装置・試料の利用（ライフ）／（ライフ以外）
- 連携による信用力の獲得
- 産学共同での補助金等の獲得
- 人材（学生）の確保
- 新たなニーズの発掘
- 基礎的・科学的知見の獲得
- 特許の移転や共同出願
- 大学等からのベンチャー支援（資金、相談など）
- 特許以外の技術力のノウハウの獲得
- 期待していない
- その他

□1位　■2位　□3位

N=163（ライフサイエンス分野）
N=358（ライフサイエンス以外の分野）

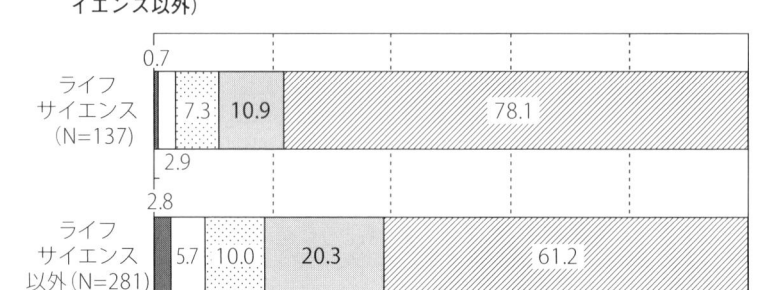

図17：特許の出願・取得・保有・活用に対する意識（ライフサイエンス分野/ライフサイエンス以外）

ライフサイエンス（N=137）: 0.7, 7.3, 10.9, (2.9), 78.1
ライフサイエンス以外（N=281）: 2.8, 5.7, 10.0, 20.3, 61.2

■1（まったく重要でない） □2 □3（普通） □4 ☒5（非常に重要）

注）調査項目では1（難しくなった）〜3（変わらない）〜5（容易になった）の5段階の他，6（わからない）も設けているが，図では6を除外している．

信用力の獲得」(33.7％) が，それ以外の分野では「人材（学生）の確保」(36.3％)，「連携による信用力の獲得」(35.8％) が続く．

ライフサイエンス分野では大学との連携を通じて「人材（学生）の確保」をしたいと考える企業は21.5％にとどまっており，むしろ大学等と共同で公的な補助金等を獲得することを期待している．先の分析ではライフサイエンス分野では，「今後増強が必要な人材」として，研究スタッフを除きリーダー格の人材を必要としており，学生獲得のニーズはさほど強くないと考えられる．

(9) 知的財産（知財）

(1) 知財に対する意識

大学等発ベンチャーの中核となる事業において，特許（他者から導入されたものも含む）の出願・取得・保有や活用に対する意識を調査した．図17を見ると，ライフサイエンス分野は78.1％の企業が特許の出願・取得・保有は事業において「非常に重要」と回答し，それ以外の分野 (61.2％) よりも重視している企業が多い．

なお，技術上のノウハウの管理・保護・活用についても同様に意識調査をしたところ，ライフサイエンス分野では特許に対する意識とほぼ同様の結果

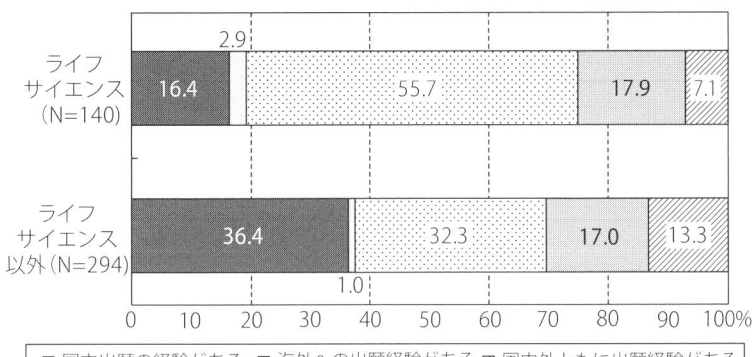

図18：特許出願の経験（ライフサイエンス分野／ライフサイエンス以外）

| | 国内出願の経験がある | 海外への出願経験がある | 国内外ともに出願経験がある | 出願経験はないが，今後検討したい | 今後とも出願の予定はない |

ライフサイエンス（N=140）: 16.4 / 2.9 / 55.7 / 17.9 / 7.1
ライフサイエンス以外（N=294）: 36.4 / 1.0 / 32.3 / 17.0 / 13.3

となったが，それ以外の分野の企業ではむしろ技術上のノウハウを重要視している企業が多いという結果となった（「非常に重要」72.5％）．

(2) 特許出願，審査請求の経験

国内外で特許の出願や審査請求の経験があるかを調査し，ライフサイエンス分野とそれ以外の分野で比較した．図18を見ると，特許出願の経験がある企業は全般に多いが，ライフサイエンス分野（75.0％）はそれ以外の分野（69.7％）よりもシェアは多い．

ライフサイエンス分野では海外への出願もしくは国内外両方で出願経験がある企業のシェアは58.6％あり，それ以外の分野の33.3％を大きく上回っている．一方，ライフサイエンス以外の分野では出願経験があっても国内（36.4％）が主体となっている．

特許出願件数と，出願件数のうち海外への出願件数と審査請求数も調査した．図19を見ると，分野で顕著な違いはなく，各項目とも3件以下で大半を占めるが，31件以上の区分ではライフサイエンス分野がそれ以外の分野に比べてシェアが大きくなっている．特に審査請求数で31件以上がライフサイエンス分野では11.4％と，それ以外の分野の2.6％を大きく上回っている．

各件数の平均値を見ると，特許出願件数はライフサイエンス分野では12.2

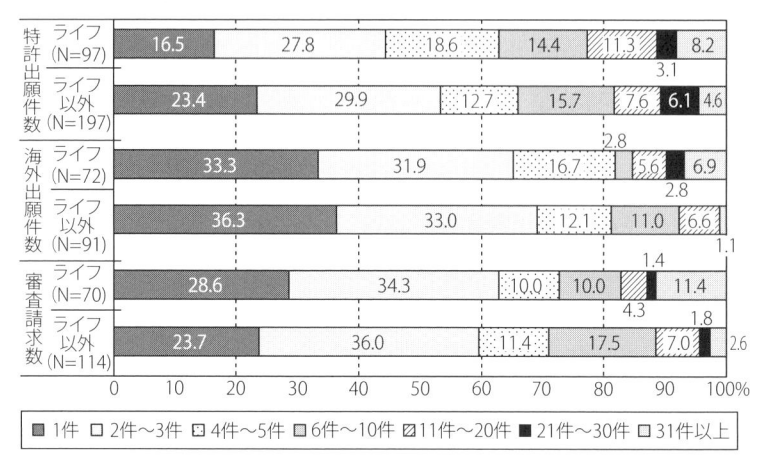

図19:特許出願,審査請求件数(ライフサイエンス分野/ライフサイエンス以外)

		1件	2件~3件	4件~5件	6件~10件	11件~20件	21件~30件	31件以上
特許出願件数	ライフ(N=97)	16.5	27.8	18.6	14.4	11.3	3.1	8.2
	ライフ以外(N=197)	23.4	29.9	12.7	15.7	7.6	6.1	4.6
海外出願件数	ライフ(N=72)	33.3	31.9	16.7	5.6	2.8		6.9
	ライフ以外(N=91)	36.3	33.0	12.1	11.0	6.6		1.1
審査請求数	ライフ(N=70)	28.6	34.3	10.0	10.0	11.4	4.3	1.4
	ライフ以外(N=114)	23.7	36.0	11.4	17.5	7.0	1.8	2.6

注)海外出願件数,審査請求数は,特許出願件数の内数として調査した.

件,それ以外の分野は4.4件,海外出願件数はライフサイエンス分野で6.8件,それ以外の分野で4.5件,審査請求数はライフサイエンス分野で8.2件,それ以外の分野6.5件となった.

(3) 特許出願・維持費用

　特許出願や維持に係る費用をどのように捻出しているのかを調査した.図20を見ると,ベンチャー全般に見て「自社で負担」するケースが約66%と多い.ただし,ライフサイエンス分野では残りのほとんど(32.1%)が「共同研究先と分担」であるのに対して,ライフサイエンス以外の分野では「共同研究先と分担」(22.4%)に加え,「大学等や公的支援を活用」する場合(8.4%)もある.

(4) 特許に関する課題

　特許の出願・取得・保有・活用における課題として大きいものから順に上位3つまでを訊ね,ライフサイエンス分野とそれ以外の分野で比較した(図21).図21を見ると,両者で傾向は似ており,「特許の出願・維持に係る費

5. 大学等発ベンチャーの現状と課題

図20：特許出願の費用負担（ライフサイエンス分野／ライフサイエンス以外）

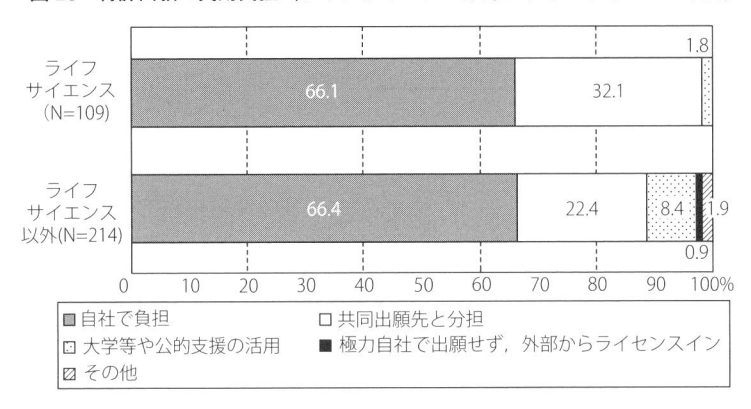

ライフサイエンス（N=109）: 自社で負担 66.1、共同出願先と分担 32.1、1.8

ライフサイエンス以外(N=214): 自社で負担 66.4、共同出願先と分担 22.4、大学等や公的支援の活用 8.4、極力自社で出願せず，外部からライセンスイン 1.9、その他 0.9

凡例：
- ■ 自社で負担
- □ 共同出願先と分担
- ▨ 大学等や公的支援の活用
- ■ 極力自社で出願せず，外部からライセンスイン
- ▨ その他

図21：特許出願，取得・保有・活用における課題（ライフサイエンス分野／ライフサイエンス以外）

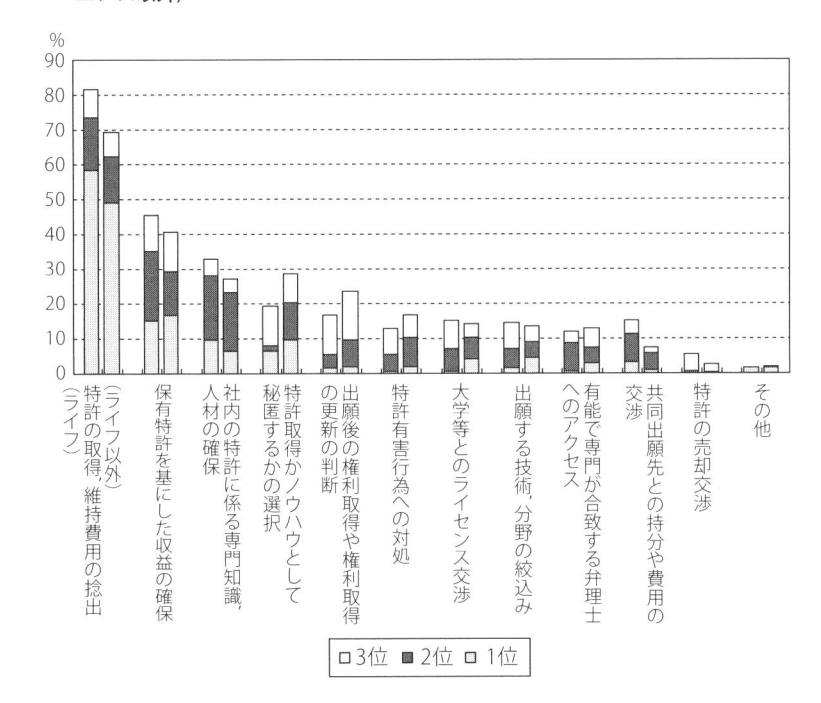

横軸項目（左から）：
- 特許の取得，維持費用の捻出（ライフ）
- （ライフ以外）
- 保有特許を基にした収益の確保
- 社内の特許に係る専門知識，人材の確保
- 秘匿するかの選択
- 特許取得かノウハウとしての更新の判断
- 出願後の権利取得や権利取得
- 特許有害行為への対処
- 大学等とのライセンス交渉
- 出願する技術，分野の絞込み
- 有能で専門が合致する弁理士へのアクセス
- 共同出願先との持分や費用の交渉
- 特許の売却交渉
- その他

凡例：□3位　■2位　□1位

用の捻出」がライフサイエンス分野で81.6%，それ以外の分野でも69.5%と課題として突出している．次に「保有特許を基にした収益の確保」（ライフサイエンス分野：45.6%，それ以外の分野：40.7%），さらに「社内の特許に係る専門知識・人材の確保」（ライフサイエンス分野：32.8%，それ以外の分野：27.2%）が続いている．いずれの項目も，ライフサイエンス分野のシェアがそれ以外の分野に比べて大きい．

6. まとめと考察

本章ではライフサイエンス分野の大学等発ベンチャーの現状と課題について分析してきたが，分析結果からは我が国においてライフサイエンス分野の大学等発ベンチャーは特に重要であることが示唆された．以下，ライフサイエンス分野の大学等発ベンチャーが重要である点を3点述べる．

第1に，我が国の大学等発ベンチャーの中でのライフサイエンス分野のベンチャーの存在の大きさ．ライフサイエンス分野の大学等発ベンチャーは2007年度末時点で482社と大学等発ベンチャー全体の約3分の1を占め，最大である（小倉，2009）．またライフサイエンス分野のベンチャーの業種は製造業やサービス業を中心に多岐に渡っている．従って，ライフサイエンス分野のベンチャーの動向は，大学等発ベンチャー全体の趨勢やさまざまな業種に影響するといえ，今後も注目していく必要がある．

第2に，ライフサイエンス分野のベンチャーは設立当時より大学等との関係が強く，大学等の研究成果を社会に還元していく上で重要なアクターである．ライフサイエンス分野のベンチャーは，設立時には学生ではなく教授や同等の研究職員が関与した上で，大学等から特許を技術移転して立ち上げている場合が多く，大学等の研究成果の社会還元という意味では影響力が大きいといえる．

第3に，ライフサイエンス分野のベンチャーから国際競争力のある企業が生まれる可能性がある．大学等との関係とも関連するが，ライフサイエンス分野のベンチャーは，事業において特許を重要視しており，海外展開も視野に入れて特許を自社で保有し，活用しようとしている企業が多い．これらの

6. まとめと考察

企業の中から今後国際競争力のある企業へと成長する企業が登場することが期待される．

最後に分析結果を踏まえてライフサイエンス分野のベンチャーの課題と方策について検討すると，ライフサイエンス分野のベンチャーは，財務面，特に「資金調達」を課題として強く感じている．ライフサイエンス分野の直近1年間の財務状況（売上高，経常利益，研究開発費，研究開発に係る補助金等）は，ばらつきが大きく多様であるものの，経常利益が赤字である企業が多く，経営状態は厳しい状況にある．

また，ベンチャーは特許出願の際に費用を単独で負担する場合が多いこともあり，特許の出願や維持費用の問題は大きな問題となっている．特に海外出願することが多いライフサイエンス分野では特許費用の問題はより深刻であると考えられる．

さらにライフサイエンス分野のベンチャーでは設立時に比べて現在は資金調達環境が全般的に悪化している，特に株式公開が難しくなっていると感じている．我々が別途実施したライフサイエンス分野の大学等発ベンチャーへのインタビューでも，近年の不況で資金調達環境が特に悪化しており，各企業で研究開発のスピードの低下や，プロジェクトの削減等が生じていることが確認できた（科学技術政策研究所，2009）．

こうした資金調達の課題に対して，ライフサイエンス分野のベンチャーはどのように対応しているのだろうか．インタビューの結果，各社で企業内部や対外的にさまざまな対策を講じていることがわかった．不況により研究開発資金の獲得が困難な中，継続的に研究開発を進めていくために，企業内部では事業の選択と集中や，事業の縮小を検討する一方，対外的にはベンチャーキャピタル投資に比べて安定的な関係を築きやすい事業提携による資金調達や，公的研究開発支援制度を活用した研究開発資金の獲得を重視していた（科学技術政策研究所，2009）．

では国としては，今後ライフサイエンス分野のベンチャーに対してどのような対応をしていくべきだろうか．国として大学等の研究成果を社会還元していく役割を担う大学等発ベンチャーの研究開発を支援していくことは今後も重要である．なかでもライフサイエンス分野のベンチャーは，大学等との

関わりが強く，大学の技術シーズと市場ニーズのギャップを埋めていく役割が期待できるため，その支援は特に重要である．ただし，支援対象とするベンチャーを絞り込んでいく必要がある．これまで我が国では幅広くベンチャー創出支援を進めてきたが，今後は支援対象として成長可能性のあるベンチャーを絞り込んだ上で，支援を強化していく必要があると思われる．

今回の分析から明らかになったように，設立されているベンチャーは資本金額，従業員数で見て，現在規模が大きい企業が増えている．今後支援を強化していくべき対象としては，大学等の特許に基づいて起業されたような，科学技術との関連性が明確で，少なくとも一定期間を経て従業員数や資本金額で成長しており，ある程度研究開発費をかけて研究開発を進めている企業を選んで，研究開発の支援していくべきであろう．

またベンチャーを支える人材面の問題解決も重要である．特にライフサイエンス分野では研究スタッフだけでなく経営や技術，財務面それぞれの戦略策定，執行，企画立案を行うリーダーが求められているが，多くの企業でそうした人材をまだ確保できていない．現在，我が国ではベンチャーでリーダーを担うことができる人材は限られていると思われるが，先に述べたような成長可能性のあるベンチャーに対しては，優先的に必要な人材が確保できるよう，人材面での支援枠組みも今後検討していく必要がある

参考文献

小倉都・渡辺康正（2008）「平成19年度大学等発ベンチャーの現状と課題に関する調査」科学技術政策研究所，調査資料，No. 157.

小倉都（2009）「平成20年度大学等発ベンチャーの現状と課題に関する調査（仮）」科学技術政策研究所，調査資料（発行予定）．

小田切宏之・中村吉明（2002）「日本のバイオ・ベンチャー——その意義と実態」科学技術政策研究所，ディスカッションペーパー，No. 22.

科学技術政策研究所（2009）「第3期科学技術基本計画のフォローアップに係る調査研究 イノベーションシステムに関する調査 第5部 ベンチャー企業環境報告書」NISTEP Report, No. 131.

経済産業省（2008）「平成19年度 大学発ベンチャーに関する基礎調査 実施報告書」．

榊原清則・古賀款久・本庄裕司・近藤一徳（2002）「日本における技術系ベンチャー企業

6. まとめと考察

の経営実態と創業者に関する調査研究」科学技術政策研究所，調査資料，No. 73.
㈶バイオインダストリー協会（2008）「2007 年バイオベンチャー統計調査報告書」．
文部科学省（2005）「平成 16 年度版科学技術白書」．
文部科学省　科学技術・学術審議会基本計画特別委員会（第 1 回）資料（2004）「科学技術政策の変遷（科学技術基本法制定（平成 7 年）以降）」10 月 6 日．
Darby, M. R. and L. G. Zucker (1996) "Star Scientists, Institutions, and The Entry of Japanese Biotechnology Enterprises," *NBER Working Paper*, 5795, National Bureau of Economic Research.
Murray, F. (2004) "The Role of Academic Inventors in Entrepreneurial Firm: Sharing Laboratory the Life," *Research Policy*, Vol. 33, pp. 643-659.
Pisano, G. P. (2006) *Science Business : The Promise, The Reality, and The Future of Biotech*, Harvard Business School Press（池村千秋訳（2007）『サイエンス・ビジネスの挑戦：バイオ産業の失敗の本質を検証する』日経 BP 社）．
Zucker, L. G., M. R. Darby, and M. B. Brewer (1998) "Intellectual Human Capital and the Birth of U.S. Biotechnology Enterprises," *The American Economic Review*, Vol. 88, No. 1, pp. 290-306.

第10章 大学教育組織の展開と産学連携
－ライフサイエンス・バイオテクノロジー分野の実証分析－

加藤雅俊・小田切宏之

1. はじめに

　大学は，経済発展の初期から，産業の発展に大きな役割を果たしてきた[1]．この傾向は，サイエンス（科学）に依拠したイノベーションが中心的な位置を占めるサイエンス型産業において顕著である（後藤・小田切，2003）．その代表がバイオテクノロジー関連産業である（小田切，2006）．バイオテクノロジー（以下，バイオと略記することがある）は，基礎科学であるライフサイエンス（生命科学，以下ライフと略記することがある）と密接な関係を持っているからである．このため，バイオの発展においては，基礎研究の主な担い手であるべき大学が果たす役割は大きい．例えばNelsen（1991）は，大学はバイオ産業が誕生した場所であり，ほとんどの基礎的な新技術の源泉でもあることを指摘している．

　ライフサイエンスは，生物・生命とその機能について研究する学問分野を指し，古くから存在する系統分類学，ダーウィンの『種の起源』（1958年）に始まる進化生物学なども含むが，現代のバイオテクノロジーに最も大きなインパクトを与えたのは，メンデルの遺伝の法則に始まる遺伝学，そして分子生物学である．さらに，1953年のワトソンとクリックによるDNA二重らせんの発見，1973年のコーエンとボイヤーによる遺伝子組み換え技術の

---

[1] 米国についてはRosenberg and Nelson（1994），ドイツについてはMurmann（2003），日本についてはOdagiri and Goto（1996），Odagiri（1999）参照．

発明，2003年に完了声明が出された国際ヒトゲノム・プロジェクトによるヒトゲノム解読などを経て，ライフサイエンスは今日まで大きく進化を遂げてきた．これらいずれの発見・発明においても，大学研究者が大きな役割を果たしている．しかも，ボイヤーが設立者の1人となったベンチャー企業（ジェネンテック社）が今や世界の大手製薬会社の1つになっていることでわかるように，大学と産業の連携が産業発展の原動力の1つとなっている．

このことはまた，サイエンス型産業の発展のためには，大学における関連基礎分野の研究・教育体制の整備と，それと産業との間での連携の推進が図られなければならないことを意味する．このことは1990年代半ばから日本の科学技術政策・産業政策においても強く認識され，科学技術基本計画で重視されるとともに，ライフサイエンス等重点分野への研究資金の配分，日本版バイ・ドール法やTLO法その他による産学連携推進政策の実施が図られてきた．こうした政策の効果については，文部科学省科学技術政策研究所における調査（「基本計画レビュー」と呼ぶ）などによって分析されてきた（その概要は文部科学省科学技術政策研究所，2005参照）．また，産学連携が産業イノベーションに与える効果についても多くの分析がある[2]．しかしながら，大学における教育・研究体制がどのように整備されてきたか，それが産学連携にどのような意味を持ったかを定量的に分析した研究は，筆者らの知る限り，ほとんどない．本章での研究は，いわばこの間隙を埋めるためのものである．

本章では，この問題を2段階で分析する．まず，次の第2節では，ライフサイエンスの発展に対応して日本の大学が新しい教育・研究体制を設けていったプロセスを，各大学の教育組織改編の実態をもとに調査する．さらに，この調査結果を基に，ライフ・バイオ分野における教育組織の開設に積極的であった大学はどのようなものであったかの要因分析を行う．さらに第3節では，大学におけるこうしたライフ・バイオ分野における教育組織の設置が，バイオ分野の産学間の共同研究を促進する上でどのような役割を果たしてきたのかについて実証的に分析する．終節では，本章の結論を述べる．

---

[2] 小田切（2006，第3章，第4章），馬場・後藤（2007）におけるサーベイ参照．バイオテクノロジー分野に限った実証分析として小田切・加藤（1998）がある．

2. ライフサイエンス分野における教育組織の設置

(1) 概観

　日本の大学のライフサイエンス関連の教育組織がどのように開設されてきたのか，それを概観するために，東京大学（代表的総合大学），東京工業大学（代表的工科大学），筑波大学（1973年開学のいわゆる新構想大学）という3つの大学を選び，それら大学のホームページ記載情報から，ライフサイエンス分野における教育組織（学部（筑波大学では学類），学科，研究科，専攻）の変遷を整理した．その結果が表1にまとめられている．概ね1980年代以降にライフサイエンスやバイオテクノロジーに関連すると見られる組織が設けられていることが窺える．ただし，この一覧を見ても，何をもってライフ・バイオ分野の組織と見なすかの困難性が理解されよう．この表では1965年以降に限って記載しているが，実は東京大学では，1955年に生物系研究科が設置されており，これは日本の大学の中においては最も早い時期に設置されたライフサイエンス関連教育組織といえなくもない．しかし表1に見られるように，1965年には，生物系研究科等は改編され，理学系・医学系等の研究科となって，研究科名から生物の文字が消えている．とはいえ，生物関連の教育・研究がなくなったわけではないであろう．さらに，ヒトゲノム研究のパイオニアとして著名な和田昭允氏の回顧によれば（和田，2005），同氏は1962年に東京大学理学部の物理学教室に着任し，生物物理学研究室を立ち上げたという．理学部あるいは物理学教室という肩書きを見るだけでは，ライフサイエンスに関連する研究は埋もれてしまう．同氏の著書のタイトル『物理学は越境する』がまさに示すように，ライフサイエンスのように既存の学問領域の境界を越える形で発展する学問分野について，その展開を公開された資料のみで判断するのが困難でもあり危険でもあることがわかる．

　東京工業大学（以下東工大と略記することがある）では1980年代から生命理学，生物工学というまさにライフサイエンス，バイオテクノロジーを表す言葉の入った学科が設立されており，その意味での先見性を感じさせる．

表1：主要3大学におけるライフサイエンス関連の教育・研究組織の新設と改組

大学	年	事項
東京大学	1965	大学院の生物系，数物系，化学系の3研究科を改組し，理学系，医学系，薬学系，工学系，農学系の5研究科を設置．
	1967	伝染病研究所を廃止し，医科学研究所を設置．
	1991	医科学研究所内にヒトゲノム解析センターを設ける．
	1992	理学系研究科の重点化により，化学，生物化学，動物学，植物学，人類学，地質学，鉱物学の7専攻が改組整備．
	1993	応用微生物研究所を分子細胞生物学研究所に改組．
	1993	農学系研究科を農学生命科学研究科と改称．応用生命化学（農芸化学が改称），応用生命工学，応用動物科学，獣医学の4専攻の整備．その後の他専攻の整備により，2000年には12専攻となる．
	1995	理学系研究科において，動物学，植物学，人類学の生物3専攻を統合し生物科学専攻に改組．物理学，天文学，地球惑星科学，化学，生物化学，生物科学の6専攻となる．
	1997	医学系研究科において，第一基礎医学，第二基礎医学，第二臨床医学の3専攻を廃止し，分子細胞生物学，機能生物学，生体物理医学，脳神経医学の4専攻に改組．この前後の他専攻の整備により，12専攻となる．
	1997	薬学系研究科において，薬学，製薬化学，生命薬学の3専攻を分子薬学専攻，機能薬学専攻，生命薬学専攻の3専攻に改組．
東京工業大学	1986	理学部に生命理学科，工学部に生物工学科設置．
	1988	理学部に生体機構学科，工学部に生体分子工学科設置．
	1990	生命理工学部設置（理学部生命理学科・生体機構学科，工学部生物工学科・生体分子工学科を振替）．
	1991	大学院生命理工学研究科設置（バイオサイエンスおよびバイオテクノロジーの2専攻）．
	1999	大学院生命理工学研究科バイオサイエンス（一部）およびバイオテクノロジー（一部）の2専攻を改組し，分子生命科学，生命情報および生体分子機能工学専攻を設置．生命理工学部生命理学科，生体機能工学科，生物工学科および生体分子工学科を改組し，生命科学科および生命工学科を設置．
	2000	大学院生命理工学研究科バイオサイエンスおよびバイオテクノロジー専攻を改組し，生体システムおよび生物プロセス専攻を設置．
筑波大学	1973	開学．医学専門学群など設置．
	1975	第2学群（生物学類，農林学類など），大学院博士課程生物科学研究科設置．
	1976	大学院博士課程に農学研究科を設置，動物実験センター設置．
	1984	遺伝子実験センターを設置．
	1993	大学院修士課程にバイオシステム研究科を設置．
	1994	農林学類を生物資源学類と改称．
	2001	大学院博士課程生物科学研究科，農学研究科，地球科学研究科を統合し，生命環境科学研究科を設置．動物実験センターを生命科学動物資源センターに改組．

出所）各大学ホームページ（小田切，2006，p.56，表3-1より転載）．

筑波大学では1975年に生物学類，生物科学研究科が開設されており，新構想大学としての開学のために新分野への対応が重視され，あるいは容易であったものと推測される．これら大学でも，1990年代に入りさらに改編が

2. ライフサイエンス分野における教育組織の設置

行われ,バイオの名前が陽表的に記された研究科や専攻が設置されている.

こうした展開が3大学に限らず日本の大学全般で観察されるかどうかを確認するため,『全国大学一覧 平成17年度版』(文教協会) を用いて,全国国公私立大学の教育・研究組織の変遷を調査し,ライフサイエンス分野における教育組織の新規設置数の推移を見た.ここで,ライフサイエンス分野における教育組織とは,それらの組織の名前に生物(学),生物工学,生物化学,生命工学,バイオなど,ライフサイエンスと密接に関連すると思われる言葉を含む学部,(学部内) 学科,研究科,(研究科内) 専攻を指す.すでに述べたように,こうした組織名のみで判断することには大きな誤差が予想される.そこで,組織名のみではライフサイエンスと関連があるかどうかの判断が難しい場合には,組織のウェブサイトなどを参照することによって情報を補足し,判断した.それでも,和田氏の事例のように物理学科(ないし物理学専攻) 内で生物物理学が教育・研究されている場合には,我々の調査方法ではカウントされず,過小評価が起きる可能性がある.一方,生物の名前が付いているためライフ関連としてカウントされるが,いわゆる旧来型の生物学(分類学等) が中心であって,一般に新しい学問として認識されているライフサイエンスとはいえないものが含まれる可能性も否定できず,こうした意味では過大評価の可能性がある.ただし,ウェブサイトで詳細な情報を得て我々で理解できた範囲ではこうした事例はほとんど見あたらなかったので,過大評価による誤差は限られたものと推測される.いずれにせよ,以下で紹介する調査結果には過大にも過小にも誤差が発生している可能性が否定できないことを踏まえた上で,全体的傾向を概観するのが本研究の狙いである.

調査結果は国公立大学(図1) と私立大学(図2) に分けて示されている.

すでに述べた,1980年代後半,特に1990年代に入ってからライフ関連の教育・研究組織の設置が増えることは,国公立・私立いずれにおいても確認できる.ただし,これらの図を比較すると,国公立と私立では3点で違いがあるように思われる.第1に,1950年代~1970年代に,数は少ないがいくつかの大学においてすでにライフサイエンス関連の教育組織が設置されているが,この傾向が国公立大学で相対的により多く観察される.第2に,学部レベルの教育に関して,1990年代の設置が国公立大学においてより活発で

図1：国公立大学におけるライフサイエンス関連の教育・研究組織の新設数

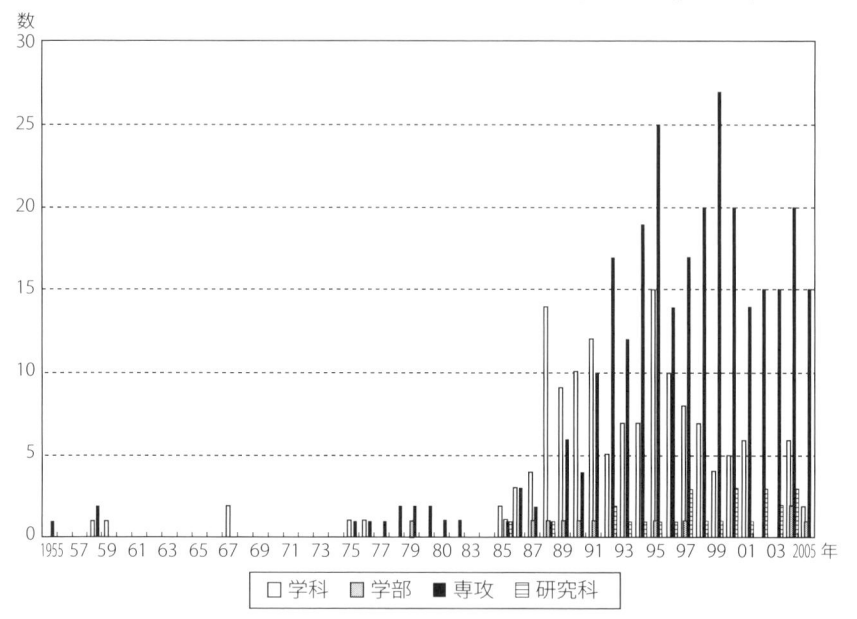

□ 学科　■ 学部　■ 専攻　目 研究科

図2：私立大学におけるライフサイエンス関連の教育・研究組織の新設数

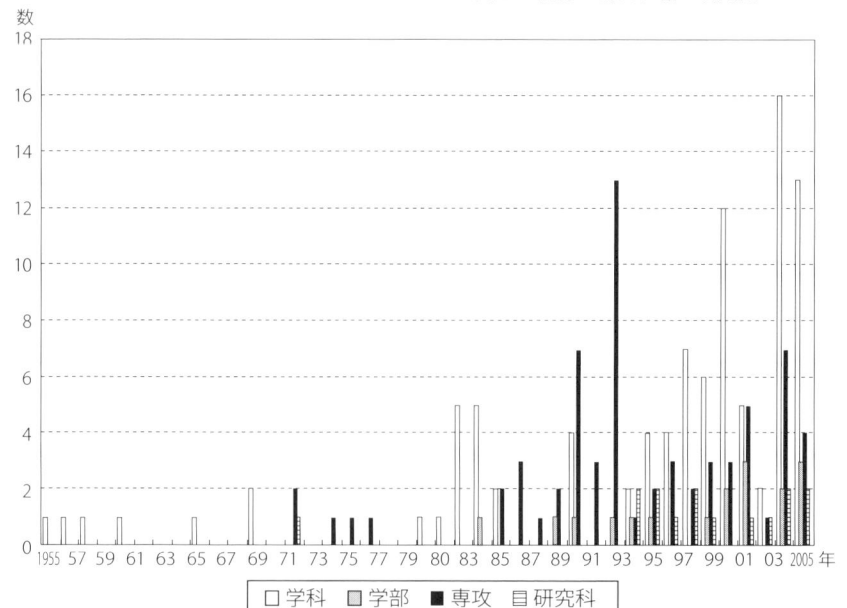

□ 学科　■ 学部　■ 専攻　目 研究科

あったと見られることで，学部レベルの設置も起きているが，私立大学では学部レベルでの設置は少ない．第3に，大学院教育で見ると，研究科の設置が国公立大学で相対的に活発であったのに対し，私立大学では専攻が多く設置されたことである．

すでに述べたように，ライフサイエンス研究の発展の契機が，1953年のDNA二重らせんの発見にあり，バイオテクノロジー研究発展の契機が1973年の遺伝子組み換え技術の発明にあったとするなら，1980年代後半以降にライフ・バイオ分野での教育・研究組織の開設が活発化したという事実は，教育・研究体制の改編に15年～35年程度のラグ（遅れ）が発生していたのではないかとの危惧を感じさせる．大学の運営方法や組織そのものの違いが大きいので単純な日米比較は困難であるが，例えばマサチューセッツ工科大学（MIT）では1977年に保健科学技術のための新しい教育研究機関であるWhitaker College of Health Science and Technology が，また1982年には，Whitehead Institute for Biomedical Research が設置されており，いち早くライフサイエンスの基礎研究が開始されてきたと推測される[3]．またJong (2008) によるカリフォルニア大学バークリー校とスタンフォード大学の比較研究によれば，1980年前後より分子生物学等の発展に伴った改組の議論が始まり，ともに1989年までかかり改組が行われている[4]．日本でも，表1や図1～図2で見られるように，東京大学など一部の有力大学においてはライフサイエンス分野の教育・研究組織の設置が早い時期から行われ，1980年代後半には設置が増え出すから，日米の差は明確でない．MITと比較する限り，新分野での大学の研究・研究組織の立ち上げに，米国と比較しての遅れがあった可能性が示唆されるが，正確な比較のためには，それぞれの組織がどれだけ実質的なものであったか，またそこで教育・研究されるのが真に新しい意味でのライフサイエンスであったかの吟味が必要であり，本

---

3) MITのウェブサイトによる．
4) Jong (2008) は，バークリーが州立大学，スタンフォードが私立大学であるという違い，バークリーはメディカルスクールを持たないが（カリフォルニア大学ではサンフランシスコ校がメディカルスクールを持つ）スタンフォードは持つという違い，スタンフォードがシリコンバリーに近いという違い，が両校における新組織立ち上げのプロセスの違いを生んだことを指摘しており興味深い．

章ではそこまで立ち入ることができない.

やや古くなるが，研究のライフサイクルという観点から，山田圭一教授らのグループが新学問分野に対応した日本の大学の教育組織の立ち上げにラグがあることを定量的に明らかにしたことがある．林・山田（1975）は，高分子化学分野における研究のライフサイクルと日本における大学の学科設置数の推移を分析して，日本の大学の教育・研究関連組織が当該分野における世界のトレンドと比較して立ち上がりが遅かったことを指摘した．また，山田・塚原（1986）も同様に，さまざまな研究分野において，各分野のライフサイクルのピークを，研究者数，研究費，学会発表数などのデータを用いて定量的に分析して，日本の大学における教育・研究関連組織の立ち上がりの遅さを指摘した．同じ傾向がライフ・バイオ分野でも存在したかをより厳密に分析するためには，学科等の設置だけではなく，研究者数，研究費，論文数，特許数などの多面的な観点からの分析が必要であり，またより厳密に国際比較をするためには，米国等の大学制度を踏まえた上で，詳細な研究を米国の教育・研究組織について研究することが必要となる．こうした研究は将来的な課題としたい．

(2) 要因分析

前節で示した調査結果を基にして，大学別のクロスセクション分析を行い，日本の大学の中でライフサイエンス教育・研究組織の設置を積極的に行ってきたのはどのような大学かという要因分析をしよう．まず，図1での調査結果より，各大学でライフサイエンス関連の何らかの教育組織（学部，学科，研究科，専攻）が最初に設置されて時期を特定した．例えば東京大学は，1955年に生物系研究科を設置しているため，1955年を初めてライフサイエンス関連の教育組織を設置した年と見なした．これに基づき，2001年までにライフサイエンス関連の教育組織が設置されていれば1，設置されていなければ0とするダミー変数（*LIFE*）を作成し，従属変数として用いることとした．また，2001年以前にどれだけ早く設置したかを見るため，基準年(2001)から遡って何年前に教育組織が設置されたかを表す変数（*LIFE_AGE*）も従属変数として用いた．

独立変数として用いたのは5変数である．第1は，大学の規模（*UNIV_SIZE*）に関するもので，2005年度の各大学のすべての教育組織の学生定員数の合計を用いる．規模の大きい大学ほど新分野に関する教育への社会的ニーズは大きいであろうこと，また新学科等の設置のための人的あるいは設備的な余力は大きいであろうことが考えられ，*LIFE* に対しても *LIFE_AGE* に対しても正の効果を持つであろうと仮説することができる．特に，国公立大学における新学科等の設置にあたっては，ニーズの少なくなった学科等の改編で対応するというスクラップ・アンド・ビルドを文部科学省あるいは予算当局が要求する場合が多いことから，大規模大学ほどそうした対象となり得る学科等を有しているため新学科等の設置が容易になるという可能性もある．

第2は，大学の設置から経過した年数（*UNIV_AGE*）である．古い伝統を持つ大学であるほど新学科等の設置へのニーズが高い，あるいはスクラップ・アンド・ビルドしやすいという観点からは，*UNIT_AGE* は正の係数を持つことが予測される．ただし，表1で示した筑波大学の例のように，新規の大学ほど新しい学問分野の学科等を積極的に設置する可能性もあるので，その場合にはむしろ負の係数を持つ可能性がある．

第3は，文系・理系ともに設置されていれば1とするダミー変数（*COMPRE*），また同様のものとして第4に，理系の単科大学であれば1とするダミー変数（*SCIENCE*）である[5]．もともと理系の学部や研究科を持っていれば，ライフ・バイオ分野への教員間での理解も高く，学生からのニーズも高いと想定されることから，いずれのダミー変数も正の係数を持つものと予測される．このうち，文系も有する総合大学（*COMPRE*）と文系を持たない理工系大学（*SCIENCE*）のいずれでライフ・バイオ分野の学科等の設置が早いかは，文系の存在が補完的な効果を持つかどうかを示すものと解釈できる．

第5は，私立大学について1の値をとるダミー変数（*PRIVATE*）である．前述のとおり，図1〜図2の比較によれば，ライフ関連の教育組織の設置は国公立大学の方が私立大学より早いように思われるが，この推測が統計的にも成立するかどうかを確認するために説明変数として含めた．

---

5) この他に，文系のみを有する大学（筆者らの属する一橋大学はその例である）もあるので，両ダミー変数がともに0の値をとるサンプルがある．

表2：クロスセクション分析における変数の定義と記述統計量：国公立・私立大学サンプル（観測数：715）

変　数	定　　　義	平均値	標準偏差
（従属変数）			
LIFE	ダミー変数：2005年度までにライフサイエンス関連の教育・研究組織（学部・学科，研究科・専攻）を設置していれば1，そうでない場合は0．	0.197	0.398
LIFE_AGE	ライフサイエンス関連の教育・研究組織（学部・学科，研究科・専攻）を当該大学内で初めて設置してから経過した年数．	1.87	7.588
（独立変数）			
UNIV_SIZE	大学の教育・研究組織（学部・学科，研究科・専攻）の入学定員数（単位：千人）．	0.924	1.392
UNIV_AGE	大学の設置から経過した年数．	31.772	20.009
COMPRE	ダミー変数：文系・理系ともに設置されていれば1，そうでない場合は0．	0.200	0.400
SCIENCE	ダミー変数：理系の単科大学であれば1，そうでない場合は0．	0.161	0.368
PRIVATE	ダミー変数：私立大学であれば1，そうでない場合は0．	0.776	0.417

　これら変数についての定義と記述統計量は表2に示したとおりである．

　推定は全大学（国立，公立，私立のすべてを含む），国立大学，私立大学のそれぞれについて行い，その結果を表3に示す[6]．推定方法としては，2001年までにライフサイエンス関連の教育組織が設置されているかどうかのダミー変数（LIFE）を従属変数とするモデルではプロビットを用いた．一方，教育組織が設置されてからの年数に関する変数（LIFE_AGE）を従属変数とするモデルでは，この変数が非負に限られ，2001年までにライフサイエンス関連の教育組織が設置されていない大学の場合には0の値をとるため，トービットを用いた．

　表3が示すとおり，いずれの従属変数に対しても，また全大学・国立・私立のいずれについても，大学の規模（UNIV_SIZE），文系・理系双方を有する総合大学に関するダミー変数（COMPRE），理系単科大学に関するダミー変数（SCIENCE）について有意に正の係数を得た．上記の仮説がいずれも成立して

---

[6] 国公立でなく国立大学に限ったのは，次節での分析が国立大学のみをサンプルとするものだからである．国公立大学についての推定結果も国立大学についての推定結果と類似する．なお私立大学では約7割が文系学部のみであるため，文系のみの大学を除いたサンプルによっても推定した（このとき，すべてのサンプル大学がCOMPREまたはSCIENCEで1の値をとることになるため，SCIENCEを除外した）．この推定結果も大きな違いを生まなかったので，省略する．

表3：ライフサイエンス関連の教育組織設置についての推定結果

従属変数	国公立・私立大学		国立大学		私立大学	
	LIFE	LIFE_AGE	LIFE	LIFE_AGE	LIFE	LIFE_AGE
UNIV_SIZE	0.284***	2.327***	1.149**	5.472***	0.244***	1.762**
	(0.074)	(0.578)	(0.487)	(0.794)	(0.078)	(0.747)
UNIV_AGE	0.00862*	0.190***	-0.0174	-0.0764	0.00683	0.215**
	(0.005)	(0.067)	(0.017)	(0.101)	(0.006)	(0.099)
COMPRE	1.880***	29.980***	1.612***	17.392***	1.713***	30.629***
	(0.224)	(0.538)	(0.553)	(3.791)	(0.266)	(4.927)
SCIENCE	1.873***	28.231***	1.585***	14.423***	1.863***	32.135***
	(0.211)	(3.357)	(0.490)	(3.724)	(0.246)	(4.737)
PRIVATE	-0.811***	-11.584***				
	(0.163)	(2.064)				
定数項	-2.077***	-33.458***	-1.346*	-10.911**	-2.698***	-48.618***
	(0.260)	(4.330)	(0.761)	(5.422)	(0.272)	(6.330)
擬似決定係数	0.507	0.22	0.47	0.171	0.425	0.195
対数尤度	-174.954	-677.052	-29.729	-677.052	-120.863	-365.282
観測数	715	715	87	87	555	555

注1）推定方法は，従属変数を*LIFE*とする式についてはプロビット，*LIFE_AGE*とする式についてはトービットである．
注2）ライフサイエンス関連の教育・研究組織を設置していない大学（*LIFE = LIFE_AGE* = 0）となる大学は，国公立・私立大学で574，国立で30，私立大学で485ある．
注3）***，**，*は，それぞれ1％，5％，10%水準で係数が有意であることを示す．
注4）括弧内は，標準誤差を示す．

いることがわかる．また大学の年齢（UNIV_AGE）については，全大学では有意で正の係数を得たが，国立については有意な係数とならず，私立については UNIV_AGE に対してのみ正で有意であった．私立大学においては伝統ある大学ほど早くからライフ分野へ展開していたことになる．一方，国立大学においては，上述したように，伝統ある大学ほど新分野へのニーズが高い，あるいはスクラップ・アンド・ビルドしやすいという効果と，新設大学ほど新分野への取り組みに積極的であるという効果が打ち消しあっているものと見られる．

全大学をサンプルとするとき，PRIVATE について有意に負の係数となった．図1～図2から推測したように，一般的に，国立大学の方が私立大学よりライフ分野の教育組織の設置に積極的であった，あるいはそのために必要な資金的・人的資源の確保が容易であったことを示唆する．

プロビット分析の係数とトービット分析の係数を直接比較することは意味

を持たないが,同一モデル内での2つの変数,COMPREとSCIENCEの係数を比較することには意味がある.表2によれば,いずれのモデルでも,国立大学ではCOMPREの係数がSCIENCEの係数より大きいが,私立大学では逆の傾向がある.すなわち国立大学では理系単科大学よりも総合大学でライフサイエンス関連教育組織の設置に活発であることを示し,文系組織の存在がプラスに働いている,あるいは文系の存在が補完的効果を持っていると推測されるが,私立大学ではむしろ逆であると見られる.ただし,両係数の差は標準誤差に比較すれば小さく,有意ではない.

3. バイオテクノロジー分野の産学連携に与える影響

前節では,日本の大学のライフサイエンス関連の教育組織の設置がどのように行われてきたかを分析したが,次の段階として,こうした設置がバイオテクノロジー分野の産学連携の促進に貢献したか実証的に分析しよう.

(1) データとモデル

産学連携には,産学共同研究の他,企業による大学への研究委託,企業から大学への寄附金,大学から企業への特許のライセンシング,さらにはより非公式なものとして大学教員による企業へのコンサルティング,企業による大学への研究者派遣など,さまざまな形態のものがある.本分析では,このうち,共同研究に限定する.これは主として2つの理由による.第1は,産学連携政策の一環として大学による共同研究の受け入れの自由化,手続きの簡素化・柔軟化が進められたことと,企業の側でも契約による産学双方の責務の明確化への要求が増えたことから,より非公式な寄附金から公式の共同研究へのシフトが起きるなど,共同研究が中心的なものとなってきたことである(小田切,2006,第4章).

第2は,国立大学においては共同研究について文部科学省による調査が行われており,大学ごと,分野ごと等の共同研究に関するデータが入手可能なことである.このデータは文部科学省研究振興局環境・産業連携課技術移転推進室「『民間等との共同研究』実施報告書」で調査されているもので,民

間等との共同研究制度により研究を行った国立大学等が翌年5月までに提出を義務づけられているものに基づいている．同調査に基づいた国立大学の共同研究に関する分析はすでに文部科学省科学技術政策研究所他（2003,2005）において公表されているので，調査の詳細についてはこれらを参照されたい．本章では，これに基づいて求められた大学別の共同研究契約件数の数字を用いる．以下では，研究分野をバイオテクノロジーとする民間等との共同研究に限り，その契約件数のデータを用いるが，研究分野がバイオテクノロジー等の8分野（バイオに加え材料開発，機器開発，エネルギー，ソフトウェア，エレクトロニクス，土木，建築）のいずれかに該当するかどうかを回答させる調査は1995年度～2000年度までに限って行われたので，以下での分析のサンプル期間は1995年度～2000年度である．また，同調査が国立大学のみを対象とするので，以下の分析は国立大学のみをサンプルとする[7]．

このデータを用いて大学別（全国立大学）および年度別時系列（1995年度～2000年度）のパネルによる計量分析を行うが，従属変数は，各年度・各大学のバイオテクノロジー分野における民間等との共同研究契約の有無を表すダミー変数（COLLABO）および共同研究契約の件数（N_COLLABO）である．

すでに述べたように，本研究の目的は，ライフサイエンス分野における大学の教育組織（学部，学科，研究科，専攻）の設置がバイオテクノロジー分野における共同研究契約を促進したかどうかの検証である．そこで，中心的な説明変数はライフサイエンス分野における大学の教育組織の設置に関するものであるが，このために3つの代替的な変数を用いる．

第1は，各年度までに各国立大学でライフサイエンス関連の教育組織の設置が行われたかどうかに関するダミー変数（LIFE）である．この変数は，いつ設置がされたかにかかわらず，教育組織の設置の有無が共同研究契約に影響を与えるかどうかを見るためのものである．なお，新学部等の設置は年度当初の4月1日になされるのが普通であるから，当該年度のうちに締結される共同研究契約との間には，平均半年のずれがあることになる．このことに

---

[7] 総合研究大学院大学は，1997年に設立されているため，1995年と1996年の2年間はサンプルから除かれている．

より，設置から共同研究に結びつくために要するラグを受容できるとともに，産学連携が新教育・研究組織の設立を促すという逆の関係を避けることができる[8]．

このラグ効果が重要だとすれば，いち早く教育組織を設置した大学ほど共同研究契約を積極的に行う傾向が予想される．新組織の存在が産業界に周知されたり，民間等との共同研究を行うための大学側の体制が整えられるためには，一定の期間がかかり，また，大学におけるTLOなど産学連携推進機関が研究者・産業とのネットワークを作ったり，産学連携推進のためのノウハウを蓄積するには年数がかかる可能性があるからである．そこで，第2の変数として，教育組織の設置が共同研究契約の促進へ影響を及ぼすまでのタイムラグを考慮するため，*LIFE*を何年前に設置されたかによって分けたダミー変数を用いる．すなわち，ライフサイエンス関連の教育組織が1年前（当該年度をいう）から5年前（当該年度を含んで5年前，以下も同様）までの間に設置されていれば1の値をとるダミー変数（*LIFE_1-5Y*），6年前から10年前までの間に設置されていれば1の値をとるダミー変数（*LIFE_6-10Y*），11年前から15年前までの間に設置されていれば1の値をとるダミー変数（*LIFE_11-15Y*），16年前あるいはそれ以前に設置されていれば1の値をとるダミー変数（*LIFE_16Y*）である．

同様のものとして，第3の変数として，初めてライフサイエンス関連の教育組織を設置してから経過した年数（*LIFE_AGE*）を用いる．設置してから共同研究に至る効果が年数とともに比例的に増加あるいは減少するのであれば第2の変数（4つのダミー変数）と*LIFE_AGE*は同じ説明力を持つはずであるが，この効果が正であっても逓減的である場合や，数年後にピークを迎えるような逆U字型であるような場合には，単独の変数である*LIFE_AGE*より，年数で分けたダミー変数群の方が説明力が高いはずである．このことを検証するために，第2の変数と第3の変数を代替的に用いることとした．

この他，コントロール変数として，大学のすべての教育組織の入学定員数

---

[8] Jong（2008）によれば，スタンフォード大学では，シリコンバリーに近いこともあって，1980年代に企業との交流が増えたことがライフ・バイオの研究・教育体制の整備を促進する効果があったという．

3. バイオテクノロジー分野の産学連携に与える影響

表4：パネルデータ分析における変数の定義と記述統計量（観測数：520）

変数	定義	平均値	標準偏差
（従属変数）			
COLLABO	ダミー変数：バイオテクノロジー分野における共同研究契約があれば1，そうでない場合は0．	0.627	0.484
N_COLLABO	バイオテクノロジー分野における共同研究契約の数．	4.156	6.680
（独立変数）			
LIFE	ダミー変数：当該年度までにライフサイエンス関連の教育・研究組織（学部・学科，研究科・専攻）を設置していれば1，そうでない場合は0．	0.581	0.494
LIFE_1-5Y	ダミー変数：1年（当該年度）～5年以内にライフサイエンス関連の教育・研究組織（学部・学科，研究科・専攻）を設置していれば1，そうでない場合は0．	0.092	0.290
LIFE_6-10Y	ダミー変数：6年～10年以内にライフサイエンス関連の教育・研究組織（学部・学科，研究科・専攻）を設置していれば1，そうでない場合は0．	0.231	0.422
LIFE_11-15Y	ダミー変数：11年～15年以内にライフサイエンス関連の教育・研究組織（学部・学科，研究科・専攻）を設置していれば1，そうでない場合は0．	0.138	0.346
LIFE_16Y	ダミー変数：16年以前にライフサイエンス関連の教育・研究組織（学部・学科，研究科・専攻）を設置していれば1，そうでない場合は0．	0.119	0.324
LIFE_AGE	ライフサイエンス関連の教育・研究組織（学部・学科，研究科・専攻）を初めて設置してから経過した年数．	6.981	8.665
UNIV_SIZE	大学の教育・研究組織（学部・学科，研究科・専攻）の入学定員数（単位：千人）．	1.747	1.478
UNIV_AGE	大学の設置から経過した年数．	43.600	12.267
COMPRE	ダミー変数：文系・理系ともに設置されていれば1，そうでない場合は0．	0.554	0.498
SCIENCE	ダミー変数：理系の単科大学であれば1，そうでない場合は0．	0.219	0.414

の合計（UNIV_SIZE），大学の設置から経過した年数（UNIV_AGE），文系・理系ともに設置されていれば1とするダミー変数（COMPRE），理系の単科大学であれば1とするダミー変数（SCIENCE）を独立変数に含める．これらは，ここではパネルデータになっていることを別とすれば，第2節における分析と同じ変数である．第2節では，これら変数がライフサイエンス関連の教育組織設置の決定要因であることを明らかにしたから，LIFE や LIFE_AGE とは独立ではなく，推計上の問題が生じるおそれがある．そこで，これらコントロール変数を含んだモデルと含めないモデルの双方を推定した．

表4に，これらの変数の定義と記述統計量を示した．推定には，従属変数

表5：共同研究契約の有無についての推定結果：変量効果プロビットモデル

	従属変数：COLLABO					
	(1)	(2)	(3)	(4)	(5)	(6)
LIFE	1.795***			3.100***		
	(0.457)			(0.471)		
LIFE_1-5Y		1.453***			2.175***	
		(0.506)			(0.542)	
LIFE_6-10Y		1.960***			3.094***	
		(0.548)			(0.535)	
LIFE_11-15Y		2.443***			3.800***	
		(0.647)			(0.669)	
LIFE_16Y		2.491**			4.663***	
		(1.035)			(1.001)	
LIFE_AGE			0.158***			0.263***
			(0.045)			(0.034)
UNIV_SIZE	0.517*	0.394	0.287			
	(0.273)	(0.298)	(0.330)			
UNIV_AGE	0.00752	0.00566	0.00482			
	(0.019)	(0.019)	(0.021)			
COMPRE	2.411***	2.310***	2.933***			
	(0.752)	(0.768)	(0.819)			
SCIENCE	3.421***	3.339***	3.667***			
	(0.745)	(0.744)	(0.811)			
定数項	-3.623***	-3.403***	-3.317***	-0.939**	-1.024***	-0.620**
	(1.003)	(0.996)	(1.055)	(0.325)	(0.326)	(0.305)
対数尤度	-157.269	-155.852	-158.423	-177.62	-172.393	-175.934
観測数	520	520	520	520	520	520

注1）***，**，*は，それぞれ1％，5％，10％水準で係数が有意であることを示す．
注2）括弧内は，標準誤差を示す．

として共同研究契約の有無（COLLABO）を用いる場合には変量効果プロビットモデル（random effects probit model）を，従属変数として共同研究契約件数（N_COLLABO）を用いる場合には，共同研究契約を行っていない国立大学・年度（全観測数520のうち194）についてN_COLLABOが0の値をとる．このため変量効果トービットモデル（random effects tobit model）を用いた[9]．

---

9) 変量効果プロビットモデルと変量効果トービットモデルの推定には，それぞれSTATA S.E.（ver.9）のxtprobitとxttobitのコマンドを用いて行った．また，変量効果プロビットモデルと変量効果トービットモデルに関する詳細は，例えば，Wooldridge（2002）を参照されたい．

表6：共同研究契約件数についての推定結果：変量効果トービットモデル

	従属変数：COLLABO					
	(1)	(2)	(3)	(4)	(5)	(6)
LIFE	4.937***			10.522***		
	(1.527)			(1.343)		
LIFE_1-5Y		2.657			4.722***	
		(1.644)			(1.484)	
LIFE_6-10Y		5.063***			7.907***	
		(1.582)			(1.314)	
LIFE_11-15Y		8.267***			11.746***	
		(1.733)			(1.428)	
LIFE_16Y		11.204***			18.009***	
		(2.566)			(1.775)	
LIFE_AGE			0.824***			0.833***
			(0.106)			(0.069)
UNIV_SIZE	2.698***	1.656**	(0.668)			
	(0.483)	(0.687)	(0.666)			
UNIV_AGE	0.117**	0.096*	0.108**			
	(0.056)	(0.057)	(0.054)			
COMPRE	6.004***	5.965***	6.669***			
	(2.219)	(2.292)	(2.196)			
SCIENCE	12.128***	11.469***	10.815***			
	(2.024)	(2.073)	(1.983)			
定数項	-17.988***	-15.983***	-14.519***	-4.071***	-4.715***	-4.422***
	(2.550)	(2.557)	(2.431)	(1.012)	(0.879)	(0.751)
対数尤度	-1112.181	-1102.027	-1085.862	-1145.623	-1122.215	-1102.807
観測数	520	520	520	520	520	520

注1）バイオテクノロジー分野の共同研究契約を行っていない大学・年度（N_COLLABO=0）は194ある。
注2）***、**、*は、それぞれ1％、5％、10％水準で係数が有意であることを示す。
注3）括弧内は、標準誤差を示す。

(2) 推定結果

共同研究契約の有無（COLLABO）を従属変数とするプロビット分析結果を表5，共同研究契約件数（N_COLLABO）を従属変数とするトービット分析結果を表6に示す．いずれに対しても，(1)式が示すようにLIFEは正で有意な係数を持つ．このことは，ライフサイエンス関連の教育組織を設置している大学（LIFE）ほど，設置していない大学よりも共同研究契約をする確率が高い傾向にあること，また共同契約件数が多い傾向にあることを示している．よって，ライフサイエンス関連の教育・研究組織の設置は産学共同研究を促

進する効果があると見ることができる．

また，(2)式によれば，1年～5年前に設置（*LIFE_1-5Y*），6年～10年前に設置（*LIFE_6-10Y*），11年～15年前に設置（*LIFE_11-15Y*），16年以上前に設置（*LIFE_16Y*）の順に係数が高くなる傾向が表6，表7のいずれでも観察され，これらはほぼすべて統計的に有意であった．これは，早い時期に教育関連組織を設置した大学ほど共同研究契約を結ぶ可能性が高く，また件数も大きくなるというラグ効果があることを示している．しかも，*LIFE_1-5Y*，*LIFE_6-10Y*，*LIFE_11-15Y*，*LIFE_16Y*の順にほぼ直線的に係数推定値は増加しており，ラグ効果が逆U字型（あるいはU字型）であったり，逓減・逓増的な関係ではないことを示唆する．言い換えれば年数のみを変数としてもほぼ同じ説明力を持つであろうことを示唆し，実際に(3)式に見られるように，ライフサイエンス関連の教育組織を設置してから経過した年数（*LIFE_AGE*）の係数は，表6においても表7においても有意に正であり，対数尤度で見る限り，複数ダミー変数を用いることによる説明力の増加も限られたものである．よって，ライフサイエンス関連の教育組織の設置は，産学共同研究の確率を高め，その件数を増やすことに加え，この効果にはラグがあり，設置からの年数が経過するにつれ効果が強まることがわかる．

(1)式～(3)式では，コントロール変数も利用されている．*UNIV_SIZE* は正の係数を持ち，入学定員総数の大きい大学ほど共同研究を活発に実施する傾向を示唆するが，統計的優位性は不安定である．*UNIV_AGE* も同様で，正の係数が推定されており，設置からの年数が長い伝統的大学ほど共同研究を多く実施する傾向が示唆されるが，共同研究の有無に対しては有意でない．文系・理系ともに設置されている総合大学を意味する*COMPRE*，理系単科大学を意味する*SCIENCE* はともに正で有意な係数を持ち，文系のみの大学より理系を有する大学の方が共同研究をより高い確率で，またより多く実施する傾向が確認される．しかも，いずれの表でも*SCIENCE* が*COMPRE* より大きな係数を示しており，両者の差は表6で顕著である．よって，文系も有する総合大学に比べ理系単科大学では，共同研究を実施する確率が高く，また実施している大学についてみれば，より多くの件数を実施していることが示唆される．理系単科大学における産学共同研究への積極性，あるいは産業へのオープン

さを窺わせる結果である．

ライフサイエンス関連教育組織の設置がこれらコントロール変数と独立ではないことを考慮して，コントロール変数を除いて推定した結果が，それぞれの表の(4)式～(6)式に示されている．大学規模や総合大学・理系単科大学であることがライフサイエンス関連教育組織設立と正に相関していることから予想されるように，これら変数の効果をコントロールしなければ LIFE 等の効果は高まる傾向にある．コントロールするにせよしないにせよ，LIFE 等の効果が正で有意であることには変わりがなく，ライフサイエンス関連教育組織の設置が産学共同研究を促進する効果があると結論できる．

4. おわりに

本章では，現代のバイオテクノロジーの基礎をなすライフサイエンスの分野において，日本の大学の教育組織の設置が産業のイノベーションに果たす役割について2段階の分析を行った．第1段階では，大学におけるライフサイエンス分野における教育組織の設置について調査し，1970年代までに設置した大学もあるものの，大半は1980年代後半以降，特に1990年代に入ってから設置されたことを明らかにした．さらに，設置の要因を計量的に分析することにより，規模の大きい大学，理系を有する大学ほどライフサイエンス関連の教育組織設置に積極的であったことを示した．第2段階では，文部科学省の国立大学による産学共同研究契約のデータを用い，大学のライフサイエンス分野における教育組織の設置が，バイオテクノロジー分野の産学共同研究を促進したこと，しかしこの効果にはラグがあり，教育組織設置からの年数が経つにつれ産学共同研究実施の確率も件数も増える傾向にあることを示した．

産学連携が産業イノベーションに与える効果については広く議論され，政府の科学技術基本計画においても強調されて，1990年代中頃以降，産学連携を推進するための規制緩和や促進政策がとられてきた．こうした政策の必要性についてはいうまでもないが，本章での分析結果はさらに新しい観点を提供するものである．その第1は，既存の大学がより活発に産学連携を実施

することを促進するのみではなく，その受け皿となる大学の教育・研究機関を拡充するという視点も必要なことである．ライフ・バイオのように新しく，また拡大する分野の場合，それを教育・研究する組織の拡充は，国立大学の場合における国からの予算の制約，また大学内部での既存組織との調整の困難性などがネックとなって遅れ気味となる．その元で，いかに関連組織の拡充を促進していくか，大きな政策課題である．

　第2は，そうした組織が設置されてから産学共同研究契約に至るまでには時間を要することである．これは，TLOのような産学連携を仲介・推進し，実務を担う組織作りに時間がかかったり，これら組織が大学内研究者の生み出す技術のシーズを把握し，逆に産業が求めるニーズを把握することに時間がかかったり，シーズやニーズを評価する能力，それらを結びつける能力（いわばマーケティング能力），また産学連携のための契約を結び実行するための法務や実務能力を身に着けるには時間がかかったりするためであると推測される．こうした能力を養成し，必要な大学に供給するための仕組み作り，また研究者・産業間の情報流通を活発化させる仕組み作り，本章の分析結果はそれらの重要性を明らかにしている．

謝辞

　第3節における分析では国立大学における産学共同研究に関するデータを利用している．同データは文部科学省科学技術政策研究所第2研究グループにより収集・整理されたもので，この作業にあたった小林信一元総括主任研究官，永田晃也現客員総括主任研究官をはじめとする第2研究グループ各位に感謝したい．特に，長谷川光一研究員は本論文での分析に向けたデータ整理・提供のための労を厭われなかった．深く感謝したい．

参考文献

小田切宏之 (2006)『バイオテクノロジーの経済学』東洋経済新報社.
小田切宏之・加藤祐子 (1998)「バイオテクノロジー関連産業における産学共同研究」『ビジネスレビュー』第45巻3号, 2月, pp. 62-80.
後藤晃・小田切宏之 (2003)『サイエンス型産業』NTT出版.
馬場靖憲・後藤晃編著 (2007)『産学連携の実証研究』東京大学出版会.

林雄二郎・山田圭一（1975）『科学のライフサイクル』中央公論社.
文部科学省科学技術政策研究所（2005）「基本計画達成効果の評価のための調査―主な成果」NISTEP Report, No. 83.
文部科学省科学技術政策研究所第2研究グループ・研究振興局環境・産業連携課技術移転推進室（2003）「産学連携 1983-2001」科学技術政策研究所調査資料, No. 96.
文部科学省科学技術政策研究所第2研究グループ・研究振興局環境・産業連携課技術移転推進室（2005）「国立大学の産学連携：共同研究（1983年～2002年）と受託研究（1995年～2002年）」科学技術政策研究所調査資料, No. 119.
山田圭一・塚原修一（1986）『科学研究のライフサイクル』東京大学出版会.
和田昭允（2005）『物理学は越境する―ゲノムへの道』岩波書店.
Jong, S. (2008) "Academic Organizations and New Industrial Fields: Berkeley and Stanford after the Rise of Biotechnology," *Research Policy*, Vol. 37, pp. 1267-1282.
Murmann, J. P. (2003) *Knowledge and Competitive Advantage*, Cambridge: Cambridge University Press.
Mueller, P. (2006) "Exploring the Knowledge Filter: How Entrepreneurship and University-Industry Relationships Drive Economic Growth," *Research Policy*, Vol. 35, pp. 1499-1508.
Nelsen, L. L. (1991) "The Lifeblood of Biotechnology: University-Industry Technology Transfer," in *The Business of Biotechnology: From the Bench to the Street*, R. D. Ono, ed., Butterworth-Heinemann, Boston, pp. 39-75.
Odagiri, H. (1999) "University-Industry Collaborations in Japan: Facts and Interpretations," in *Industrializing Knowledge: University Industry Linkages in Japan and the United States*, L. M. Branscomb, F. Kodama, and R. Florida, eds., Cambridge, Massachusetts: The MIT Press, pp. 252-265.
Odagiri, H. and A. Goto (1996) *Technology and Industrial Development in Japan*, Oxford University Press（小田切宏之・後藤晃（河又貴洋・絹川真哉・安田英土訳）（1998）『日本の企業進化』東洋経済新報社）.
Rosenberg, N. and R. R. Nelson (1994) "American Universities and Technical Advance in Industry," *Research Policy*, Vol. 23, pp. 323-348.
Wooldridge, J. M. (2002) *Econometric Analysis of Cross Section and Panel Data*, Cambridge, Massachusetts: The MIT Press.

第Ⅳ部

バイオベンチャーと
バイオ分野への新規参入

第11章 バイオベンチャーの活動に関する日米比較分析[1]

元橋一之

1. はじめに

　大企業の自前主義が特徴といわれてきた日本のイノベーションシステムに変化の兆しが見られる．経済産業研究所が行った研究開発外部連携実態調査によると，1990年代後半から産学連携や企業間のアライアンスなど研究開発に関するネットワーク化の動きが進んでいる．その中でも際立った動きをしているのが医薬品産業である．経済産業研究所の研究開発外部連携実態調査によると，製薬企業の47.4％の企業が研究開発費に占める外部支出の割合が20％以上と答えており，この割合が10％以上の企業となると79.0％となる．これは，調査企業全体で見た20％以上で23.9％，10％以上で37.7％という数字の倍近いものとなっている（経済産業研究所，2004）．

　製薬企業の研究開発のアライアンス先として重要なのはバイオベンチャーである．遺伝子組み換え技術や遺伝子機能の解明などのバイオテクノロジーに関する技術的ブレークスルーによって，製薬企業における研究開発プロセスは大きく変わってきた（Cockburn et. al, 1999; Cockburn and Henderson, 2001）．これらの新しい技術は大学や公的研究機関における研究成果をベースとしたものが多く，大学などから多くのベンチャー企業が生まれている．一方で，製薬企業サイドにおいては，創薬のための研究開発費が上昇する一方で，最終的に上市できる新薬数が減少するというジレンマに陥っている．

---

[1] 「バイオベンチャー統計調査報告書」企業別データの使用に関しては，㈶バイオインダストリー協会三村邦雄部長の協力を得た．ここに感謝の意を表したい．なお，本章は『医療と社会』Vol. 17, No. 1（2007年5月）pp. 55-70を転載したものである．

このような状況の下，製薬企業は開発ステージにおけるパイプラインの充実を目指すとともに，研究開発の上流部分である探索ステージを中心にバイオベンチャーからの技術導入を進める動きを活発化させている．バイオベンチャーサイドとしては，10年〜15年といわれる新薬の研究開発期間を自前で乗り切ることが困難であるため，製薬企業とのアライアンスが死活問題となる．このように製薬企業サイドとベンチャー企業サイドのアライアンスに関する両者のインセンティブが一致して，連携が活発に行われてきているのである．

このように製薬企業から見たアライアンスの相手先としてバイオベンチャーの役割が大きくなっているが，日本におけるバイオベンチャーの活動は欧米と比べて遅れているといわれている．特に米国においては，1970年代後半〜1980年に創業したジェネンティック，アムジェン，バイオジェンなどのバイオ企業が今や大企業に成長しており，日本には見られない現象である．日本の製薬企業もアライアンス戦略のターゲットとしているのは欧米のバイオベンチャーであるといわれている．この点については，大手製薬企業に対するインタビュー調査の結果からも明らかになっている（Motohashi, 2006）．このような日米のバイオベンチャー活動の違いはどこから来るのであろうか？　まず，米国においてはバイオ産業が1980年代から立ち上がったのに対して，日本のバイオブームは2000年前後からという歴史的な違いが大きい．これ以外にも日米のバイオテクノロジーに関する研究レベル，ベンチャー政策やベンチャーキャピタリストの資質などアントレプレナーシップに関する総合的な環境，自前主義が残る製薬企業サイドの問題などさまざまな要因が関係していると考えられる．

本章は，日米のバイオベンチャーに関するデータを用いて，両者の違いとその要因について定量的に明らかにする．本章の構成としては以下のとおりである．まず，次節においては日米のバイオベンチャー活動状況について，両国のデータを用いて概観する．本章では，日本については㈶バイオインダストリー協会の「バイオベンチャー統計調査報告書」に用いられているデータを，米国についてはBioAbility LLCのUS Biotech Companies Databaseを用いた．第3節では企業規模（従業員規模および研究開発費）を被説明変

数とする記述的回帰分析を行い，日米のバイオベンチャーの成長過程の違いを明らかにする．最後に第4節において本章における分析内容をまとめるとともに，日本においてバイオベンチャーの活動を活性化させるための方策について考察する．

2. 日米バイオベンチャー活動の概況

　世界のバイオベンチャーに関するデータについては，Ernst & Young が毎年バイオテクノロジーレポートを公表しており，2004年のデータを見ると米国については1,444社存在し，そのうち330社が上場企業とされている（Ernst & Young, 2005）．日本のバイオベンチャーに関しては，㈶バイオインダストリー協会（JBA）が「バイオベンチャー統計調査報告書」を公表しており，2005年時点で531社，そのうち13社が上場企業となっている．このように数でいうと日本は米国の約3分の1でそう大きく遅れていないという印象を持つ[2]．ただし，公開企業の数は約30分の1で，その差が歴然となる．売上高で見ると米国では上場企業のみ見ても427億ドル（約5兆円）となっており，日本の未上場企業も含めた約1,200億円の40倍以上である．このように，日本においてはバイオベンチャーの数が増えてきているものの，その企業規模は小さく，ベンチャー企業による市場規模もまだ限られたものにとどまっている．

　ここでは日米のバイオベンチャーに関する企業レベルデータを用いて，その活動についてより詳細な比較を行う．日本については，前述した「バイオベンチャー統計調査報告書」の2004年データを用いている．このデータはJBAが行うアンケート調査の結果がベースになっており，調査票の未回収企業についても同協会がホームページなどにおける公開情報をベースにデータの補完を行ったものである．この報告書においてはバイオベンチャーの定義をA～Dまで4種類用意しており，ここで用いるデータの定義は，以下

---

[2]　両者の統計においてバイオベンチャーの定義が違う可能性が高いことに留意することが必要である．日本のデータについては「バイオベンチャー統計調査」（バイオインダストリー協会, 2005）の定義Aの数字を用いている．一方で，Ernst & Youngの統計においはバイオベンチャーの定義が明確に行われてない．

の要件の定義 A である．
・バイオテクノロジー（JIS K 3600：2000「バイオテクノロジー用語」による）を手段あるいは対象として事業を行うもの
・中小企業基本法の中小企業の定義にあてはまるもの
・設立から 20 年未満のもの
・研究開発，受託研究サービス，製造，技術コンサルティング等を主たる業務とするもの

　米国のデータは，BioAbility LLC の US Biotech Companies Database を用いる．BioAbility LLC はノースカロライナのリサーチトライアングルパークにあるバイオテクノロジー関係の調査コンサルティング企業である．US Biotech Companies Database は同社が上場企業については公開財務データ，未上場企業については各社のプレスリリース，ホームページ上の情報，インタビュー調査などによってバイオベンチャーのコンタクト情報，ビジネス領域，従業員，売上高，研究開発費などをデータベース化したものである．このデータは逐次アップデートされており，ここで用いたのは 2006 年 6 月時点のデータベースで，約 2,000 社の企業の情報がカバーされている．なお，前述したように Ernst & Young によると米国におけるバイオベンチャー数は約 1,500 社なので，BioAbility LLC はより多くの企業を把握していることになる．また，Ernst & Young においては，売上，研究開発費，従業員数などの企業活動に関するデータは上場企業のもののみであるが，BioAbility LLC では未上場企業の情報が含まれている点でも優れている．ただし，バイオベンチャーの定義は JBA 調査データほど明確化されていないという問題点がある．

　日米比較を行うためには，これらの日米それぞれのデータセットの整合化作業が必要である．まず，日本のデータであるが，JBA のバイオベンチャーにはバイオ関係のコンサルティングサービス企業が含まれている．BioAbility LLC のデータに純粋なコンサルティング企業は入っていないため，JBA のうちコンサルティングやシンクタンクなどサービスを専業に行っている企業を除いた．また，JBA のデータは上記の定義 A に従って構築されているので，米国のデータにも中小企業でかつ設立から 20 年未満という基

準をあてはめることが適当である．しかし，JBA データにおいて中小企業基準（従業員数 300 人以下など）については実質的な制約となっていないと考えられるので，BioAbility LLC のデータから設立〜20 年未満という基準のみを用いて分析対象企業を抽出した．また，日本のデータが 2004 年までのものであるため，米国データのうち 2005 年以降に設立されたものも除いた．この結果，分析に用いる企業数は日本が 443 企業（うち上場企業 12 社），米国が 1,446 企業（うち上場企業 431 社）となった．

データベースの内容としては，企業名，事業分野，設立年に加えて，従業員数，売上高，研究開発費などの企業規模に関する変数が存在する．なお，企業規模に関する変数のタイミングであるが，日本については 2004 年，米国によって企業によって異なるが大部分の企業について 2004 年となっている．また，事業分野については，米国データにおける分類を以下の日本データの分類に合わせた．

・医療・健康：医薬品，診断薬，医療機器，健康食品など
・農林水産：遺伝子組み換え畜産・農作物・水産品
・環境：エネルギー生産技術，環境修復技術，廃棄物処理技術など
・研究支援：実験機器・試薬開発，実験用動物，チップ，バイオインフォマティクス，受託研究など
・生産：タンパク受託生産，ペプチド受託生産，DNA 受託生産

図 1 は日米のバイオベンチャーの設立年別企業数を見たものである．設立後 20 年未満の企業にサンプルを限定しているのでグラフは 1985 年から始まるが，日本においても数は少ないが 1980 年代に誕生したバイオベンチャーが見られる．ただし，日本でバイオベンチャーの設立が盛んになったのは，1990 年代後半〜2000 年にかけてで，2002 年にピークとなっている．この背景としては，2000 年のミレニアムプロジェクトなどに見られる政府のバイオテクノロジー振興策やマザーズやヘラクレスなどのベンチャー向け株式市場が開設されたことが大きい．2002 年には「バイオテクノロジー戦略大綱」がとりまとめられ，薬事法による新薬審査基準に関する見直しやバイオ関係政府予算の増額などの各種対策が盛り込まれた．しかしながら，2004 年以降バイオベンチャーの設立数は急激に減少している．これは新興市場におけ

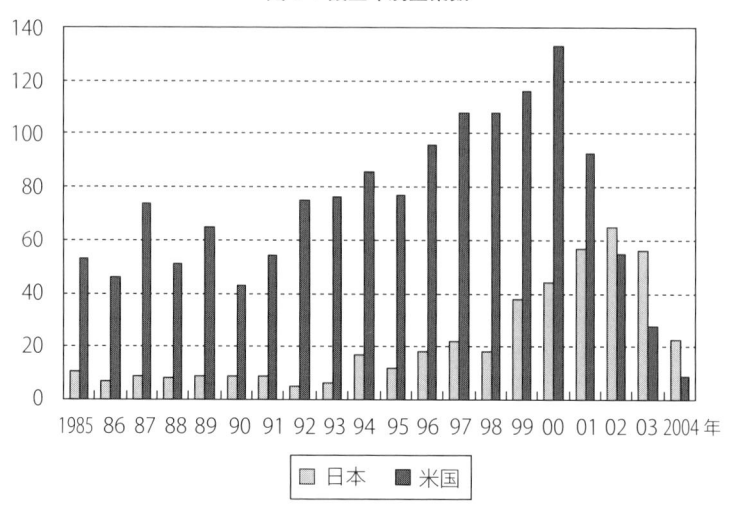

図1：設立年別企業数

(グラフ：日本・米国の設立年別企業数、1985年〜2004年)

る株価の低迷が影響していると考えられる．

　米国においては1990年代の前半からバイオベンチャーの数が急増している．1990年代前半はアフィメトリクスやインサイトなどゲノム解析の進展とともに創薬プラットフォーム関係のベンチャー企業が立ち上がった．1990年代後半にかけてはセレラゲノミクスを中心にヒトゲノムに関するデータベースビジネスが立ち上がり，ゲノム関係のベンチャー企業が大量に生まれた．1990年代後半からは特定の遺伝子機能に着目した創薬系のベンチャー企業が数多く誕生した．ただし，ゲノム分野を中心としたバイオテクノロジーの進展とともに順調に伸びてきたバイオベンチャー数は2000年のいわゆるITバブルの崩壊とともに急激に低下している．図2は公開企業について設立年別の企業数を示したものであるが，2000年と比較して，2001年以降の設立数は4分の1程度のレベルとなっている．バイオベンチャーはITベンチャーと比べて技術的な基盤がしっかりしていることから，バブルとは無縁といわれていたが，ナスダックのバイオ関連株を見ても2000年のピーク時の数分の1となっており，ITバブルのマネーゲームに飲み込まれた形となっている．

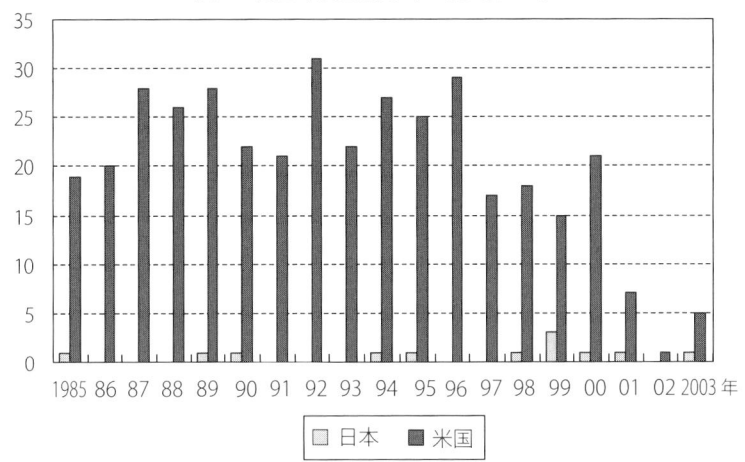

図2：設立年別企業数（上場企業のみ）

□ 日本　■ 米国

　このように日米とも最近ではバイオベンチャーの設立数が少なくなっているが，1990年代におけるバイオベンチャーの立ち上がりは米国の方が早いタイミングで起きている．また，その内容も日本が政策主導で行われたのに対して，米国においてはゲノム解析や創薬における遺伝子機能の解明などバイオテクノロジーの進展によってもたらされたものであるという違いが見られる．また，上場企業の数で見たバイオベンチャーの層の厚さは日米で決定的に異なり，日米においてバイオベンチャーのビジネスモデルやそれを取り巻く業界構造が大きく違うことを示唆している．

　ベンチャー企業のビジネスモデルは，その事業内容の特性によっても異なる．バイオベンチャーには，創薬系や医薬品研究開発に関するプラットフォーム系の企業の他に，食品や環境技術などさまざまな企業が含まれている．例えば，食品などは医薬品と比較して研究開発に関するリスクが小さいことから，創薬ベンチャーとは違ったビジネスモデルが考えられる．図3は日米のバイオベンチャーにおける事業分野構成を示したものである．これを見ると，やはりバイオベンチャーの大半は「医療・健康」か「農林水産」に分類されることがわかった．また，米国においてはよりビジネスリスクが高いと考えられる「医療・健康」の分野でシェアが高く，「環境」や「研究支援」で低

図3：事業分野別企業数

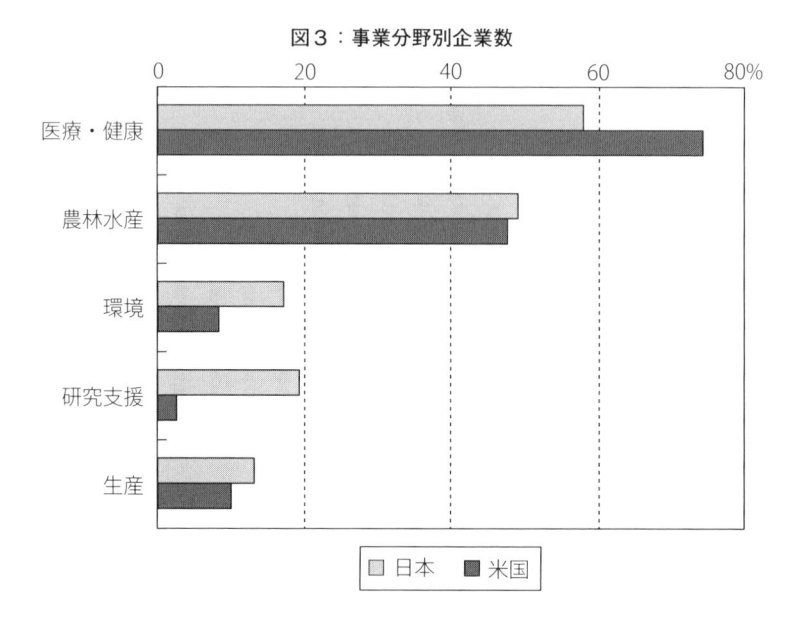

（医療・健康、農林水産、環境、研究支援、生産　日本／米国）

くなっている．

　図4は従業員数による企業規模階級別に見たヒストグラムである．日本のバイオベンチャーは約半分が10人以下で，従業員50人以上の企業となると数えるほどしか存在しない．一方で米国においては，やはり10人以下のカテゴリーの企業数が最も多くなっているが，100人くらいのサイズまである程度の企業の分布が見られる．日本においてはベンチャー企業を立ち上げたものの，まだ数人レベルで経済的な価値をほとんど持たない企業が大半である．これらの企業がどの程度の成長ポテンシャルを有しているのかはここからはわからないが，現状としてはバイオベンチャーがしっかりと立ち上がっている状態とは言い難い．ただ，米国においても従業員規模は小規模なものが多く，バイオベンチャーの活動が雇用に与える影響は限定的なものであると考えられる．

　このような日米の企業規模の格差は，設立からの年数の違いによるものなのであろうか？　この点について確認するために，図5では設立年別に企業の従業員規模の分布を見た．まず，ほぼすべての設立年において米国企業の

図4：従業員数によるヒストグラム（10人間隔）

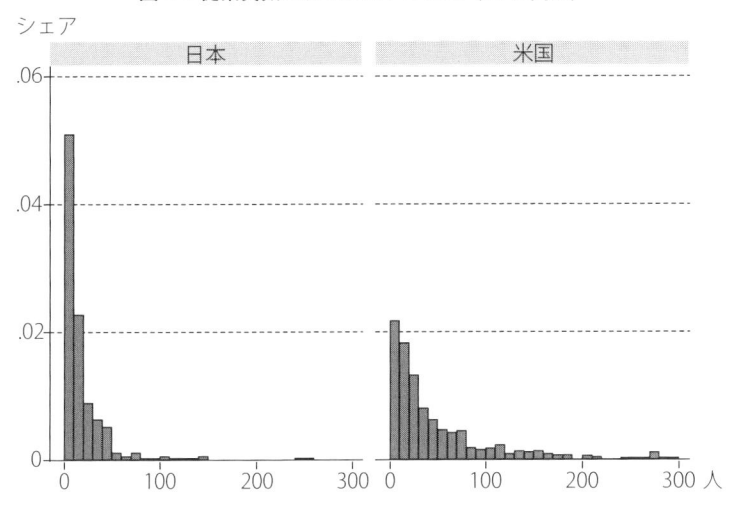

図5：設立年別従業員規模（幾何平均）

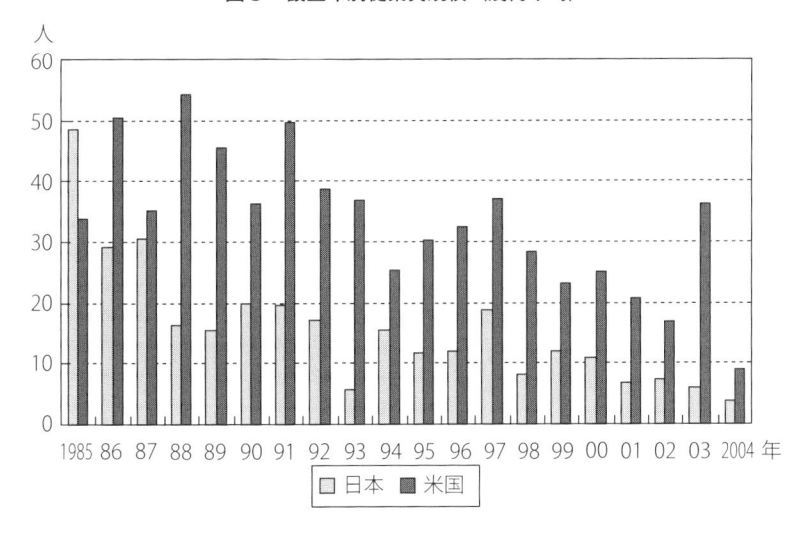

規模は日本企業を上回っている．従って，図4で見た日米の規模の格差は設立時からの経過年数の違いによるものではないということである．また，日

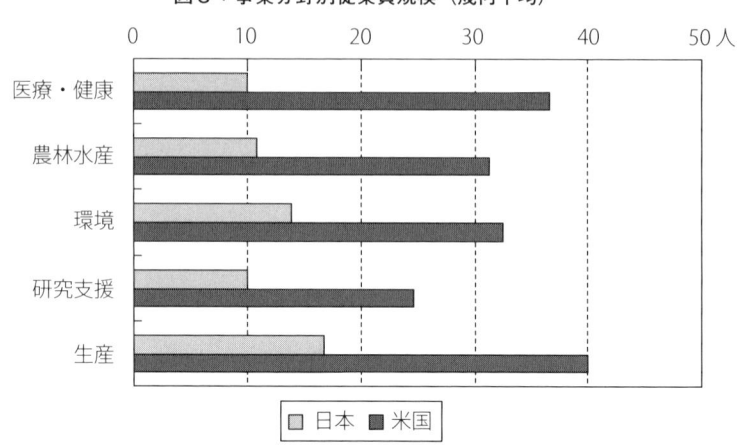

図6：事業分野別従業員規模（幾何平均）

本企業においては設立年が新しくなると規模が現象する傾向があるのに対して，米国企業は1990年代の後半からはそのような傾向が見られるが，1990年代前半までは明確なトレンドが見られない．つまり，日本企業は時間とともに成長するパターンを示しているのに対して，米国企業は成長期間が短く，かつ成長のスピードが速いことを示唆している．

図6は従業員規模をバイオベンチャーの事業分野別に見たものである．ここでも米国企業はすべてのカテゴリーで規模が大きくなっている．日本企業について事業分野別に見ると「生産」が最も大きくなっており，「環境」「農林水産」と続いている．一方で，米国企業においてはやはり「生産」が最も大きいが，その次に「医療・健康」が続いている．ただし，この事業分野別の企業規模格差は国別の格差に比べると小さく，日米の企業格差は事業分野別構成の違いによるものでもないことがわかった．

バイオベンチャーの企業価値はそれぞれの企業が有する技術を事業化することによる将来収益によって決まってくるので，企業の研究開発の状況について分析することが重要である．そこで，図7はバイオベンチャーの研究開発費の分布状況を日米で比較してみた．日本については，従業員規模別分布と同様，年間2億円以下のカテゴリーに集中している．その一方で米国にお

2. 日米バイオベンチャー活動の概況   247

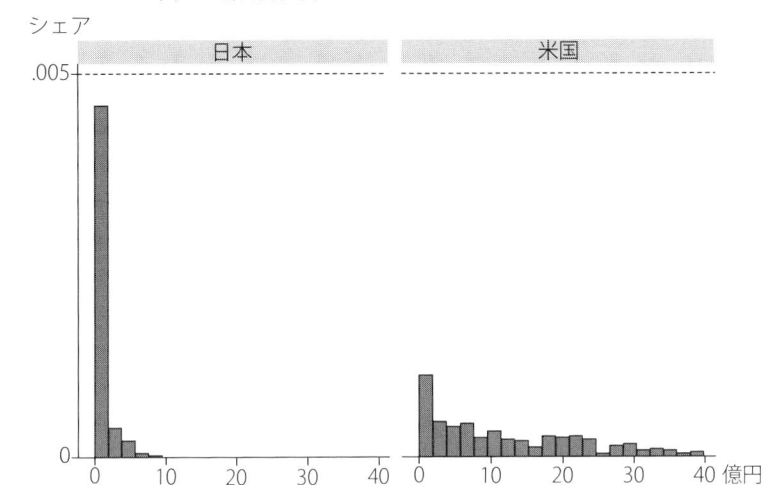

図7：研究開発費によるヒストグラム（2億円間隔）

いては，年間40億円程度まである程度均等に分布している．このように日本のバイオベンチャーは研究開発の面でも米国と比べて大きく遅れており，将来的に大きな成長ポテンシャルは期待できる企業はごく一部に限られてしまっている．

　図8はこれを設立年別に見たものである．ここでまず特徴的なのは従業員規模の分布と異なり，設立年によって研究開発の規模が変わらない点である．特に米国の場合は，1980年代と比べて1990年代に設立された企業の研究開発費はむしろ大きくなっているように見える．なお，研究開発費のデータは米国のデータの場合，未上場企業のデータは公表されないことが多いため，このグラフにほとんど含まれていないことに留意することが必要である．従って，日米の研究開発費に関する格差は若干割り引いて受け止める必要があるが，図8で見る限り概ね10倍近い格差が開いている状態となっている．

　図9は事業分野別に研究開発費の規模を見たものである．これで見ると「医療・健康」の数値が飛び抜けて高くなっており，他の分野と性質が異なる活動であることがわかる．また，日米企業の格差はこの最もハイテク分野にお

図8：設立年別研究開発費（幾何平均・対数スケール・単位：百万円）

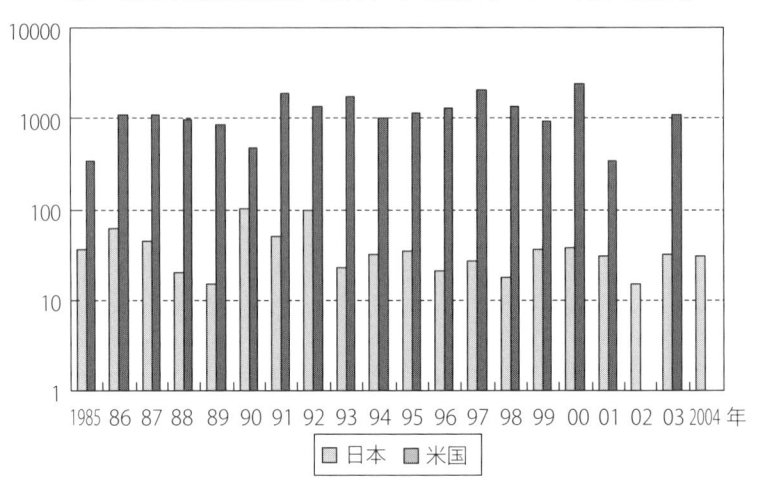

図9：設立年別研究開発費（幾何平均・対数スケール・単位：百万円）

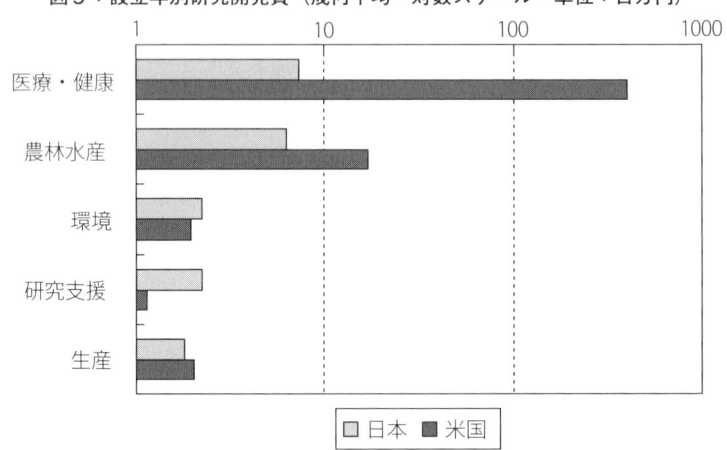

いて特に大きくなっている．日本のバイオベンチャーは創薬に取り組みながら，研究支援サービスを行うなど，リスクの高い事業と低い事業を組み合わせて行うパターンが多いとされている．従って，「医療・健康」事業を行っ

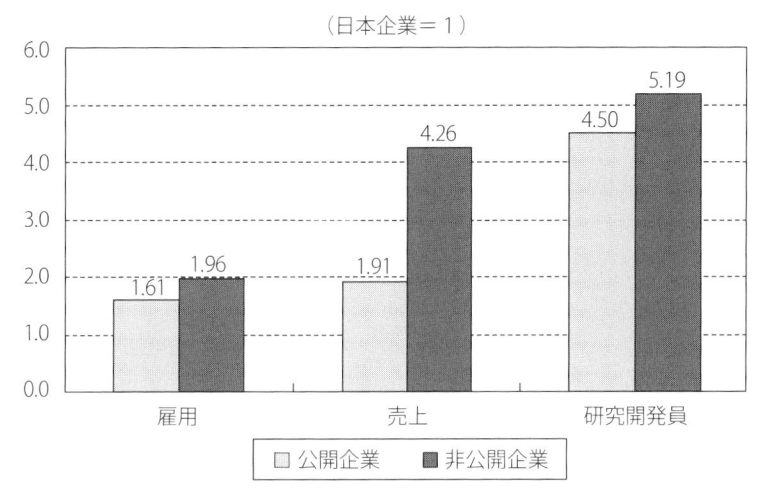

2. 日米バイオベンチャー活動の概況　　249

図10：日米の企業規模比較（上場企業 vs. 未上場企業）
（日本企業＝1）

	雇用	売上	研究開発員
公開企業	1.61	1.91	4.50
非公開企業	1.96	4.26	5.19

ているバイオベンチャーにおいても米国企業と比べて，研究開発費が小さくなっている．その額は「農林水産」事業を行っている企業とほとんど変わらなくなっており，本当にリスクの高い創薬関係の研究に取り組んでいる企業はごく限られているということを示している．

　最後に上場企業と未上場企業に分けて日米の企業間格差をまとめたものが図10である．それぞれ日本を1として米国企業の水準を示している．従業員で見た格差が1.61倍（公開企業）あるいは1.91倍（非公開企業）であるのに対して，研究開発費については4.50倍（公開企業）あるいは5.19倍（非公開企業）と大きな格差がある．これまで見てきたようにこの格差は日本企業が比較的新しいという企業年齢によるものではなく，両者の事業の内容の違いによるところが大きいと考えられる．図9で見たとおり，研究開発費の格差は特に「医療・健康」分野で大きくなっている．米国においては，創薬系などリスクの高い事業に取り組む企業が多いことに対して，日本ではそのような企業はごく限られたものになっていることが原因と考えられる．

3. 企業規模に関する定量分析

前節では，日米のバイオベンチャーの違いをさまざまな角度から見たが，ここでは従業員数と研究開発費の違いについて，記述的な回帰分析を行いより詳細に見て行くこととする．ここでは企業の従業員数と研究開発費の対数値を被説明変数として，以下のそれぞれの変数で回帰分析を行った．

- 企業年齢の対数値：log（age）
- 日本企業ダミー（米国企業がベースカテゴリー）：Japan dummy
- 上場企業ダミー（未上場企業がベースカテゴリー）：Public dummy
- 事業分野別ダミー変数（ベースカテゴリーはそれぞれの事業を行っていない企業）：Medical & Health, R&D Support, Env. & Energy, Production

また，上記の説明変数間の関係をより詳細に見るためにいくつかの交差項を入れて推計を行った．結果は従業員数に関するものが表1，研究開発費に関するものが表2である．

まず，日米の企業規模の違いについては，日本企業ダミーがすべてのモデルでマイナスとなり，企業年齢や事業分野などの要因をコントロールしても，日本のバイオベンチャーは米国と比べて規模が小さいことが確認された．また，モデル(1)によると企業年齢と企業規模は正の相関関係にあるが，モデル(2)で日本ダミーとの交差項を入れると，この交差項のみ正で統計的有意となった．これは，企業年齢と企業規模の関係は日本のバイオベンチャーに見られるもので，米国においては見られないことを示している．つまり，日本におけるバイオベンチャーは年齢とともに成長していくが，米国企業は年齢によってその規模は大きく変わらないということである．モデル(3)からモデル(5)は上場企業ダミーと企業年齢や日本企業ダミーとの交差項を入れて推計したものであるが，これらの交差項については統計的に有意な係数は得られなかった．上場企業については年齢により企業効果がないこと，上場企業については日米で企業規模の違いが有意に見られなかったことを示している．また，事業分野ダミーであるが，5％水準で統計的に有意な係数は見られなかったが，タンパク受託などの「生産」企業の規模は比較的大きいことが

3. 企業規模に関する定量分析

表1：回帰分析結果（従業員数）

	lemp (1)	lemp (2)	lemp (3)	lemp (4)	lemp (5)
log (age)	0.273 (4.45)**	0.006 (0.07)	0.308 (4.57)**	0.006 (0.07)	-0.026 (0.26)
Japan dummy	-0.553 (5.80)**	-1.642 (6.76)**	-0.539 (5.63)**	-1.642 (6.76)**	-1.705 (6.46)**
Public dummy	1.299 (15.39)**	1.370 (16.13)**	1.764 (4.66)**	1.371 (15.68)**	1.129 (2.78)**
Japan*log (age)		0.587 (4.87)**		0.587 (4.83)**	0.616 (4.72)**
Public*log (age)			-0.196 (1.26)		0.103 (0.61)
Japan*Public				-0.008 (0.02)	0.029 (0.08)
Medical&Health	0.090 (1.27)	0.131 (1.86)	0.096 (1.36)	0.131 (1.86)	0.130 (1.84)
R&D Support	-0.009 (0.13)	0.014 (0.20)	-0.008 (0.10)	0.014 (0.20)	0.014 (0.20)
Food	0.091 (0.73)	0.076 (0.62)	0.086 (0.69)	0.076 (0.62)	0.079 (0.64)
Env. & Energy	-0.070 (0.49)	-0.144 (1.01)	-0.075 (0.52)	-0.145 (1.01)	-0.145 (1.01)
Production	0.244 (1.94)	0.225 (1.80)	0.247 (1.96)	0.225 (1.80)	0.223 (1.78)
Constant	2.271 (15.68)**	2.818 (15.46)**	2.195 (13.99)**	2.818 (15.44)**	2.886 (13.51)**
Observations	1247	1247	1247	1247	1247
R-squared	0.31	0.32	0.31	0.32	0.32

注：（ ）内はt値．*5％水準で有意．**1％水準で有意．

10％レベルでは有意となっている．

　表2の研究開発費に関する結果を表1と比べると，大きく違う点は企業年齢による効果が見られないことである．また，モデル(2)やモデル(4)の結果に見るように上場企業と企業年齢の交差項が負で統計的有意となっており，上場企業についていうと年齢の若い企業の方が多額の研究開発費を投じているということになる．バイオベンチャーの成長モデルとして研究開発費を減らしていくということは考えにくいので，比較的新しい上場企業と古い上場企業はそもそも事業分野やビジネスモデルにおいて違う企業と考えた方が自然である．今回は企業年齢が異なる企業のクロスセクション分析を行ったが，今後パネルデータによる推計を行うことによって，この点についてより明らかになるものと思われる．また，モデル(3)～モデル(5)において日本ダミーと

表2：回帰分析結果（研究開発費）

	lrd	lrd	lrd	lrd	lrd
log（age）	-0.008 (0.07)	0.203 (1.28)	-0.008 (0.07)	0.208 (1.30)	0.196 (1.22)
Japan dummy	-1.565 (3.72)**	-1.572 (3.75)**	-1.583 (2.91)**	-1.468 (2.69)**	-1.638 (2.67)
**Public dummy	2.182 (5.22)**	3.423 (4.87)**	2.164 (4.04)**	3.551 (4.31)**	3.412 (4.09)**
Public*log（age）		-0.569 (2.19)*		-0.581 (2.21)*	-0.553 (2.09)*
Japan*Public			0.045 (0.05)	-0.254 (0.30)	-0.097 (0.11)
Medical&Health	0.199 (1.35)	0.221 (1.50)	0.199 (1.34)	0.223 (1.51)	0.340 (1.79)
R&D Support	-0.149 (0.97)	-0.123 (0.80)	-0.149 (0.97)	-0.122 (0.80)	-0.305 (1.53)
Food	0.297 (1.30)	0.261 (1.14)	0.297 (1.30)	0.260 (1.14)	0.276 (0.77)
Env & Energy	-0.472 (1.82)	-0.508 (1.96)	-0.471 (1.81)	-0.512 (1.97)*	-1.384 (2.02)*
Production	0.261 (1.10)	0.311 (1.31)	0.261 (1.10)	0.312 (1.31)	0.296 (0.85)
Constant	4.882 (9.58)**	4.499 (8.38)**	4.900 (8.06)**	4.391 (6.78)**	4.483 (6.77)**
Japan*F dummies	No	No	No	No	Yes
Observations	490	490	490	490	490
R-squared	0.58	0.59	0.58	0.59	0.59

注：（ ）内はt値．*5％水準で有意．**1％水準で有意．

上場企業ダミーの交差項は統計的有意とはならなかったが，データを調べてみると日本の上場企業12社のうち研究開発費のデータがある企業が6社しかないことがわかった．このような少ないサンプルによる分析結果ではっきりとしたことはいえないので，日本の上場企業は研究開発において米国企業と遜色ないとはいえない．なお，図10で見たように平均的には米国の上場企業は日本企業の4倍以上の研究開発費となっており，その差は歴然としている．

表2においてモデル(4)とモデル(5)の違いは5つの事業分野に関するダミー変数と日本企業ダミーの交差項の有無による．モデル(5)はこの交差項を入れて推計しているが，当該変数の係数は統計的に有意なものが見られなかったのでここでは掲載していない．2つのモデルの違いは，医療・健康関係のダミー変数がモデル(5)において大きくプラスとなり，10％水準では統計的に有

意な係数となっていることである．モデル(4)においては，この事業分野ダミーの係数について日本企業と米国企業の両者を一緒に推計していたが，モデル(5)では日本企業ダミーとの交差項を入れたことにより，事業分野ダミーの係数は米国企業のみの特徴を示すこととなる．つまり，米国のベンチャー企業においては医療・健康関係の研究開発費が多額となっているが，日本企業ではそのような傾向が見られないということである．このように同じ事業分野でも日米のバイオベンチャーの活動は異なることがわかった．

日本のバイオベンチャーは医療・健康関係といっても特定保健用食品（特保）の開発やパーソナルケアなどのリスクの低い事業分野の企業が多く含まれている．また，医薬品や診断薬の開発を行う企業においても，製薬企業とのアライアンスを行うことができない企業が多く，これらの企業においては受託研究などの研究サービスによる「日銭」を稼ぎながら研究開発を続けている状況にある．このような企業においては，大規模な研究開発が行えず，研究開発費についても農林水産や研究支援などの他のタイプのベンチャー企業とそう大きく変わらない状況にある．一方で米国においては，創薬系のベンチャー企業はベンチャーキャピタルからの出資や製薬企業とのアライアンスによって創薬のフォーカスした研究開発を行っている．従って，医療・健康分野において特に研究開発費の額が大きくなっている．

4. まとめと考察

米国と比較して，日本のバイオベンチャーの活動は遅れているといわれている．本章はこの点について日米のバイオベンチャーに関する企業レベルデータを用いて定量的な分析を行った．日本においては，2000年前後から政策的な後押しもあり多数のバイオベンチャーが立ち上がり，現在500社程度の企業が存在するといわれている．これは米国における1,500社～2,000社という数字と比べると少ないが，1990年代と比較するとかなり追いついてきている．しかし，日本のベンチャー企業の半数程度は従業員数人程度のまだ企業の卵に過ぎない状態で，上場している企業については10数社にとどまる．バイオ技術の進展とともに1990年代にベンチャー企業設立が相次ぎ，

400社以上の上場企業を有する米国とは，まだ圧倒的な格差が残っている状態である．

本章における分析結果によると，まず，日本におけるバイオベンチャーは設立からの年月や技術分野をコントロールしても米国企業よりも相当程度小さいことがわかった．つまり，バイオベンチャーの日米格差は，日本が時間的に遅れたということ以外にも多くの要因が存在し，日本も今から十年経つと米国と同じようなレベルに達するとは限らないということである．また，日本のバイオベンチャーは小さい企業で始まり，徐々に大きくなるというパターンとなっていることがわかった．これに対して米国企業において，企業規模と企業年齢の正の関係は見られなかった．ただし，上場企業に限っていえば日米の企業でその規模に大きな格差は見られないことがわかった．

また，日米バイオベンチャーの研究開発費を見ていると，規模と年齢の正の関係は見られず，むしろ上場企業については最近設立された企業ほど多額の研究開発投資を行っていることがわかった．さらに，日米の違いでいうと，米国企業は医療・健康分野が他の分野と比べて非常に研究集約的となっていることである．そもそも日本においては，リスクの高い創薬系に本格的に取り組んでいるベンチャー企業数は数社程度である．また医薬品や診断薬関係のベンチャー企業もベンチャー企業からの出資が十分に受けられなかったり，製薬企業とのアライアンス契約が得られない場合は，研究サービス等で「日銭」を稼ぎながら研究開発を行う必要がある．本章における分析結果によって，このような日米のバイオベンチャーの違いが浮き彫りになった．

それではこのような日米の違いはどのような要因によるものなのであろうか？　まず，考えられるのはバイオベンチャーの質の問題である．バイオベンチャーは何らかのバイオ技術を医薬品や食料品などの製品につなげていくイノベーションの主体となるが，そのプロセスに問題があるという見方である．技術シーズが大学や公的研究機関から離れてイノベーションのプロセスに入ると事業経営の視点が重要となるが，そのためには技術と経営の両面がわかる人材が必要になる．日本にはこのような技術経営人材が不足しており，そのための専門教育を強化すべきであるという議論もある．

また，リスクの高い創薬系バイオベンチャーにとって最も重要な経営課題

4. まとめと考察

は安定的な研究資金の確保である．医薬品の研究開発プロセスは長く，かつ多額の資金を要するためベンチャーキャピタルからの出資や製薬会社とのアライアンスによって，数億円～数十億円といったオーダーの資金を長期間確保する必要がある．本章の分析によって，日本のバイオベンチャーは小さく始めて大きくするモデルで，かつ米国企業と比べて研究開発費の額が極めて小さいことがわかったが，これは日本においてベンチャー資金の調達環境が整っていないことを示唆している．2004年の日本におけるベンチャー投資残高は約9,800億円で米国の約27兆円の30分の1に過ぎない．投資額で見ると2004年の米国の数字は2000年の4分の1まで下がっているが約2.25兆円で，それでも日本の1,500億円の15倍ある（ベンチャーエンタープライズセンター，2006）．このようなマクロレベルの違いの他にも，一般的に日本のベンチャー投資は1件あたりの投資額が小さいといわれている．これは，米国のキャピタリストのようにベンチャー企業の経営にも関与するハンズオンの投資を行うのが一般的なのに対して，日本ではポートフォリオ投資の色彩が強いからである．その背後には，日本におけるベンチャーキャピタルは証券会社，銀行，事業会社の子会社が中心で，かつては独占禁止法で役員派遣が禁じられていたことなどが関係すると考えられるが，多額の研究開発費を必要とするバイオベンチャーにとっては致命的な問題である．最近ではハンズオン投資を中心的に行う独立系のベンチャー企業の動きが広がってきているが，技術の目利きと企業価値を高めるモニタリングができる真のベンチャーキャピタリストを育成することが重要である．また，マクロ的な金額の問題については年金基金の運用規制の改善など制度面に対する取り組みも重要である．

　また，ベンチャー企業にとって，大手製薬会社とのアライアンスによって，安定的な研究資金を確保することも重要である．日本の製薬企業もかつては自前主義で医薬品の研究開発を進めてきたが，アライアンス戦略に対しても積極的になってきている．その背景には研究開発費が上昇する一方で新薬承認件数が減るといった製薬業界に見られる生産性クライシスに対応するため，自前研究は自社のコア技術に特化するという意識が強い（森下・川上，2005；元橋，2006）．従って，アライアンスに関しては日本のバイオベンチャー

にもビジネスチャンスは広がっている．ただし，日本においてはバイオベンチャーの層が薄いため，アライアンスの拠点を欧米においている製薬企業も多い．また，日本の製薬企業のアライアンスはCR II以降のレイトステージが中心で，リスクの高い上流部分に対する投資に慎重であるともいわれる．ただし，日本の医薬品業界も国際的な競争に晒される中，アライアンス戦略についてもグローバルで見た競争力が要求されてきているので，今後，欧米の企業と比べて戦略の違いがあったとしてもその傾向が続くとは考えにくい．

むしろ日本において問題となり得るのは人材の流動性が少なく，サイエンスベースのバイオベンチャーが大学や公的研究機関から生まれにくい点である．米国では，大学等における研究者がベンチャー企業を起こすことで独立したり，また企業の研究所に出向いて連携を行うケースが多い．それに対して，日本においては，大学発ベンチャーはまだまだ数は少なく，産学連携の形態は企業が大学に研究者を派遣する方法がメインである（Zucker and Darby, 2001）．日本においても大学等技術移転促進法（TLO法）の制定や国立大学の法人化などによって制度面での整備は進んでいるが，研究者市場の硬直性が最終的にボトルネックとなって大学発イノベーションがスムーズにいかないことが懸念される．大学等における基礎的な研究成果と製薬会社が求める技術シーズは大きな隔たりがある場合が多く，その間を埋めるのがバイオベンチャーの役割である．そのような機関をまたがってイノベーションを起こすメカニズムを効果的に進めるためには米国のように産学間で人材の交流が活発に行われることが重要である．

さらに，日本におけるバイオベンチャーにとって薬事法などの規制が高いハードルとなって立ちはだかっているという考え方もある．再生医療などの新たな技術を用いた医療サービス，バイオマーカーなどの治検における新たな評価方法の適用など，現行の規制で明確化されていない新技術に対して，日本の規制当局は特に保守的であるという声も聞かれる．バイオベンチャーはこのような技術革新の結果，医薬品研究開発のプロセスが多様化し，その中でのニッチな分野に生まれてくることが多いので，硬直的な規制制度はベンチャー企業によるイノベーションの阻害要因となる．行政当局においては安全性だけでなく，イノベーションとのバランスを考えた規制のあり方につ

いて検討を進めるべきである.

参考文献

経済産業研究所（2004）「平成15年度研究開発外部連携実態調査報告書」6月.

㈶バイオインダストリー協会（2005）「2004年バイオベンチャー統計調査報告書」1月.

ベンチャーエンタープライズセンター（2006）「平成17年度ベンチャーキャピタル等投資動向調査報告」.

元橋一之（2006）「中小企業の産学連携と研究開発ネットワーク」後藤晃・児玉俊洋編『日本のイノベーションシステム』第5章, pp. 137-167, 東京大学出版会.

森下芳和・川上裕（2005）「技術革新が医薬品開発に与える影響」医薬産業政策研究所, リサーチペーパーシリーズ No. 27, 6月.

Cockburn, I. and R. Henderson（2001）"Publicly Funded Science and the Productivity of the Pharmaceutical Industry," in *Innovation Policy and the Economy*, A. B. Jaffe, J. Lerner and S. Stern eds., MIT Press, Cambridge MA.

Cockburn, I., R. Henderson, L. Orsenigo, and G. Pisano（1999）"Pharmaceuticals and Biotechnology," in *US Industry in 2000*, D. C. Mowery ed., Board on Science, Technology and Economic Policy, National Research Council, Washington D.C.

Ernst & Young（2005）*Beyond Boarders Biotechnology Report 2005*, June 2005）http://www.ey.com/global/Content.nsf/International/Biotechnology_Report_2005_Beyond_Borders）.

Motohashi, K.（2007）"The Changing Autarky Pharmaceutical R&D Process : Causes and Consequences of Growing R&D Collaboration in Japanese Firms," *International Journal of Technology Management*, Vol. 39, No. 1-2, pp. 33-48

Zucker, L. and M. Darby（2001）"Capturing Technological Opportunity via Japan's Star Scientists: Evidence from Japanese Firms' Biotech Patens and Products," *Journal of Technology Transfer*, Vol. 26, No. 1-2, pp. 37-58.

第12章　日本の創薬系バイオベンチャーの成長要因[1]
－産学官連携の有効性－

西村淳一・岡田羊祐

1. はじめに

　本章では，日本の創薬系バイオベンチャーの成長要因として，産学官連携の有効性を探ることを目的とする．具体的には，産学官連携による共同発明によって資本金成長率，従業員数成長率，研究開発生産性にどのような影響があったかを，バイオベンチャーの技術分野・出資形態・企業年齢・規模・研究開発力といった要因をコントロールしつつ検証する．

　ライフサイエンス分野の関連事業分野は，科学技術から商用化に至る技術的経路が短い特性を持つ．特にバイオテクノロジーを応用する創薬研究はいわゆる「サイエンス型産業」の典型であり，産学官連携の取り組みが重視されてきた（後藤・小田切，2003）．

　産学官連携に対するモチベーションを，産業側，大学・政府機関側の各々から述べると以下のようになる．産学連携に対する産業側のモチベーションは，第1に大学や公的研究機関の持つ補完的研究施設や研究成果へのアクセス，第2が大学などの研究者へのアクセスや研究者の採用活動への便宜である．また大学が担うべき役割は，産業と代替的な研究を行うことではなく，産業の研究能力自体を高めることにあるともいわれている．

　実際，日本でも，欧米を追随するかたちで，1996年から始まる科学技術

---

[1] 本章のデータセットを作成する過程で，医薬産業政策研究所よりさまざまなご協力を賜った．ご協力いただいたすべての方々にこの場を借りて心より感謝申し上げたい．なお残されたであろう誤りはすべて筆者によることはいうまでもない．

基本計画を始め，1998年の大学等技術移転促進法（TLO法），1999年の産業活力再生特別措置法（日本版バイドール法）など，さまざまな産学連携支援策が実施されてきた（Okada et al., 2006）．科学技術基本計画では，ライフサイエンス分野は重点分野の1つに選ばれており，新産業創出の担い手として大きな期待を受けてきた．これら産学連携に向けての環境整備に伴い，大学側の産学官連携へのモチベーションも着実に高まりつつあるといえよう．

しかし，産学官に渡る共同研究開発を行う場合には，行動規範上のコンフリクトが顕在化してしまう危険を常に孕んでいる．すなわち大学や公的研究機関における「オープン・サイエンス」「プライオリティ優先」というアカデミア特有の行動規範と，民間研究開発部門における「ミッション志向」「商用化・専有化志向」という行動規範との融合をいかに図るかが，産学官連携を実り多いものとする上で極めて重要となる．

フォーマル，インフォーマルを含めた産学官の共同研究の実態は，パブリックなデータのみではなかなか捕捉しがたいのが通常である．また，ライフサイエンス分野で重要な役割を担うと期待されているバイオベンチャーは日本では創業から間もない企業が多く，その実態についても最近になって，ようやくいくつかのサーベイ調査が試みられるようになってきた．本章では，主に創薬関連バイオベンチャーについて，岡田他（2003）で作成した創薬系バイオベンチャーの基本情報（技術分野，出資形態，資本金，従業員数）と西村・岡田（2007）で利用した特許情報を接続して，2008年度までデータを拡張したものを作成して分析に利用する．

本章の検討により明らかになった点をあらかじめ簡潔に述べておこう．日本の創薬系バイオベンチャーは，欧米諸国と比較して規模は小さいながらも，資本金と従業員数は堅実に成長していることが確認された．また，産学官連携による研究開発によって，創薬系ベンチャーの研究開発生産性・資本金成長率・従業員数成長率が向上していることが確認できた．

本章の構成は以下である．第2節では，データセットの構築方法を述べ，その後，技術分野別，出資タイプ別にバイオベンチャーの資本金，従業員数成長や産学官連携状況についての概要をまとめる．第3節では，実証分析を行い，企業の成長要因と研究開発生産性の決定要因について調べていく．第

4節で結論を述べる．

2．日本の創薬関連バイオベンチャーの成長と研究開発

　本節では，まずデータの収集方法について説明する．次いで，企業成長と産学官連携の視点からデータの概要を見ていくことにする．日本のバイオベンチャーの研究開発活動について包括的・網羅的に収集したデータセットはなく，既存の利用可能なデータの多くは，質問票によるサーベイ調査をベースに作成されている[2]．本章の分析では，岡田他（2003）で作成した創薬ベンチャーのデータと西村・岡田（2007）で収集した特許データを接続して，さらに資本金や従業員数など企業情報を2008年度にまで拡張したデータセットを作成した．その結果，接合が可能であった99社のバイオベンチャーが本章の分析対象となる．

(1) データセットのマッチング

　この節では，岡田他（2003）および西村・岡田（2007）の2つのデータセットの概要とその接合方法について説明する．

　まず，岡田他（2003）では，バイオベンチャー・リストとしてシード・プランニング（2001）によるサーベイ調査を参照している．この調査期間は2000年11月～2001年3月であり，133社の日本のバイオベンチャーにアンケートを実施して，63社から詳細な回答を得ている．さらに，岡田他（2003）は，133社に対して電話・ファックスによるインタビュー調査やホームページ検索などによって詳細な企業情報を追加的に収集している．また出資タイプ別にバイオベンチャーを分類している．これによって事業分野別で131社，出資タイプ別で112社につき，詳細な企業情報が完備されたデータセットを構築している．

　一方，西村・岡田（2007）では，バイオベンチャーのリストとして，日本

---

[2] 例えば，シード・プランニング（2001），三菱総合研究所（2001）などを参照．なお，本章では十分に利用しなかった「日経バイオテク」（各年版）には，企業間提携などについて有益な情報が数多く収載されている．

バイオインダストリー協会（Japan Bioindustry Association: JBA）の「バイオベンチャー統計調査報告書」および各社のウェブサイトを利用している．その結果，863社の企業をリストアップした．ただし，創薬以外の食品・農業・環境・研究支援・サービスなどさまざまな業種を含んでいる．さらに，西村・岡田（2007）では，特許庁電子図書館等を利用して，これらバイオ関連企業のバイオ関連特許の出願件数，特許取得件数，引用件数などの情報を抽出している[3]．さらに，特許の発明人情報を抽出して，発明人属性を調べることによって，共同発明に係るバイオベンチャーの産学官連携の有無について調査している．この特許データを上記の岡田他（2003）のデータと接続した結果，133社中99社のマッチングが可能であった．以下では，この99社を主な分析の対象とする．

岡田他（2003）では，企業の設立年と2001年次の資本金と従業員数の情報が得られる．また，西村・岡田（2007）では，2005年次の資本金と従業員数のデータを得ている．本章では，さらに2008年次の資本金と従業員数の情報を収集した．これらデータより，資本金と従業員数については，設立年〜2001年，2001年〜2005年，2005年〜2008年の3期間の年平均成長率を計算した．本章では，この年平均成長率をバイオベンチャーの企業成長の代理指標として利用する．

(2) 参入企業数

日本のバイオベンチャーが全体で何社になるかは，実はよくわかっていない．さまざまな調査があるものの，それらバイオベンチャーの定義にはブレがあるので，調査ごとに数十社〜300社まで，対象となった企業数は大きく異なっている．例えば，三菱化学，協和発酵，キリンビールなど，既存大企業による多角化も重要な参入形態であるが，本章ではこれらの大企業はサンプルに含めていない．スタートアップ企業の性格がはっきりしたものに分析の対象を絞っており，概ね創薬関連ベンチャーに偏ったサンプリングの構成となっている．図1は設立年度別から見た企業数の推移を示したものである．

---

[3] バイオ関連特許の検索・収集では，特許庁（2003）によるバイオテクノロジー関連特許の定義式を利用している．詳細は西村・岡田（2007）を参照されたい．

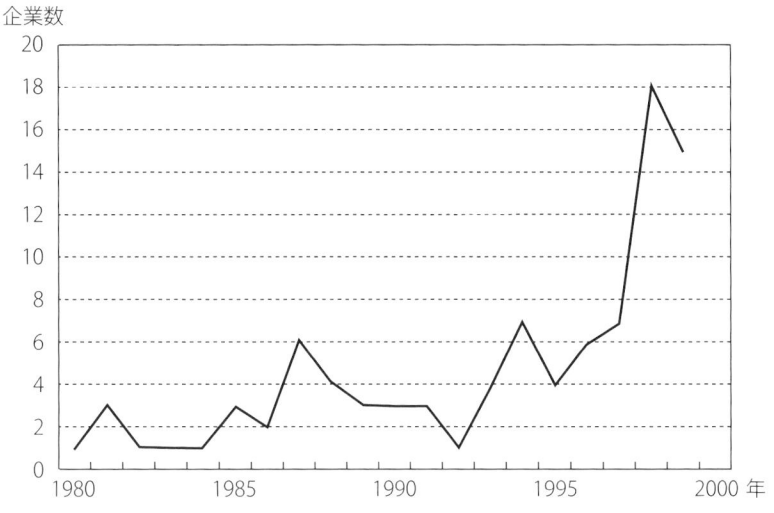

図1:設立年度別企業数

注) サンプル企業数合計は99社である.
出所) 各社ウェブサイトなどより筆者作成.

図1より,日本におけるバイオベンチャーの参入が本格化したのは,1980年代末の一時的ブームを除けば,1999年以降であるといってよい.

(3) 技術分野別の企業成長

表1は技術分野別の資本金と従業員数を設立年,2001年,2005年,2008年の4時点で比較したものである.なお,技術分野の定義の詳細は付表1を参照されたい.特許庁(2001,2002)を基に,全体を大きく「物質・生物発明」と「方法・装置発明」とに分けて,表1の具体例に示されるように基幹技術を9つに分類した.このうち,遺伝子解析技術は,比較的研究に要する費用が高いテーマである.これら遺伝子解析技術とともに,蛋白工学,糖鎖工学,バイオ・インフォマティクス,発生工学は「ポスト・ゲノム」研究における中心的領域であるといえよう.一方,遺伝子組み換え・蛋白工学は比較的成熟化した段階にある技術領域である.なお,発生工学については物質・生物発明と方法・装置発明の区別を特にしていない.

表1：技術分野別の資本金と従業員数

技術分野	企業数	資本金(百万円)				従業員数(人)			
		設立時	2001年時	2005年時	2008年時	設立時	2001年時	2005年時	2008年時
遺伝子解析 (物質・生物)	14	242.6 (10)	783.6 (14)	769 (12)	971 (7)	11.9 (9)	17.1 (14)	23.2 (13)	25.3 (7)
遺伝子組み換え・蛋白工学 (物質・生物)	18	139.3 (10)	395.2 (17)	2140.4 (15)	3790 (10)	15.8 (10)	26.9 (17)	37.5 (15)	67.9 (9)
遺伝子解析 (方法・装置)	24	81.6 (19)	349.8 (24)	649.1 (23)	652.1 (19)	10.7 (17)	19.1 (24)	44.2 (21)	42.6 (18)
遺伝子組み換え・蛋白工学 (方法・装置)	5	45.5 (4)	471.4 (5)	737 (5)	2452.5 (2)	7.3 (4)	21.2 (5)	34.8 (5)	38 (2)
蛋白工学	16	45.6 (14)	254.4 (16)	523.5 (12)	422 (11)	9.7 (13)	24.1 (16)	46.3 (10)	38.7 (10)
糖鎖工学	2	71 (2)	135 (2)	318 (1)	―	9 (1)	8 (2)	8 (1)	―
バイオ・インフォマティクス	10	9.7 (6)	179.2 (9)	533 (9)	1191.6 (6)	3.4 (5)	30.3 (9)	33.2 (9)	67 (6)
発生工学	12	77.8 (5)	519.5 (12)	518.2 (11)	658.3 (8)	11.4 (5)	39 (12)	45.8 (11)	47.9 (8)
その他	25	64.5 (15)	69.7 (25)	192.8 (25)	468 (15)	5.3 (12)	20.1 (25)	29.0 (24)	41.7 (15)

注1) サンプル企業数合計は99社である．技術分野が複数にまたがる企業を含んでいるので企業数の合計は一致しない．
注2) 資本金と従業員数は，データ取得可能な企業（カッコ内で企業数を表示）の平均値である．
出所）各社ウェブサイトなどより筆者作成．

表1より，どの技術分野においても，企業の資本金と従業員数が年を追うごとに上昇傾向にあることがわかる．特に，2008年における遺伝子組み換え・蛋白工学の領域に関連するバイオベンチャーの資本金と従業員数の伸びが著しい．この分野にはアンジェスMG，エフェクター細胞研究所，エムズサイエンス，ジャパン・ティッシュ・エンジニアリング，そーせいなど，日本の創薬系ベンチャーを牽引している代表的企業が数多く含まれている．すでに上市を視野に入れた臨床研究開発段階のパイプラインを有する企業もある．そのため，開発費用の増加によって資本金の伸びが著しくなっているとも考えられる．なお，バイオ・インフォマティクス分野の企業成長が2008年に顕著となっている．本章のデータ・セットのうち，特に医薬分子設計研究所とメディビックの成長が大きくなっている．これら企業は創薬研究に従事し

表2：出資タイプ別の資本金と従業員数

出資タイプ	企業数	資本金(百万円)				従業員数(人)			
		設立時	2001年時	2005年時	2008年時	設立時	2001年時	2005年時	2008年時
政府支援型	8	274.4 (5)	1948.9 (8)	1497 (4)	—	12.2 (6)	17.4 (8)	17.8 (4)	—
国内企業出資型	24	114.3 (18)	176.8 (24)	578.5 (21)	902 (13)	11.9 (15)	36.8 (24)	43.5 (22)	59.3 (15)
海外企業出資型	5	76.4 (5)	165.6 (5)	494.6 (5)	629.4 (5)	10 (4)	21.6 (5)	24.3 (4)	63 (5)
ベンチャー・キャピタル出資型	8	16.2 (6)	110.9 (8)	1037.3 (8)	1365.1 (7)	2 (2)	11.6 (8)	62.1 (8)	54.9 (7)
経営者出資型	43	34.5 (28)	93.5 (42)	829 (39)	1407.6 (31)	5.6 (27)	18.2 (42)	33.3 (36)	37.1 (27)
出資タイプ不明	11	103.3 (7)	513.9 (11)	237.5 (11)	672.3 (6)	20.6 (7)	21.7 (11)	27.1 (11)	33 (5)

注1）サンプル企業数合計は99社である．
注2）資本金と従業員数は，データ取得可能な企業（カッコ内で企業数を表示）の平均値である．
出所）各社ウェブサイトなどより筆者作成．

つつも，バイオマーカー創薬支援，生命情報統合プラットフォームなど，データ解析・システム構築をも事業の大きな柱としていることが影響しているのであろう．

(4) 出資タイプ別の企業成長

表2は設立時における出資タイプ別の資本金と従業員数を4時点で見たものである．出資構成については，50％以上出資している主体に応じて5分類した．すなわち，①政府プロジェクトによる支援・補助，②国内企業，③海外企業，④ベンチャー・キャピタル，⑤経営陣・その他，のいずれかの出資比率が50％以上となるベンチャーに分類した．これらデータ項目はシードプランニング（2001）のサーベイ結果に基づくが，我々による電話・FAXによる付加的調査によって補完してある．

表2を見ると，表1と同様に，ほとんどすべての出資タイプにおいて，企業の資本金と従業員数が上昇していることがわかる．資本金と従業員数の伸びを見ると，特にベンチャー・キャピタル出資型と経営者出資型に分類される企業において，2008年度の伸びが著しい．また，ベンチャー・キャピタ

ル出資型では，エフェクター細胞研究所，メディビックの他に，プレシジョン・システム・サイエンスやメディネットの資本金の伸びが大きくなっている．プレシジョン・システム・サイエンスは医療研究開発において分子診断装置の開発を行っており，メディネットは医療機関がオーダーメイド型の医療を行う際の技術・ノウハウなどさまざまなサポートの提供を行う，医薬品・医療支援型企業である．なお，経営者出資型では，アンジェスMG，そーせいなどの他に，アリジェン製薬，ガルファーマ，ナノキャリアなど，創薬型研究開発に従事している企業の伸びが大きい．

(5) 技術分野別の産学官連携

表3は技術分野別に企業の産学官連携特許の出願状況をまとめている．西村・岡田（2007）では，各企業の1995年～2004年までの特許出願内容を詳細に調べている．出願年における特許発明者の所属先を調べ，発明者の組み合わせから，①企業単独，②産産連携，③産学連携，④産官連携，⑤産学官連携の5つのパターンに分類している．また，企業が出願人になっているが発明者は大学や公的研究機関のみとなっている場合には，これを大学等へ研究をアウトソースしたものと見なして委託発明と定義している．ここで委託発明と見なした特許のほとんどは，大学発明人からなる特許出願であった．

特許の価値はそれぞれ大きく異なることが知られている（Jaffe and Trajtenberg, 2002）．そこで，ダーウェント・イノベーション・インデックス（Derwent Innovation Index）を利用して，特許1件あたりの被引用件数の平均値を計算して表3のカッコ内に示している．価値の高い特許は他の研究者から引用される頻度が高くなると考えられ，客観的価値指標として用いることが可能である．

表3を見ると，バイオベンチャーの研究開発戦略として外部との研究開発の連携が重要であることが示唆されている．特に，バイオ医薬品産業はサイエンス型産業であり（後藤・小田切，2003），産学連携による特許発明が非常に多くなっている．委託発明のほとんどが大学との連携であることを考慮すると，バイオベンチャーの主要な連携相手は大学であると見てよい．技術分野別に見ると，特に遺伝子解析と遺伝子組み換え・蛋白工学の物質・生物

表3：技術分野別の産学官連携による特許出願件数と特許価値

技術分野	企業数	企業単独	産産連携	産学連携	産官連携	産学官連携	委託発明
遺伝子解析（物質・生物）	14	22(0.4)	16(0.1)	65(1.5)	32(0.3)	8(0.3)	46(2.1)
遺伝子組み換え・蛋白工学（物質・生物）	18	56(0.7)	24(0.9)	65(0.7)	6(1.5)	14(2)	88(1.4)
遺伝子解析（方法・装置）	24	85(1.8)	34(0.6)	51(0.9)	17(0.8)	17(0.7)	75(1.4)
遺伝子組み換え・蛋白工学（方法・装置）	5	7(0.1)	0	8(0)	1(0)	0	9(0.3)
蛋白工学	16	33(0.6)	17(0.5)	32(0.8)	2(0)	9(1.6)	13(1.8)
糖鎖工学	2	2(0)	3(2)	4(0.8)	2(1)	1(1)	1(1)
バイオ・インフォマティクス	10	4(0)	0	17(0.2)	1(0)	2(2.5)	8(0.4)
発生工学	12	63(0.4)	23(0.8)	33(0.9)	22(0.4)	8(0.5)	32(0.5)
その他	25	42(0.8)	18(1.2)	21(1.6)	8(0.6)	3(0)	10(0.3)

注1）サンプル企業数合計は99社である．
注2）カッコ内の数値は対応する特許の被引用件数の平均値である．
出所）特許電子図書館（IPDL）より筆者作成．

に関わる企業の産学連携特許が多いことがわかる．一方で，全般的に見て企業間のネットワークによる産産連携による発明は少ないことも確認できる．特許の価値について見ると，統計的な検定を行っていないため明確なことはいえないが，企業単独発明と比較して，外部連携，特に大学との連携による発明は価値が高いと見てよい．

(6) 出資タイプ別の産学官連携

表4は出資タイプ別に企業の産学官連携特許の出願状況をまとめている．表3と同様に各カテゴリーの平均被引用件数も計算した．表4より，政府支援型ベンチャーの特許出願件数が非常に多いことがわかる．政府支援型ベンチャーに分類される8社は，基盤技術促進センター，生研機構，医薬品機構などの国家プロジェクトによる期間限定の出資事業であり，すでに研究が終了しており成果管理会社として存続している企業である．これら企業は，潤沢な政府資金を元手に，民間企業からも幅広く出資を仰いでいるものが多く，

表4：出資タイプ別の産学官連携による特許出願件数と特許価値

出資タイプ	企業数	企業単独	産産連携	産学連携	産官連携	産学官連携	委託発明
政府支援型	8	21(0.8)	27(0.9)	39(0.7)	26(0.3)	11(1.5)	15(0.6)
国内企業出資型	24	76(0.6)	31(0.6)	30(0.8)	8(0.4)	6(0.2)	49(0.9)
海外企業出資型	5	5(0.4)	10(0.6)	7(0)	0	0	9(0)
ベンチャー・キャピタル出資型	8	39(2.9)	10(2.3)	12(0.3)	6(0.8)	3(0.3)	18(2.6)
経営者出資型	43	82(0.6)	5(1.2)	73(0.8)	42(0.4)	17(0.9)	100(1.5)
出資タイプ不明企業	11	24(1.0)	19(0.8)	63(0.9)	5(0.4)	4(1.0)	10(1.2)

注1）サンプル企業数合計は99社である．
注2）カッコ内の数値は対応する特許の被引用件数の平均値である．
出所）特許電子図書館（IPDL）．

ベンチャーというよりもコンソーシアムと呼んだほうが妥当するかもしれない．次に，ベンチャー・キャピタル出資型ベンチャーの特許は比較的価値の高いものが多い．企業に蓄積された特許などの技術の知的財産評価を行い，優れた技術を保有する企業に対してリスクマネーを供給するベンチャー・キャピタルの役割が期待されているのであろう．表4に示されるように，ベンチャー・キャピタル出資型の資本金成長率が高くなっている．特許などの知的財産がその呼び水となったのかもしれない．

(7) まとめ

(1) バイオベンチャーの成長

日本のバイオベンチャーは2000年以降参入が本格化し，着実に資本金と従業員数が成長してきた[4]．特に，創薬の研究開発に従事している企業や，

---

[4] 本章では触れないが，調査対象企業のほとんどが2008年まで生存している企業のため，優良企業がサンプルに多く含まれる内生性の問題点は当然としてある．しかし，そもそも日本において創薬系バイオベンチャーの正確な数は把握されていないのであり，西村・岡田（2007）のバイオベンチャー863社のうち，医薬産業政策研究所と共同で企業の事業分野，開発パイプライン，特許出願IPC分類の内容を調査した結果，2005年時点で創薬系バイオベンチャーは105社であった．そのため，本章のサンプル企業99社は当時の日本の創薬系バイオベンチャーの多くを捕捉していると見てよいように思われる．

表5：企業タイプ別の資本金と従業員数

企業分類		資本金(百万円)				従業員数(人)			
		設立時	2001年時	2005年時	2008年時	設立時	2001年時	2005年時	2008年時
全体		81.1 (69)	300.9 (98)	725.6 (88)	1162.9 (62)	9.7 (61)	22.8 (98)	36.7 (85)	46.7 (59)
	創薬系企業	86.1 (14)	650.8 (22)	1924.2 (19)	3137.6 (16)	7.4 (15)	13.2 (22)	34.4 (20)	40.2 (16)
	創薬支援企業	74.9 (41)	239.4 (53)	522.2 (51)	597.9 (36)	11.8 (32)	27.0 (22)	43.7 (49)	49.3 (35)
	その他	89.3 (17)	102.1 (26)	147.4 (21)	227.6 (12)	6.8 (16)	20.6 (26)	23.2 (19)	52.8 (10)
	大学発ベンチャー	26.3 (12)	125.7 (19)	1165.4 (19)	1820.7 (18)	7.1 (10)	14.7 (19)	42.9 (19)	37.6 (17)
	非大学発	92.7 (57)	343.5 (79)	604.5 (69)	893.8 (44)	10.2 (51)	24.7 (79)	34.8 (66)	50.4 (42)

注1) サンプル企業数合計は99社である．
注2) 資本金と従業員数は，データ取得可能な企業（カッコ内で企業数を表示）の平均値である．
出所) 各社ウェブサイトなどより筆者作成．

その研究開発をサポートする企業の成長伸び率が比較的大きいことがわかる．表5では，サンプル企業99社を企業の事業内容，開発パイプラインの状況，特許出願の国際特許分類（IPC）の情報を参考に，独自に創薬系企業，創薬支援企業，その他に分類し，資本金と従業員数を見たものである．この表5を見ても創薬に従事しているベンチャーの成長，特に資本金の伸びが設立時と比較して2008年において著しいことがわかる．

また，表5の作成にあたっては，設立の経緯について大学発か否かを各社のウェブサイト等から調査した．そして，大学発ベンチャーとそうでない企業に分類し，資本金と従業員数の伸びを比較したところ，大学発ベンチャーの資本金伸び率は非常に高いことがわかった．これら企業は大学の研究開発の成果を基に起業した創薬系ベンチャーが多く，2001年以降に開始された大学発ベンチャー1,000社計画の後押しもあって，資金獲得も比較的容易だったためなのかもしれない．

(2) バイオベンチャーの研究開発

特許の発明者情報からわかるように，日本のバイオベンチャーは活発に産

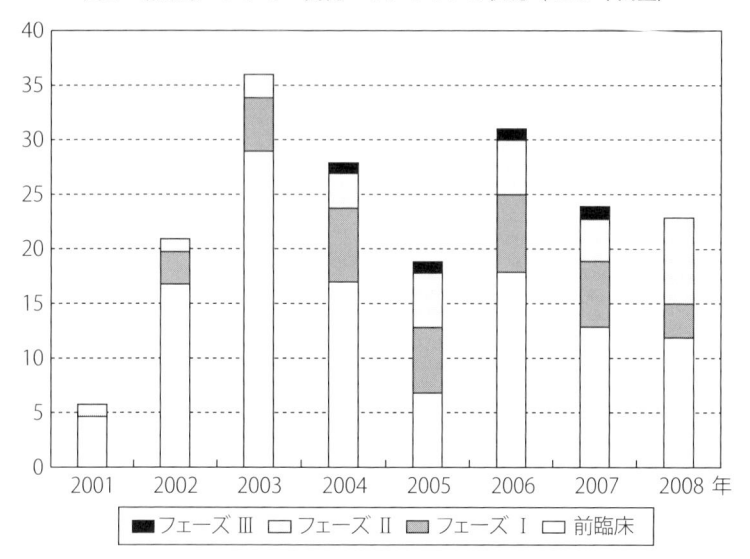

図2：創薬系ベンチャー開発パイプラインの状況（2008年調査）

注) 対象企業数はデータ取得可能なアンジェスMG，アリジェン製薬，エフェクター細胞研究所，エムザサイエンス，ガルファーマ，そーせい，ディナベック，ナノキャリアの8社である．
出所) Pharmaprojectsより筆者作成．

学官連携に取り組んできている．特にベンチャーでは人材難から，外部資源を有効に活用することは重要な研究開発戦略に位置づけられる．産学官連携による発明は比較的価値の高いものが多くことから見ても，産学官連携が企業成長を促す重要な要因である可能性は高い．

　特許データは，創薬研究のプロセスのうち比較的上流のステージの研究動向について有益な知見を与えてくれるものの，開発段階については有益な情報源とはならない．創薬系バイオベンチャーにとっては，最終的な医薬品の上市，あるいは製薬企業との合併・吸収・提携こそが成功の証ともいえるだろう．そこで，サンプル企業のうち，開発段階のパイプラインの情報が取得可能な8企業について，Pharmaprojectsによるデータベースを利用して調査した結果が図2である[5]．

---

5) 調査時点は2008年度であり，対象企業はアンジェスMG，アリジェン製薬，エフェクター細胞研究所，エムザサイエンス，ガルファーマ，そーせい，ディナベック，ナノキャリアの8

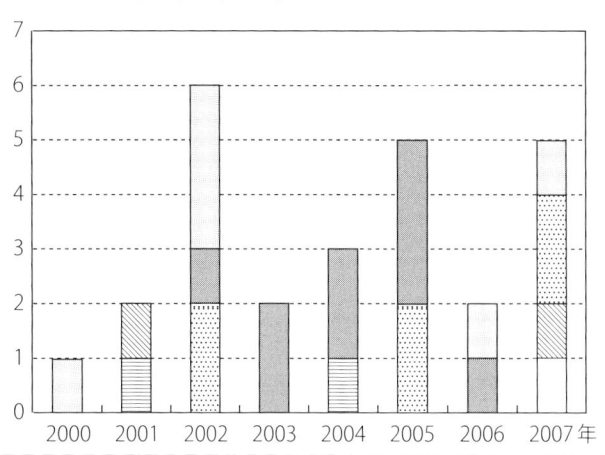

図3：日本製薬企業と日本バイオベンチャーのライセンス

凡例：□ 基盤技術　■ 基盤探索　▦ 前臨床　▨ フェーズⅠ　□ 申請中　▤ 市販後

注1）データ収集期間は2006年11月～2008年1月までである．日本製薬企業では製薬協加盟の54社が対象企業で，情報を検索した．
注2）ステージはアライアンス契約時のステージを示す．
出所）大久保（2008）参照．

　医薬品の開発には長期間を要するため，今後の開発の成り行きについてまでは明確なことはいえないが，2000年前半の段階では前臨床（preclinical）がほとんどであったが，次第にフェーズの後期に入っているものが出てきていることが窺われる．今後の開発ではフェーズⅡでの有効性の判断試験（POC: Proof of Concept）を乗り越えることができるかどうかが，開発の成功を左右する大きな境目となると思われる．このPOCの壁はベンチャーにとって，臨床試験の長い経路を塞ぐ「死の谷」の中でもとりわけ越えることが困難な障壁であり，潤沢な資金の獲得の可否が，今後の成長の帰趨を左右することになるものと思われる．

　日本のバイオベンチャーと製薬企業とのアライアンスも近年は増加傾向にある．図3は筆者が医薬産業政策研究所と共同で調査した日本製薬企業と日本バイオベンチャーとのアライアンスを年時ごと（2007年度まで）に契約

社である．

時のステージでまとめたものである[6].

　図3より，2000年以降ライセンス契約が増えているのが読みとれる．日本の製薬企業にとって，バイオベンチャーとのライセンス契約は，パイプラインの補完のための重要な選択肢の1つとなっていることが窺われる．例えば，対象となった企業のうち，エムズサイエンスは，2008年度にフェーズⅡの中枢神経薬でエーザイとの提携締結に至っている．日本の創薬関連バイオベンチャーは2000年前後から急激に増加し，未だ歴史の浅い中でも，いくつかの成功事例は出ているのである．今後もさらなる開発品目増強やアライアンスによりバイオベンチャーのプレゼンスが増していくものと期待される．

　日本の医薬品産業の今後の発展にとって，創薬系バイオベンチャーの育成は重要である．医薬品産業は急速な技術革新や国際競争の激化により，自前主義から脱却し，外部の経営資源を有効活用することが企業戦略上不可欠である．その連携相手として，創薬系バイオベンチャーとのアライアンスは1つの選択肢であり，特に地理的・文化的に近接している日本企業との連携は重要と考えられる．

　今後のバイオベンチャーの発展のため，成長要因について分析していくことは重要な課題である．バイオベンチャーについての情報が包括的・網羅的には整備されていない日本では実証分析の課題は多いが，以下では特許情報に依拠しつつ，バイオベンチャーの産学官連携と資本金・従業員数成長率・研究開発生産性の関係について調べていくことしよう．

3．実証分析

　本節では，創薬関連のバイオベンチャー99社の資本金成長率，従業員数成長率，研究開発生産性と産学官連携の関係について計量経済学的に分析する．まず，変数の作成方法と推計方法を述べ，次いで推計結果について紹介することとしよう．

---

[6] データソースに関しては，大久保（2008）を参照．

3. 実証分析

表6：変数の基本統計量

変数	観測数	平均値	標準偏差	最小値	最大値
従属変数					
資本金成長率	204	0.263	0.496	-0.879	3.400
従業員数成長率	191	0.137	0.361	-0.277	3.204
被引用件数	198	4.833	14.794	0	128
技術分野ダミー					
遺伝子解析（物質・生物）	297	0.141	0.349	0	1
遺伝子組み換え・蛋白工学(物質・生物)	297	0.182	0.386	0	1
遺伝子解析（方法・装置）	297	0.242	0.429	0	1
遺伝子組み換え・蛋白工学(方法・装置)	297	0.051	0.219	0	1
蛋白工学	297	0.162	0.369	0	1
糖鎖工学	297	0.020	0.141	0	1
バイオ・インフォマティクス	297	0.101	0.302	0	1
発生工学	297	0.121	0.327	0	1
出資タイプダミー					
政府支援型	264	0.091	0.288	0	1
国内企業出資型	264	0.273	0.446	0	1
海外企業出資型	264	0.057	0.232	0	1
ベンチャー・キャピタル出資型	264	0.091	0.288	0	1
企業規模・年齢					
ln（企業年齢）	287	1.955	1.105	-2.303	3.898
ln（資本金）	252	4.227	1.858	-0.223	9.630
ln（従業員数）	242	2.613	1.071	0	5.075
研究開発力・産学官連携					
特許出願件数	198	5.404	8.755	0	51
PCT出願件数	198	1.475	4.079	0	34
企業単独	198	1.561	2.979	0	21
産産連携	198	0.581	1.737	0	15
産学連携	198	1.364	3.526	0	38
産官連携	198	0.490	2.642	0	31
産学官連携	198	0.232	0.765	0	5
委託発明	198	1.177	3.278	0	25

(1) 変数と推計方法

表6は分析に用いられる従属変数と独立変数の基本統計量をまとめたものである．

(1) 従属変数

本章では3つの従属変数を利用した．第1に，資本金成長率である．第2に，従業員数成長率である．設立年，2001年，2005年，2008年の4時点の

資本金と従業員数のデータが利用できるので，設立年～2001年，2001年～2005年，2005年～2008年において年平均成長率を資本金と従業員数で計算した．さらに，第3の従属変数として，特許の被引用件数を用いた．特許データは1995年～2004年において出願されたものを利用している[7]．資本金と従業員数に対応するように，1995年～2001年と2001年～2004年における各企業の被引用件数の合計値を研究開発生産性の代理指標として用いた．

(2) 独立変数

従属変数として，本章では企業年齢，企業規模，研究開発力，産学官連携の頻度，出資タイプ，技術分野を含めた．また，分析が設立年～2001年，2001年～2005年，2005年～2008年と3期間に渡るので，期間ダミーも導入している．以下ではそれぞれの変数の作成方法について述べていく．

企業年齢は設立年から，2001年，2005年，2008年時点での各企業年齢を計算した．設立年～2001年では2001年時の企業年齢，2001年～2005年では2005年時の企業年齢，2005年～2008年では2008年時での企業年齢を推計式に導入した．

企業規模の変数は初期時点の資本金と従業員数を従属変数に合わせて導入した．設立年～2001年では設立年時の資本金または従業員数である．同様にして，2001年～2005年では2001年時の企業規模，2005年～2008年では2005年時での企業規模をコントロール要因として含めている．

研究開発力として，単純な特許出願件数とPCT国際出願件数を代理指標として用いた．それぞれの期間に対応する出願件数の合計値を推計式では導入している．出願件数が多いほどその企業の研究開発力は高いと考えられる．また，国際特許出願件数が多い場合，より質の高い特許を出願している能力のある企業と予想される．

産学官連携の頻度ではすでに述べたように，特許の発明者の組み合わせから，産産連携，産学連携，産官連携，産学官連携，委託発明と特許を分類し，

---

[7] 特許電子図書館の公報テキスト検索では1993年以降しかデータを公開していない．また，出願された特許は公開まで18カ月かかり，さらにその特許が他の発明者に引用されるまでには時間がかかる．これらの引用ラグも考慮して，本章では2004年時までの特許データを分析対象とした．

その件数を産学官連携発明の頻度として代理し用いた．同様に，各期間における出願件数の合計を推計式では含めた．

出資タイプと技術分野に関しても上記の分類を用いて，ダミー変数として推計式に導入している．この変数は年次の変化はなく，設立年時のデータをそのまま利用している．

(3) 分析方法

推計分析の基本式は下記のとおりである．

$$\text{従属変数}_{it} = \beta_1 \text{技術分野ダミー}_i + \beta_2 \text{出資形態ダミー}_i$$
$$+ \beta_3 \text{企業年齢}_{it} + \beta_4 \text{企業規模}_{it} + \beta_5 \text{研究開発力}_{it}$$
$$+ \beta_6 \text{産学官連携}_{it} + \beta_7 \text{期間ダミー}_{it} + \varepsilon_{it}$$

ここで i は企業，t は対象となる期間，ε_{it} は誤差項である．

推計方法として，従属変数が資本金成長率と従業員数成長率の場合は OLS 推定を行った．また，従属変数が被引用件数である研究開発生産性の場合は negative binomial 推計を試みた．研究開発生産性の場合，カウントデータなのでポワソン回帰が一般的だが，従属変数の平均と分散が等しいという仮定は表6からもわかるように満たされていない．その場合，より一般的な推計方法である negative binomial 推計を利用することが望ましい．

(2) 推計結果

(1) 企業成長

表7は資本金成長率と従業員数成長率を従属変数にした推計結果である．まず，技術分野について見ると，資本金成長率については遺伝子組み換え・蛋白工学（物質・生物）のパラメータがプラスで有意となった．第2節で見たように，この技術分野では日本の創薬系バイオベンチャーを牽引している優良な企業が多く，統計的にもその成長率が有意に高いことがわかる．次に，糖鎖工学のパラメータがマイナスで有意となった．表1では確かに他の分野

表7：資本金・従業員数成長率の決定要因

	資本金成長率		従業員数成長率	
	(1)	(2)	(3)	(4)
遺伝子解析（物質・生物）	-0.121 (0.112)	-0.107 (0.107)	-0.193 (0.148)	-0.177 (0.150)
遺伝子組み換え・蛋白工学（物質・生物）	0.219** (0.109)	0.252** (0.126)	-0.002 (0.090)	0.043 (0.086)
遺伝子解析（方法・装置）	-0.147 (0.112)	-0.136 (0.118)	0.029 (0.090)	0.040 (0.095)
遺伝子組み換え・蛋白工学（方法・装置）	0.085 (0.216)	0.069 (0.223)	0.048 (0.094)	0.047 (0.100)
蛋白工学	0.129 (0.139)	0.176 (0.141)	-0.123 (0.092)	-0.116 (0.100)
糖鎖工学	-0.814*** (0.255)	-0.836*** (0.272)	-0.196 (0.127)	-0.181 (0.137)
バイオ・インフォマティクス	0.187 (0.132)	0.213 (0.137)	0.035 (0.122)	0.035 (0.122)
発生工学	0.143 (0.094)	0.178* (0.100)	0.147 (0.145)	0.135 (0.138)
政府支援型	0.129 (0.186)	0.132 (0.206)	-0.201* (0.091)	-0.215** (0.102)
国内企業出資型	0.009 (0.090)	-0.006 (0.101)	-0.055 (0.078)	-0.049 (0.087)
海外企業出資型	0.102 (0.204)	0.053 (0.219)	0.098 (0.152)	0.125 (0.176)
ベンチャー・キャピタル出資型	0.570** (0.253)	0.607** (0.261)	0.060 (0.110)	0.048 (0.114)
ln（企業年齢）	-0.414*** (0.081)	-0.411*** (0.082)	-0.267** (0.120)	-0.267** (0.123)
ln（資本金）	-0.092*** (0.032)	-0.100*** (0.034)		
ln（従業員数）			-0.034 (0.061)	-0.035 (0.062)
特許出願件数	0.001 (0.004)		-0.002 (0.004)	
PCT出願件数	0.028*** (0.010)		0.022* (0.012)	
企業単独発明		0.000 (0.010)		0.011 (0.013)
産産連携発明		0.028* (0.016)		-0.016 (0.022)
産学連携発明		0.039** (0.017)		0.008 (0.014)
産官連携発明		0.004 (0.009)		0.005 (0.007)
産学官連携発明		-0.068 (0.050)		-0.008 (0.034)
委託発明		0.003 (0.010)		-0.004 (0.009)
定数項	1.306*** (0.245)	1.291*** (0.254)		0.847*** (0.227)
サンプル数	124	124	115	115
R-squared	0.463	0.474	0.381	0.381

注1）有意水準はそれぞれ ***：1％，**：5％，*：10％である。
注2）期間ダミーは省略している。
注3）カッコ内は不均一分散に対して頑健な標準誤差である。

と比較して，資本金成長率は低いが，サンプル企業数が少ないために拙速な判断は避けなければならない．

出資タイプ別ダミーの推計結果を見ると，ベンチャー・キャピタル出資型では資本金成長率が有意に高くなることが示された．ベンチャー・キャピタルによる経営指導などがバイオベンチャーの成長を促したといえるかもしれない．一方，政府支援型では従業員数成長率のパラメータがマイナスで有意となった．政府出資事業の一部はすでに成果管理会社となっていることが影響しているためであろう．

企業年齢は資本金成長率と従業員数成長率にマイナスで有意であった．企業年齢が高くなるほど，その企業の資本金と従業員数の伸び率は下がるといえる．また，初期時点の企業規模に関して，資本金成長率にマイナスで有意であった．初期の規模が大きい企業ほど，その伸び率は下がることを意味する．

特許出願件数とPCT出願件数を見ると，PCT出願件数が資本金成長率と従業員数成長率にプラスで有意である．PCT国際出願は国内だけの特許出願よりも比較的価値の高い発明である可能性が高い．この特許出願が多いことは企業の研究開発力が高いことを意味しており，価値の高い発明を行うことが企業の成長となっている．単純な特許出願件数は有意ではなく，PCT国際出願件数が有意であることから見て，価値の高い発明は投資家への重要なシグナルとなっているのかもしれない．

最後に産学官連携について見ると，産産連携と産学連携が資本金成長率にプラスで有意である．表3で見たように，特に産学連携は比較的価値の高い発明が多く，外部との連携を利用することによって資金を獲得していることがわかる．

(2) 研究開発生産性

表8は企業が出願した特許の被引用件数の合計値を従属変数にしたものである．技術分野では，資本金成長率と同様に遺伝子組み換え・蛋白工学（物質・生物）のパラメータがプラスで有意となった．遺伝子組み換え・蛋白工学（物質・生物）とバイオ・インフォマティクスのパラメータがマイナスで

表8：研究開発生産性の決定要因

	係数	標準誤差
遺伝子解析（物質・生物）	-0.623	(0.456)
遺伝子組み換え・蛋白工学（物質・生物）	1.326***	(0.447)
遺伝子解析（方法・装置）	0.426	(0.378)
遺伝子組み換え・蛋白工学（方法・装置）	-2.365***	(0.772)
蛋白工学	-0.636	(0.459)
糖鎖工学	-0.717	(1.047)
バイオ・インフォマティクス	-1.270***	(0.408)
発生工学	-0.161	(0.329)
政府支援型	-1.178*	(0.626)
国内企業出資型	-0.652	(0.441)
海外企業出資型	0.127	(0.529)
ベンチャー・キャピタル出資型	0.114	(0.536)
ln（企業年齢）	0.263**	(0.131)
ln（資本金）	0.133	(0.123)
企業単独発明	0.216***	(0.050)
産産連携発明	0.081	(0.067)
産学連携発明	0.245***	(0.061)
産官連携発明	0.122***	(0.030)
産学官連携発明	-0.117	(0.173)
委託発明	-0.006	(0.051)
定数項	-0.500	(0.418)
サンプル数	148	
Log likelihood	-210.606	

注1) 有意水準はそれぞれ ***：1％，**：5％，*：10％である．
注2) 期間ダミーは省略している．
注3) カッコ内は不均一分散に対して頑健な標準誤差である．

有意である．しかし，これは特許件数が未だ少ないことから確たる判断を述べることは難しい．

　出資タイプ別に見ると，政府支援型のパラメータがマイナスで有意である．統計的有意性が弱く明確なことはいえないが，政府支援型では表4でも確認したように特許の出願件数は多いが，その特許の価値は低い可能性をこの推計結果は示している．政府支援型ベンチャーでは，特許出願件数に基づくレビューを所掌官庁から受けている可能性もあるだろう．

　企業年齢のパラメータはプラスで有意である．企業年齢が高くなるにつれて企業成長の伸び率は鈍化する結果であったが，一方で企業年齢が高いほど知識のストックは積み上げられていくので研究開発生産性は向上していると

3. 実証分析

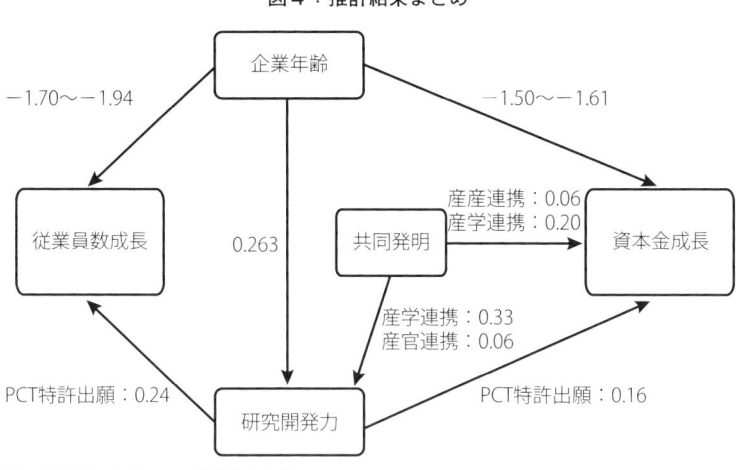

図4：推計結果まとめ

```
                    企業年齢
    -1.70~-1.94   ↙    ↓ ↘   -1.50~-1.61
                          
   従業員数成長    0.263      産産連携：0.06
                   共同発明 ─産学連携：0.20→ 資本金成長
                          
              産学連携：0.33
              産官連携：0.06
                          
   PCT特許出願：0.24  研究開発力  PCT特許出願：0.16
```

注）数値は推計式より得られた弾性値を示す．

考えられる．

　最後に産学官連携について見ると，産学連携と産官連携の頻度が高い企業では，研究開発生産性が向上することが統計的にわかった．バイオベンチャーの場合，特に不足した人材を外部から補完することで，知識のスピルオーバー効果が生じているものと思われる．また，一方で，企業単独発明によっても研究開発生産性は向上している．研究開発の二面性といわれる自社の研究開発力の重要性が示唆されている（Cohen and Levinthal, 1989, 1990）．

(3)　分析結果まとめ

　推計から得られた結果を図4にまとめている．各数値は推計より得られた係数から計算された弾性値である．産学官連携は資本金成長率と研究開発生産性に有意な影響を与えていることは確認した．係数の弾性値を見ると，特に産学連携の影響力が資本金成長率（0.20）と研究開発生産性（0.33）において高い．一方，従業員数成長率に対しては産学官連携の頻度は統計的に有意な影響を持たなかったが，研究開発力が高い企業ほど従業員数成長率が高くなることがわかる．以上のことは産学官連携，特に産学連携が主に創薬関

連のバイオベンチャーの成長要因として重要であることを示唆している[8]. 欧米諸国,特に米国の実証研究では,ベンチャーなど民間部門の研究開発と大学などの公的研究機関の研究開発との補完的関係を指摘する研究は多いのである[9].

4. おわりに

本章で得られた主要な結論と政策的含意についてまとめておく. 日本の創薬系バイオベンチャーの多くは2000年前後に設立され,未だ米国と比べて規模は小さいながらも,資本金と従業員数は堅実に成長していることを確認した. また,特許の発明人情報を見る限り,産学官連携発明も活発に行われているようである. 産学官連携によるネットワーク型の研究開発戦略によって,創薬系ベンチャーの研究開発生産性,資本金成長率,従業員数成長率は向上することが統計的にも有意に確認された. バイオベンチャーとの共同発明を円滑に進めるためには,人材供給や経営サポートなど,幅広い分野に渡って知的・人的インフラを整備していくことが必要である.

産学の連携は活発になってきているようだが,企業間の連携は十分に行われていないことも確認された. 第2節(7)でも見たように,近年では日本のバイオベンチャーにもフェーズが後期に入った開発パイプラインが増えてきており,製薬企業とのアライアンスも徐々にではあるが,結ばれるようになってきた. 今後,ベンチャーと既存企業とを円滑につなぎ,ベンチャーが大手企業の共同開発やバリューチェーンに積極的に参加し,関連企業との水平的ネットワークが構築されることが望まれる. しかしながら,ベンチャーと既

---

[8] David et al. (2000), McMillan et al. (2000), Toole (2000), Cockburn and Henderson (2001), Jaffe and Lerner (2001) を参照.

[9] ただし,日本の有力大学の多くは国立大学であり,特許取得の面で諸外国の私立大学とは事情が異なる点には注意が必要である. 日本の大学でもTLOが設立されるようになり,大学による特許出願は最近増えつつある. しかし,日本の産学連携では,特許の所有権を既存企業が,研究内容のプライオリティ(論文などの発表)を大学の研究者が確保するという役割分担が多いのではないかと思われる. 筆者らのデータによるとベンチャー・キャピタル出資型や経営者出資型を中心に国内大学との共同研究を志向する傾向が強くあり,資本・人材不足を国内大学との共同研究で補っているというのが事実に近いと思われる.

4. おわりに

存企業の連携にはいくつかの障害がある．例えば，ベンチャーと既存企業の間のバーゲニングパワーの違い，ベンチャーの持つ特許価値評価に関する情報の非対称性などである．これらの障害を乗り越えるためにも，政策的支援を行って企業間連携を促進していく必要があるといえよう．

本章の分析に残された課題について述べておこう．第1に，ここで示した推計結果が真に因果関係を示しているか否かについては，なお留意すべき点が残る．企業ベースのさらなる詳細なデータが利用できない限り，本章で取り上げた企業属性から研究開発生産性，資本金成長率，従業員数成長率への因果関係が本当にあったのか，それとも単なる両者の相関関係を見出しただけなのかを十分に確認することは難しい．

第2に，退出企業に関するデータはまったく利用できなかった．企業の成長要因について分析するためには，退出企業に関するデータが利用できることが望ましい．生存企業だけを対象に分析する場合では，推計値に上方バイアスが生じている可能性がある．今後の検討課題である．

最後に，日本の医薬品産業の今後の発展にとって，創薬系ベンチャーの育成は重要な政策課題であることを改めて強調しておきたい．創薬系ベンチャーの日本における存在感は着実に増加している．高鳥 (2009) は，日米欧主要製薬企業 10 社のアライアンス動向と創薬系ベンチャー起源の品目について詳細に調べている．その調査によると，世界売上上位 100 品目のうち 19 品目が創薬系ベンチャー起源であり，これらの品目の多くはバイオ医薬品であり，その売上高推移も年々上昇傾向にあることが指摘されている．さらに，製薬企業と創薬系ベンチャーとのアライアンスも増加しており，製薬企業の開発品目に占めるバイオベンチャー由来の導入品が多くなっている．

急速なバイオテクノロジーの発展や国際競争の激化に直面する医薬品産業では，研究開発の自前主義から脱却し，外部の経営資源を有効活用することが企業戦略上ますます重要性を高めている．その連携相手として創薬系バイオベンチャーは重要な選択肢となっており，地理的・文化的に近接している日本企業同士の連携への期待も高い[10]．今後の日本のバイオベンチャーの発

---

10) 例えば，最近の研究としてアライアンスの連携相手が地理的にも近い相手が多いことを示したものに，Alcacer et al. (2008) がある．また，日米欧主要 30 製薬企業のアライアンスの

展のためにも，継続的にその成長要因を調査・分析されていくことを期待したい．

参考文献

大久保昌美（2008）「日本の製薬企業におけるライセンス導入の動向」『政策研ニュース』No. 25, 医薬産業政策研究所，pp. 13-17.

岡田羊祐・沖野一郎・成田喜弘（2003）「日本のバイオベンチャーにおける共同研究と特許出願」後藤晃・長岡貞男編『知的財産制度とイノベーション』東京大学出版会，pp. 167-196.

後藤晃・小田切宏之編（2003）『サイエンス型産業』NTT 出版．

シードプランニング（2001）『バイオ関連注目ベンチャー総覧』同社．

高鳥登志郎（2009）「製薬企業と創薬ベンチャーとのアライアンスの現状と国際比較」『政策研ニュース』No. 27, 医薬産業政策研究所，pp. 9-12.

特許庁（2001）「バイオテクノロジー基幹技術に関する技術動向調査」同庁技術調査課．

特許庁（2002）「ポスト・ゲノム関連技術—蛋白質レベルでの解析と IT 活用—に関する特許出願技術動向調査—特許から見た研究開発の現状と課題」同庁技術調査課．

特許庁（2003）「ライフサイエンスに関する特許出願技術動向調査報告」同庁技術調査課．

長岡貞男・中村健太・本庄裕司・高鳥登志郎・森下節夫・清水由美（2009）「アライアンスと製薬企業のパフォーマンス：日米欧主要製薬企業の比較分析」産学官連携ワークショップ「バイオ・イノベーションの過程と今後の戦略」一橋大学．

日経バイオテク（各年版）『日経バイオ年鑑』日経 BP 社．

西村淳一・岡田羊祐（2007）「バイオ・クラスターと産学官連携—特許発明者情報による実証分析」COE/RES Discussion Paper Series No. 207, Hitotsubashi University.

三菱総合研究所（2001）『バイオベンチャー等の動向に関する調査研究』三菱総合研究所．

Alcacer, J., J. Cantwell, and M. Gittelman (2008) "Are Licensing Markets Local? An Analysis of the Geography of Vertical Licensing Agreements in Bio-pharmaceuticals," Paper presented at the 25th Celebration Conference 2008.

Cockburn, I. and R. M. Henderson (2001) "Publicly Funded Science and the Productivity of the Pharmaceutical Industry," in *Innovation Policy and the Economy*, A. B. Jaffe, J. Lerner, and S. Stern eds., MIT Press.

Cohen, W. and D. Levinthal (1989) "Innovation and Learning: The Two Faces of R&D," *Economic Journal*, Vol. 99, pp. 569-596.

特徴を示したごく最近の調査報告に長岡他（2009）がある．この報告においても，製薬企業のアライアンスパートナーとして，地理的に近接したパートナーが選択されていることを指摘している．

4. おわりに

付表：バイオテクノロジー基幹技術領域の定義

種別	基幹技術	具体例
物質発明・生物発明	遺伝子解析	人・動物 微生物・植物 ＳＮＰｓ 完全長ｃＤＮＡ 機能解明されたＤＮＡ
	遺伝子組み換え・蛋白工学	酵素 化学品 アミノ酸
方法発明・装置発明	遺伝子解析	配列解析方法 シーケンサー ＤＮＡ複製装置 機能解析方法 ＤＮＡチップ
	遺伝子組み換え・蛋白工学	形質転換方法 培養方法・精製方法 インキュベーター
	蛋白工学	ＤＮＡ合成方法 ＤＮＡ合成装置 蛋白質合成方法 蛋白質合成装置
	糖鎖工学	機能・構造解析方法 糖鎖合成方法
	バイオインフォマティクス	機能推定装置
物質発明・生物発明 及び方法発明・装置発明	発生工学	体細胞・受精卵クローン 胚性肝細胞（ES細胞） 遺伝子ターゲティング／ノックアウト クローン動物 トランスジェニック動物 キメラ動物　等
―	その他	―

出所）特許庁（2001，2002）等を基に作成．

Cohen, W. and D. Levinthal (1990) "Absorptive Capacity: A New Perspective on Learning and Innovation," *Administrative Science Quarterly*, Vol. 35, pp. 128-152.

David, P., H. Hal, and A. A. Toole (2000) "Is Public R&D Complement or Substitute for Private R&D? A Review of the Econometric Evidence," *Research Policy*, Vol. 29, pp. 497-529.

McMillan, G. S., F. Narin, and D. L. Deeds (2000) "An Analysis of the Critical Role of Public Science in Innovation: The Case of Biotechnology," *Research Policy*, Vol. 29, pp. 1-8.

Jaffe, A. B. and J. Lerner (2001) "Reinventing Public R&D: Patent Policy and the Commercialization of National Laboratory Technologies," *Rand Journal of Economics*, Vol. 32, pp. 167-198.

Jaffe, A. B. and M. Trajtenberg (2002) *Patents, Citations, and Innovations*, MIT Press.

Okada, Y., K. Nakamura, and A. Tohei (2006) "Public-private Linkage in Biomedical Research in Japan: Lessons of the Experience in the 1990s," COE-RES Discussion Paper Series, No. 184, Hitotsubashi University.

Toole, A. A. (2000) "The Impact of Public Basic Research on Industrial Innovation: Evidence from the Pharmaceutical Industry," Stanford Institute for Economic Research Discussion Paper, No. 00-07.

第13章 IT企業によるライフサイエンス分野への参入戦略
－日立ソフトに関する事例研究－

太田啓文

1. はじめに

　近年，科学技術の進展がドッグイヤー化し，つい昨日まで通用していた技術や知見・ノウハウが，今日には陳腐化してしまうことも，もはや絵空事ではなくなった．目まぐるしく変化する技術開発動向，マーケット動向に対応するために，企業R&D部門にとって，商品開発競争と次世代技術開発のバランスがますます重要な課題となってきている．

　ATカーニー株式会社ヴァイス・プレジデントの山本直樹氏は，「研究資源配分について研究担当役員に尋ねても，事業戦略策定や事業性評価の専門家は少ないため，明確な判断基準を語れる人は少ない．その結果全社の研究計画は，各事業部門からの依頼研究の積み上げになり，収益を上げていない事業部の研究所は，画一的に厳しい運営を強いられる一方で，研究者にとっても，自分の研究が全社的な方針と合致しているのかなどが見えにくく，潜在的な不満を蓄積させている」（日経産業新聞，2004）としている．

　またアクセンチュア株式会社戦略グループ・マネジャーの市川智光氏は，「研究テーマの実施，継続可否をマネジメント側が意思決定できない事象に目を向け，上層部が研究内容を十分理解できないため，テーマや研究名を変えながらも，実質的には代わり映えのしないテーマが了承されているケースや，マネジメント側は明らかに中止すべきテーマに気づいていたが，担当者のモチベーションを下げることを懸念して，テーマが切れないケース，さらには自社開発を中止したはずのテーマが，他社から評価されたからという理

由で，一転開発を再開するといったケースが実在する」としている（日経バイオビジネス，2005）．

　一般に企業は，業績好調時にはR&D部門への投資も積極的に行い，対象とするスコープを拡大するが，ひとたび業績が下降傾向となれば，それに伴ってコストセンターであるR&D部門への投資も抑制される．一方，マネジメント側には新規研究分野に精通する人材が不在で，自らの経験で判断を下そうとしても「嗅覚」が働かないため，研究テーマを吟味せずに新規分野への投資を一律抑制し，研究幹部らが慣れ親しんだコア事業分野へ回帰せざるを得なくなってしまう．その結果，予算削減を余儀なくされた研究グループは，削減された予算枠を確保するため，本来取り組むべきR&D戦略を離れ，事業部に喜ばれるような研究テーマを策定する「事業部への迎合」姿勢が顕著となる．さらに，予算削減による慢性的な人手不足から，研究テーマに対して思い切った施策が打てない上，テーマを推進し得るようなコア人材の引き抜きなどもできないため，自己の研究進捗が共同研究先の意向に左右される事態から脱却できなくなる．こうして，成果の出にくい環境が醸成され，評価されない取り組みの繰り返しにより研究員のモチベーションが著しく低下し，成果が出ないためにさらに予算を削減されるという「負のスパイラル構造」に陥りかねない．

2. 本研究の動機

　しかし，企業にとって，新規事業の開拓が持続的成長の源泉となることは論を待たない．では，自社にない新規事業を推進するにはどのようにすればよいのだろうか．本研究では，特定の一企業の一本部に焦点をあてたミクロレベルの調査を行うことによって，技術者個々の知識の観点で明らかにすることを試みた．自社の新規参入領域のバイオ事業を着実に推進しているIT企業を対象に，ライフサイエンス事業部門に所属する個々の技術者への質問票調査により，まず技術者が，日々の業務で求められている成果を達成するために，どのような知識が必要で，その知識をどこから獲得しているのかを調べた．次に，個々の技術者の日々の成果達成のために，自身の保有知識を

求められた際，どの技術者にどのような知識を提供したのかについて調べた．

質問票調査を実施した日立ソフトウェアエンジニアリング株式会社（以下，日立ソフト）は，1970年の設立以来，日立製作所のメインフレーム向けOSの開発を皮切りに，OSに絡むデータベース，ネットワーク，銀行システム開発などを次々に手掛け，大規模・ミッションクリティカルな業務システムをはじめ，さまざまな産業・社会のシステム構築経験を豊富に有する大手システムインテグレーターである．現在では，セキュリティ，Felica，インタラクティブホワイトボード，衛星画像，電子ドキュメントなど幅広いITソリューションを持つ他，ゲノム解析，プロテオーム解析，トランスクリプトーム解析，メタボローム解析などを支援するライフサイエンスソリューションの提供にも注力している．

日立ソフトのライフサイエンス事業は1983年に開始以来，遺伝子配列解析ソフトウェアDNASIS，レーザースキャニングイメージアナライザーFMBIO，DNAチップ研究所等との連携によるバイオチップAceGeneなどのソリューションをこれまで提供している．DNAチップ関連製品のソリューションでは，いずれも国内上位の売上規模を持っており（DNAチップ作製装置販売（国内シェア23%），DNAチップ解析装置販売（同10%），DNAチップ販売（同4%）），自社の新規参入事業を推進するベストプラクティスといえる．

本章の構成は以下の通りである．まず第3節では，日立ソフトのライフサイエンス事業について紹介する．第4節では質問票調査によるデータと分析結果を議論する．最後に第5節で結論を述べる．

3. 日立ソフトのライフサイエンス事業

日立ソフトの技術者数名へのヒアリング結果から，日立ソフトのライフサイエンス事業の歩みをまとめると次のようになる．日立ソフトのライフサイエンス事業は，1980年代初頭に，当時のIT技術者数名で，主にシーケンサー技術に関するバイオ研究に着手したのが始まりである．手書きのDNA配列データを情報処理するというコンセプトの元で，データ入力に主眼を置いた

ツールを開発し，その後，外部研究者による評価機会を通じてソフトウェアパッケージ化のヒントを得て，遺伝子配列解析ソフトウェア DNASIS の製品化に漕ぎ着けた．DNASIS は，ゲノムプロジェクトの後押しなどもあり，2006 年現在までの累計出荷実績が約 2 万本で，現在も大学の研究室などで広く使われている．

ソフトウェア販売のみではライフサイエンス事業展開に限界があると考えていた日立ソフトは，1980 年代後半，遺伝子配列決定に当時用いられていたラジオアイソトープの代わりに蛍光を利用する検討に着手した．日立製作所中央研究所の技術協力を受け，1990 年代初頭のレーザースキャニングイメージアナライザー FMBIO の製品化により，機器分野への参入を果たした．FMBIO のリリースにより，ソフトウェアを販売するための機器，機器を販売するためのソフトウェア，という補完関係が構築された．FMBIO は，1994 年頃から米国の遺伝子鑑定分野，日本の発現解析研究分野で受け入れられ，2006 年現在までの累計出荷実績は約 500 台で，現在も米国で犯罪捜査に使われている．

その後，1995 年にスタンフォード大学の Brown らが，マイクロアレイによって遺伝子の発現解析ができることを発表し，続いて 1996 年にアフィメトリクスが最初の DNA チップを製品化した．DNASIS，FMBIO に続く製品開発を模索していた日立ソフトは，それまでのシーケンサー技術から，マイクロアレイ技術へのドメインシフトを図るため，従来とスキルセットの異なる技術者を積極雇用の上，ライフサイエンス事業部門として組織を増強した．その一方，日立ソフトでは，1990 年代半ば頃から，技術者を大学等教育機関に研究生として積極的に送り込み，その活動の一環で，分子生物学の権威である大阪大学の松原謙一教授（当時）との連携を深めていた．この連携を端緒に，退官時期を迎えた松原教授のバイオベンチャー立ち上げの意向と，DNA チップ事業の推進を図りたい日立ソフトの思惑が一致し，1999 年の DNA チップ研究所設立時の出資を経て，共同研究成果を 2002 年リリースの DNA チップ AceGene として結実させた．2006 年現在は，網羅型チップから焦点型チップへさらに研究を進め，病理解析分野への適用拡大を目指している．

ライフサイエンス事業における日立製作所,およびDNAチップ研究所との住み分けについて各々触れる.1980年代半ば頃からライフサイエンス事業に着手した日立製作所は,主に基礎研究側からアプローチを行い,原理に根差した成果を活用した医療機器やシーケンサーといった製品開発,および受託事業が中心である.一方,日立ソフトは,あくまでユーザーオリエンティッドな視点からのアプローチによるパッケージ開発やシステムインテグレーションなどを,事業の中心としている.またDNAチップ研究所は,DNAチップコンテンツの開発から実験系技術開発までを担当する一方,日立ソフトは,得意とする情報処理事業をベースに,DNAチップの製造を担当している.

2006年現在,日立ソフトのライフサイエンス事業はライフサイエンス本部で推進されており,出向者を含めてR&Dに従事している技術者はおよそ70名である.R&Dに関わる組織は,バイオ部門,IT部門の2部門に大きく分類され,各部門の主な業務内容と,大まかなリソース配分は以下の通りである.

・バイオ部門:バイオチップ開発に必要となる遺伝子に関するウェット実験,およびバイオ系システム開発に必要なバイオ技術支援等を担当.所属技術者数は20名程度.
・IT部門:ウェット実験から得られる実験データの情報処理や,情報処理システムの構築,および実験データ解析に必要な新規アルゴリズム開発や分析手法の評価等を担当.所属技術者数は50名程度.

先行研究による示唆,日立ソフトの沿革,および日立ソフトの技術者へのインタビューを通じて整理した日立ソフトのライフサイエンス事業における歩みを念頭に置くと,日立ソフトの推進事業におけるコア領域はIT分野,新規参入領域は1995年のDNAチップ事業参入以降現在に至るまでのバイオ分野,と各々定義することができる.なお以降,バイオ知識,IT知識とは,それぞれバイオ部門,IT部門の各業務を遂行するために必要な知識を指すものとする.具体的には,日立ソフト技術者のアドバイスを踏まえ,バイオ知識,およびバイオ−IT融合知識をバイオ知識,ソフトウェア開発知識,

プロセス設計知識，および製造技術知識をIT知識とした．バイオ－IT融合知識の定義については後述する．また，「担当者」と「若手技術者」，「主任・係長級以上の技術者」と「中堅技術者」をそれぞれ同義語として，文脈に応じ適宜使用することとする．

4. 質問票調査によるデータと分析結果

　ライフサイエンス本部に所属する技術者が，SE業務，製品開発，事業部への技術貢献など日々の業務で求められている成果を達成するために，どのような知識が必要で，その知識をどこから獲得しているのか，また個々の技術者の日々の成果達成のために，自身の保有知識を求められた際，どの技術者にどのような知識を提供したのか，を明らかにするための質問票設計を行い，その質問票による調査を実施した．

　2006年に，ライフサイエンス本部所属の技術者約70名のうち，出向者を除く56名に質問票を配布し，40名から回答を得た（回答率71.4%）が，そのうち有効回答数は38（有効回答率67.9%）であった．分析対象の技術者の属性は，出身学部，現在の所属，役職の観点でそれぞれ図1～図3に示すとおりである．なお属性以外は，いずれの設問も，2つまで回答できる多重回答形式とした．

　IT企業らしく，出身学部はやはり理工系が多いが，その一方で薬学部，農学部をはじめとするバイオ系学部出身者も3分の1以上占めている．現在の所属を見ると，バイオ部門約4割，IT部門約6割となっており，ライフサイエンス本部全体の比率と比べると，ややバイオ部門からの回答者の割合が大きい．なお役職分布は，担当者が6割で，主任・係長級以上が4割であった．

　以下，知識の獲得および知識の提供について，順に見ていく．

(1) 知識の獲得について

(1) 日々の業務で求められる成果とその要求レベル

　はじめに，個々の技術者が日々の業務で求められる成果とその要求レベル

4. 質問票調査によるデータと分析結果　　　　　　　　291

図1：出身学部の分布

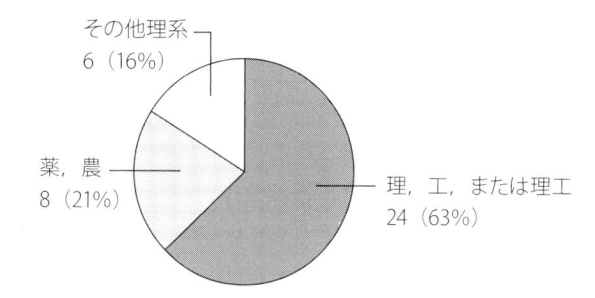

- その他理系　6（16%）
- 薬，農　8（21%）
- 理，工，または理工　24（63%）

図2：現在の所属の分布

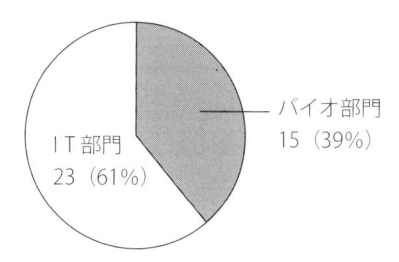

- IT部門　23（61%）
- バイオ部門　15（39%）

図3：役職の分布

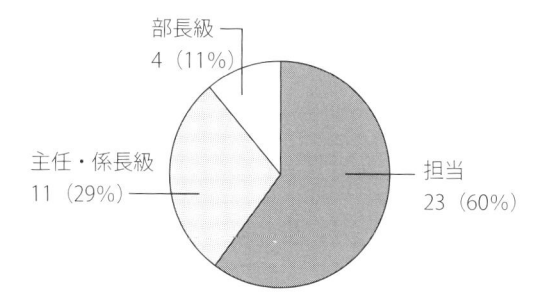

- 部長級　4（11%）
- 主任・係長級　11（29%）
- 担当　23（60%）

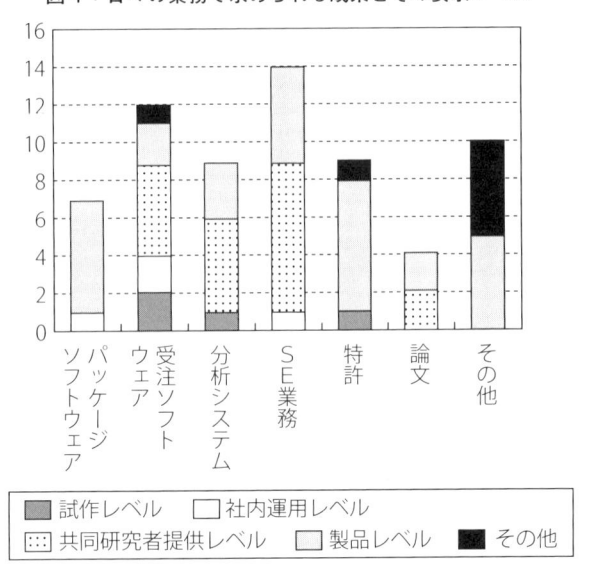

図4：日々の業務で求められる成果とその要求レベル

凡例：試作レベル／社内運用レベル／共同研究者提供レベル／製品レベル／その他

について調べた（図4）．

　成果として求められているのはSE業務と受注ソフトウェアが多く，システムインテグレーターとしての日立ソフトの特徴を示している．SE業務，受注ソフトウェアともに共同研究者提供レベルの要求の割合が比較的多く，顧客へのサービス提供を行う事業部を支援するバックヤード業務に従事している技術者が多いことが窺える．一方，求められる成果として特許を挙げている技術者も多く，その要求レベルは製品レベルが多いことから，学術的観点よりも事業部への技術貢献を意識した成果であることがわかる．

(2)　日々の業務で求められる成果とその成果達成のために必要な知識

　図5に，日々の業務で求められる成果とその成果達成のために必要な知識を示す．

　日立ソフトの技術力の源泉であるソフトウェア開発に関する知識を必要とする成果が多く見られるのは想像に難くないが，全般的な傾向としてどの成

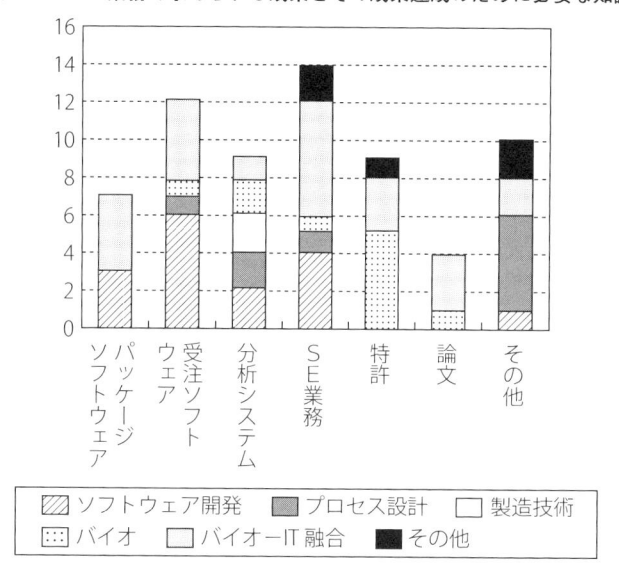

図5：日々の業務で求められる成果とその成果達成のために必要な知識

凡例：ソフトウェア開発／プロセス設計／製造技術／バイオ／バイオ-IT融合／その他

果においても，その成果の達成のために，バイオ－IT融合知識を必要としていることがわかる．日立ソフト技術者によれば，バイオ－IT融合知識とは，ウェット実験の内容と，実験で得られるデータの意味，意義を理解し，データ処理や解析システムの開発および構築などに反映する際に必要となる知識を指す．どの成果においてもバイオ－IT融合知識を必要としている背景には，システムインテグレーターの日立ソフトが，新規参入領域であるバイオ分野を，自社本流のITの視点から捉えている側面があると考えられる．

(3) 成果達成のために必要な知識と必要とされるレベル

次に，成果達成のために必要な知識と必要とされるレベルについて確認した（図6）．

成果達成のために必要な知識は，バイオ－IT融合，バイオ，ソフトウェア開発に関する知識の順に多い．ソフトウェア開発に関する知識では分野標準（世の中）レベルの内容が多く求められているのに対して，バイオ知識，

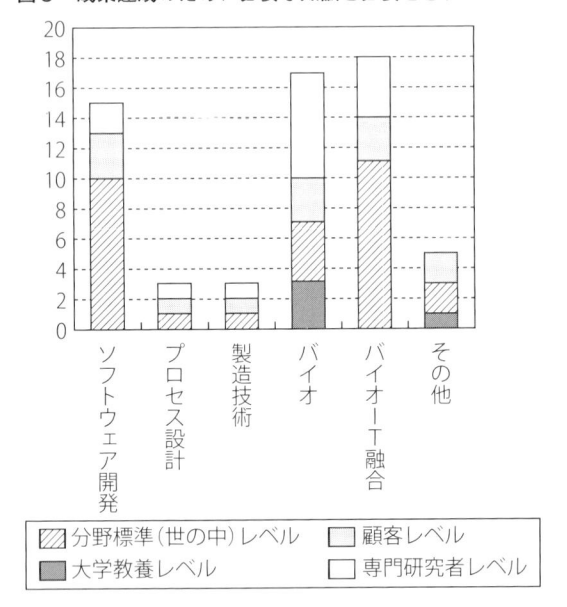

図6：成果達成のために必要な知識と必要とされるレベル

凡例：
- 分野標準(世の中)レベル
- 顧客レベル
- 大学教養レベル
- 専門研究者レベル

横軸：ソフトウェア開発、プロセス設計、製造技術、バイオ、バイオーIT融合、その他

バイオ−IT融合知識では専門研究者レベルを必要とする割合が高く，バイオ分野を新規参入領域と捉える日立ソフトでは，事業推進のために個々の技術者が先進的なバイオ知識を求めていることが窺える．

(4) 成果達成のために必要な知識とその知識の獲得先

成果達成のために必要な知識とその知識の獲得先を，図7に示す．

自社のコア領域であるソフトウェア開発を中心とするIT知識は，社内の同僚・部下や先輩・上司から獲得しているケースが多いのは容易に理解できるが，その一方で，バイオ知識およびバイオ−IT融合知識の多くをインターネットなどの公開情報から獲得していることがわかる．この点について，日立ソフト技術者から興味深いコメントが得られている．彼らによると，IT分野における知識創造は，社内に蓄積されている知識に基づき，積み上げ方式で行われるのに対し，バイオ分野では既存の知識や技術的ノウハウの改善

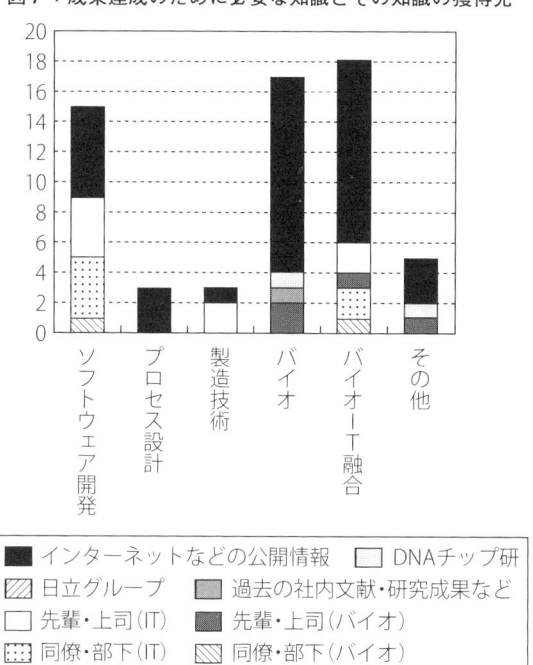

4. 質問票調査によるデータと分析結果

図7：成果達成のために必要な知識とその知識の獲得先

凡例：
- インターネットなどの公開情報
- DNAチップ研
- 日立グループ
- 過去の社内文献・研究成果など
- 先輩・上司（IT）
- 先輩・上司（バイオ）
- 同僚・部下（IT）
- 同僚・部下（バイオ）

横軸：ソフトウェア開発、プロセス設計、製造技術、バイオ、バイオIT融合、その他

よりも，非連続的な新たな知識のほうがより有効であるとのことであった．すなわち，バイオ技術者にとって，有効な知識がありそうな外部から最新の知識を取り込むことが最も重要である．一方，IT分野では知識を積み上げるアプローチが有効であるため，抽象度の高い概念を具現化する工学的手法が有効である．日立ソフトでは，効率的なソフトウェア開発のためのシステムアーキテクチャガイドラインを確立しており，新入社員は学生時代のIT知識にかかわらず，このガイドラインの習得が義務づけられている．技術者はシステムアーキテクチャガイドラインを遵守し，社内に蓄積された知識や技術ノウハウを適用し得るITプロジェクトを遂行するために，バイオ知識と比べてIT知識をより社内から獲得するとのことであった．日立ソフト技術者のコメントは，同社によるバイオ分野とIT分野の位置づけの違いを顕

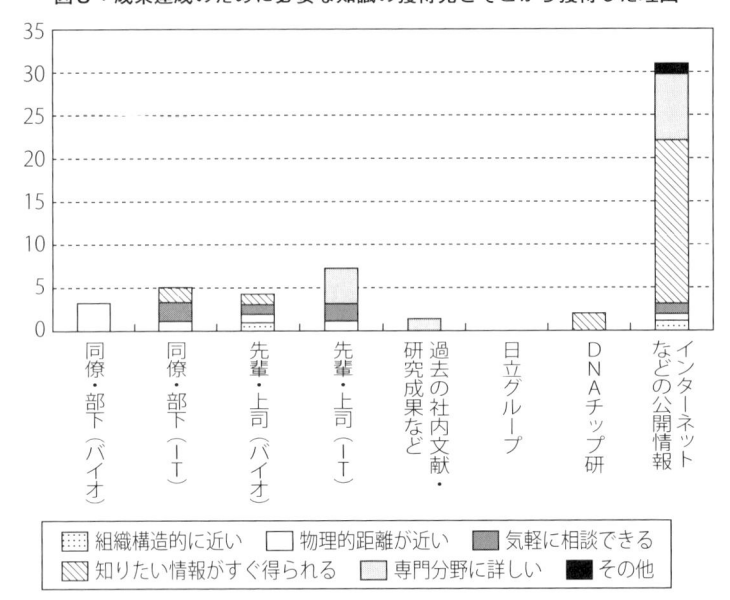

図8：成果達成のために必要な知識の獲得先とそこから獲得した理由

凡例：組織構造的に近い／物理的距離が近い／気軽に相談できる／知りたい情報がすぐ得られる／専門分野に詳しい／その他

横軸：同僚・部下（バイオ）、同僚・部下（IT）、先輩・上司（バイオ）、先輩・上司（IT）、過去の社内文献・研究成果など、日立グループ、DNAチップ研、インターネットなどの公開情報

著に現わすものと思慮する．

(5) 成果達成のために必要な知識の獲得先とそこから獲得した理由

図8に，成果達成のために必要な知識の獲得先とそこから獲得した理由を示す．

予想に反して，日立ソフトと関係の深い日立グループや，DNAチップ研究所から知識を獲得するケースがほとんど見られない一方，インターネットなどの公開情報から知識を獲得しているとする回答が多く見られた．インターネットなどの公開情報から知識を獲得した理由としては，「知りたい情報がすぐに得られる」「専門分野に詳しい」を選択しているケースが目立つ．予想に反する結果が得られた背景を探るため，日立ソフトの技術者にヒアリングを行った．それによると，日立ソフトの技術者は，日立グループやDNAチップ研究所など外部専門機関の研究者から得たヒントを元にインターネットで調査を行ったり，インターネットによる情報検索結果などを

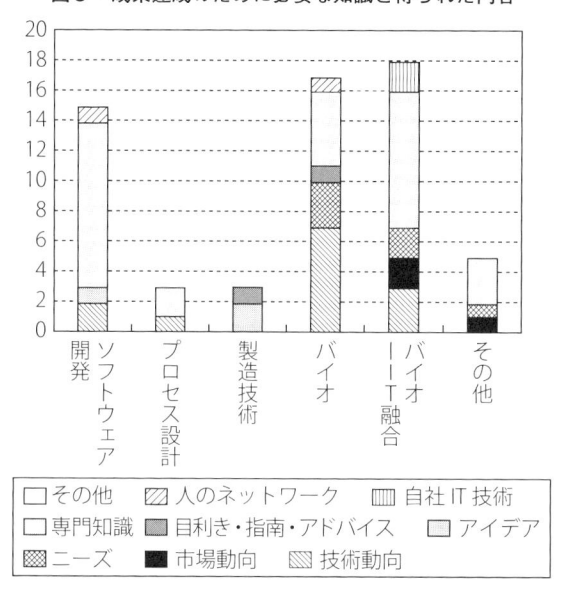

図9：成果達成のために必要な知識と得られた内容

凡例：□その他　▨人のネットワーク　▦自社IT技術　□専門知識　▨目利き・指南・アドバイス　□アイデア　▨ニーズ　■市場動向　▨技術動向

横軸：ソフトウェア開発、プロセス設計、製造技術、バイオ、バイオ−IT融合、その他

ベースに構築したアイデアについて，それら外部専門機関の研究者からコメントを獲得したりするなど，スパイラルに研究プロセスを推進していることがわかった．しかしその一方で，技術者にとっては外部専門機関よりもインターネットの方が身近であることから，結果的に公開情報から知識を獲得しているという回答が多かったのではないか，とのことであった．すなわち，質問票調査の結果は，個々の技術者が，日々の成果の達成のために必要となる一次知識としての公開情報の重要性を現していると考えられる．

(6) 成果達成のために必要な知識と得られた内容

　成果達成のために必要な知識と得られた内容を示す（図9）．

　ソフトウェア開発，プロセス設計などのIT知識では，専門知識を獲得しているとする回答が多く見られる一方，バイオ知識では技術・市場動向やニーズ情報の把握に努めている様子が窺える．図7と照らし合わせると，特にソフトウェア開発知識は社内から獲得するケースが多く見られており，自社の

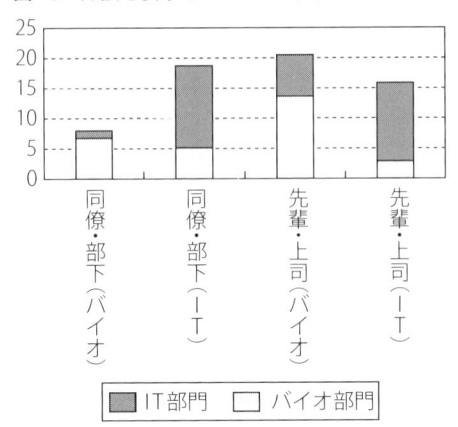

図10：知識を要求された人の所属とその要求元

（グラフ：縦軸 0-25、横軸 同僚・部下（バイオ）、同僚・部下（IT）、先輩・上司（バイオ）、先輩・上司（IT）、凡例 IT部門・バイオ部門）

蓄積知識・ノウハウ等の専門知識を活用している一端を示すものといえる．一方，バイオ分野では，イノベーションが非連続的で技術的進歩が非常に早く，新たな知識や最新の話題がより重要であるため，技術者が常にトレンドや最新の文献を確認することが求められていることが窺える．

(2) 知識の提供について

(1) 知識を要求された人の所属とその要求元

次に，知識を要求された人の所属とその要求元を調べたところ，図10のとおりであった．

ここでも，日立ソフトにおけるバイオ分野とIT分野の位置づけの違いが如実に現れている．日立ソフトのコア領域のIT分野では，先輩・上司が知識の提供を求められているケースが多いのに対して，新規参入領域のバイオ分野では，逆に同僚・部下が知識を求められているとする回答が多い．そこで，要求された知識の具体的内容について，さらに調べることとする．

(2) 自身の保有知識の要求元とその知識の内容

自身の保有知識の要求元とその知識の内容を示す（図11）．

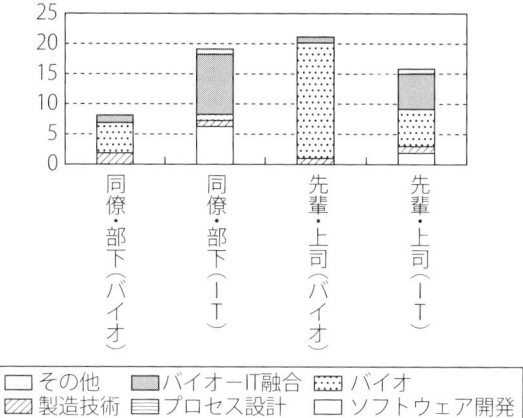

4. 質問票調査によるデータと分析結果　　　　299

図11：自身の保有知識の要求元とその知識の内容

[棒グラフ：横軸 同僚・部下（バイオ）、同僚・部下（IT）、先輩・上司（バイオ）、先輩・上司（IT）。凡例：その他、バイオ-IT融合、バイオ、製造技術、プロセス設計、ソフトウェア開発]

　これによると，バイオ部門所属の先輩・上司に加え，IT部門所属の先輩・上司も，バイオ知識あるいはバイオ-IT融合知識を多く要求している．バイオ部門所属およびIT部門所属の同僚・部下についても類似の傾向が見られるものの，バイオ部門所属の同僚・部下は製造技術に関する知識を，またIT部門所属の同僚・部下はソフトウェア開発知識を求めていることがわかる．ここでさらに，同僚・部下，先輩・上司の内訳を見るため，知識を要求された人の役職とその知識の内容を調べることとした．

(3) **知識を要求された人の役職とその知識の内容**

　図12に，知識を要求された人の役職とその知識の内容を示す．ここでは簡単のために，バイオ知識およびバイオ-IT融合知識をまとめてバイオ知識，ソフトウェア開発知識，プロセス設計知識，および製造技術知識をまとめてIT知識とした．

　これによれば，担当レベルの若手技術者はバイオ知識を多く要求されているのに対して，主任・係長級以上の中堅技術者はIT知識を多く求められている．すなわち，同僚・部下とは概ね担当レベルの若手技術者，先輩・上司とは概ね主任・係長級以上の中堅技術者が該当していると考えられる．

図12：知識を要求された人の役職とその知識の内容

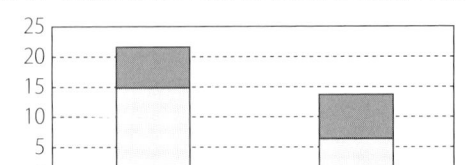

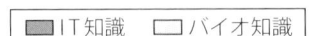

図13：求められた保有知識と与えた内容

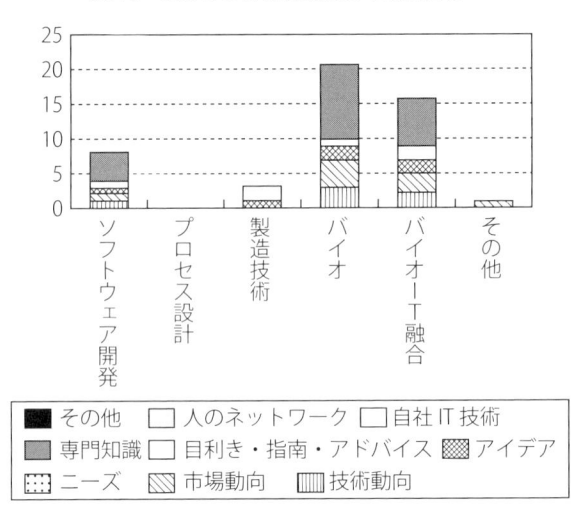

(4) 求められた保有知識と与えた内容

以下に，求められた保有知識と与えた内容を示す（図13）．

求められた保有知識は，バイオ，バイオ－IT融合，ソフトウェア開発の順に多く，いずれも専門知識の要求比率が高い．ここでさらに，担当レベルの若手技術者に着目し，その知識の種類と与えた内容について確認した（図14）．なお，理解の助けのために，知識の内容を簡単化して，専門知識とそれ以外の知識に二分した．

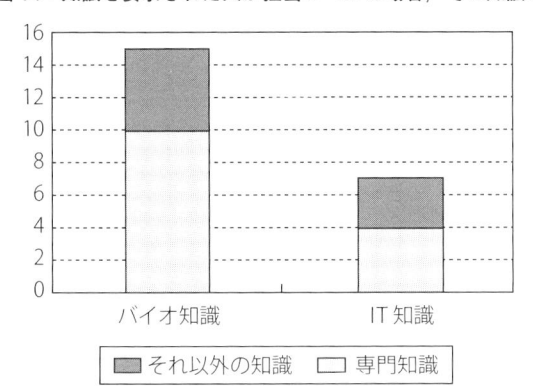

図14:知識を要求された人が担当レベルの場合,その知識の種類と与えた内容

[棒グラフ:バイオ知識 15（専門知識10、それ以外の知識5）、IT知識 7（専門知識4、それ以外の知識3）]

図14から,若手技術者がバイオ知識の中でも,専門知識を多く要求されていることがわかる.図13および図14の結果を,図7から図9までの結果と照らし合わせると,以下のことがいえる.すなわち,バイオに関する技術・市場動向やニーズ情報など一次情報の把握は,知りたい情報がすぐに得られるインターネットなどの公開情報を活用する一方,専門知識などのより深い二次情報は,社内の若手技術者の知識を積極的に活用していることが明らかとなった.

(5) 求められた保有知識とその知識の元々の獲得先

求められた保有知識とその知識の元々の獲得先を調べたところ,図15のとおりであった.

大きな特徴として,求められた保有知識のうちバイオ知識は,自身が入社前から元々保有していた知識とする回答が多いことが挙げられる.ここでさらに,担当レベルの若手技術者に着目し,その知識の種類と元々の獲得先について調べた(図16).

図16によれば,提供したバイオ知識は自身が入社前から保有していた知識の割合が高く,提供したIT知識が,すべて入社後に獲得した知識であるとする結果と対照的である.すなわち,日立ソフトでは,自社にない最新の

第13章 IT企業によるライフサイエンス分野への参入戦略

図15：求められた保有知識とその知識の元々の獲得先

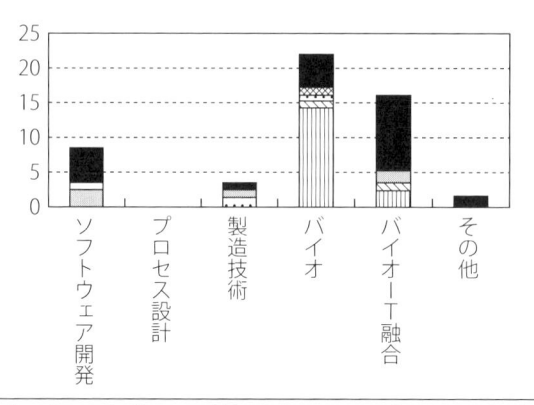

凡例：
- ■ インターネットなどの公開情報
- □ DNAチップ研
- □ 日立グループ
- ▨ 過去の社内文献・研究成果など
- ▨ 先輩・上司（IT）
- ▨ 先輩・上司（バイオ）
- ▨ 同僚・部下（IT）
- ▨ 同僚・部下（バイオ）
- ▨ 自身が入社以前から保有していた知識

横軸：ソフトウェア開発、プロセス設計、製造技術、バイオ、バイオ-IT融合、その他

図16：知識を要求された人が担当レベルの場合，その知識の種類と元々の獲得先

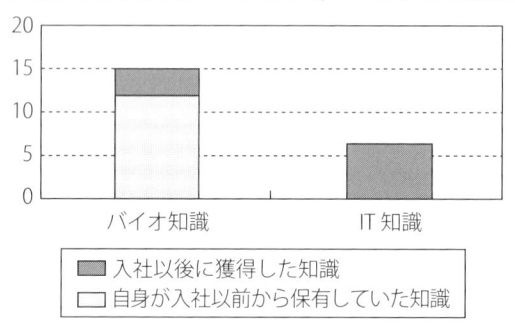

凡例：
- ■ 入社以後に獲得した知識
- □ 自身が入社以前から保有していた知識

横軸：バイオ知識、IT知識

バイオの専門知識については，大学等教育機関で先進的なバイオ知識を獲得して入社する若手技術者から積極的に獲得していることを示すものといえる．

5. 結　　論

　本研究では，質問票調査を通じて，個々の技術者が，日々の業務で求められている成果を達成するために必要な知識に着目した分析をミクロレベルで行った．はじめに，日立ソフトの技術者が，日々の業務で求められている成果を達成するために，どのような知識が必要で，その知識をどこから獲得しているのかについて調べた．その結果，技術者は，概ねどの成果達成のためにも，バイオ－IT融合知識を必要としていることがわかり，システムインテグレーターの日立ソフトが，新規参入領域であるバイオ分野を，自社本流のITの視点から捉えていることが示された．日立ソフトの技術者は，自身の日々の成果達成のために，自社の新規参入領域のバイオ知識を，主にインターネットなどの公開情報から獲得する一方，自社のコア領域のIT知識は，社内の同僚・部下，先輩・上司から獲得していることがわかった．この結果は，Narula（2001）や元橋（2005）の報告と整合的であり，さらに日立ソフト技術者へのインタビューにより，質問票調査結果を補強する含意も得られた．バイオ知識の社外獲得先が，日立グループやDNAチップ研究所など日立ソフトと関係の深い外部専門機関ではなく，予想に反してインターネットなどの公開情報であった点については，日立ソフト技術者へのヒアリング結果を踏まえると，以下のように解釈できる．すなわち，日立ソフトの技術者は，日々の業務で求められる成果の達成に必要となる技術・市場動向やニーズ情報といったバイオに関する一次知識を，自身にとって身近なインターネットなどの公開情報から獲得していると考えられる．

　続いて，日立ソフトの技術者の日々の成果達成のために，自身の保有知識を求められた際，どの技術者にどのような知識を提供したのかについて調べた．その結果，自社の新規参入領域であるバイオ分野では，若手技術者が入社前から持つバイオ知識を，自身の成果の達成のために活用していることが示された．すなわち，日立ソフトでは，バイオに関する技術・市場動向やニーズ情報といった一次情報はインターネットなどの公開情報を活用する一方，専門知識などのより深い二次情報については，若手技術者から積極的に取り

入れているというインプリケーションが得られた．

一方，自社のコア領域である IT 分野では，社内に蓄積されている IT 知識を，自身の成果の達成のために活用していることが示された．すなわち，日立ソフトでは，IT 分野ではバイオ分野とは対照的に，ソフトウェア開発知識など自社の蓄積知識・ノウハウを活用しているというインプリケーションが得られた．

最後に本検討は，質問票調査結果に対する記述統計による分析と日立ソフト技術者へのインタビューによるものであり，さらなる検証のためには，統計手法の導入や特許データ等客観的データの分析による精緻化が求められることを付記しておく．

参考文献

『日経産業新聞』（2004.3.9）．
『日経バイオビジネス』（2005.2）．
株式会社富士経済（2003）『バイオビジネス市場 2003 年』同社．
日立ソフトウェアエンジニアリング株式会社，ホームページ（http://www.hitachi-sk.co.jp/）．
Motohashi, K. (2003) "University-industry Collaborations in Japan: The Role of New Technology-Based Firms in Transforming the National Innovation System," *Research Policy*, Vol. 34, No. 5, pp. 583-594.
Narula, R. (2001) "Choosing Between Internal and Non-internal R&D Activities: Some Technological and Economic Factors," *Technology Analysis and Strategic Management*, Vol. 13, No. 3, pp. 365-387.

あとがき

　本書はNEDOの産業技術研究助成による研究プロジェクト（平成18年1月〜平成20年12月：「バイオテクノロジーの進展による研究開発のネットワーク化とイノベーションパフォーマンスに関する実証研究」）の研究成果を取りまとめたものです．研究プロジェクトを進めるにあたっては，製薬企業やバイオベンチャーなどの現場と交流を重視し，産業界に活用される研究成果を目指して行いました．実証的な社会科学の研究にあたっては，ビジネスの現場における情報やデータ収集が重要ですが，この分野における産学連携は決して進んでいるとはいえません．その意味で，日本製薬工業協会をはじめ，各種企業との連携を取りながら研究を進めてきたこの研究プロジェクトは先駆的な事例といえます．

　まず，研究を始めるにあたって製薬企業，バイオベンチャー，ベンチャーキャピタリスト，政策担当者などの各方面の有識者との意見交換会を定期的に行いました．この事業は医薬産業政策研究所との共同事業として行い，原則として毎月1回の研究会を1年以上続けました．その中からは日立ソフトの事例研究（本書第13章）のように共同研究に発展したものもあり，研究を行っていく上で数多くの示唆や知見を得ることができました．研究会の開催に関する協力について快諾をいただいた医薬品政策研究所の高橋由人所長をはじめ研究員の皆様にはお礼を申し上げたいと思います．また，研究会にご参加いただいた有識者の方々にも感謝の意を表したいと思います．

　また，本書の中核的なテーマが医薬品に関するイノベーションであったことから，多くの製薬企業の方にもお世話になりました．その中でも長年の友人でもある塩野義製薬経営企画部の沖野一郎課長に感謝申し上げたいと思います．沖野氏におかれましては，塩野義製薬における医薬候補化合物のインライセンスに関する教育用ケース教材の開発や本書第4章の塩野義製薬におけるオープンイノベーション事例を書いていただいた坂田恒昭氏のご紹介など，多大なご協力をいただきました．現在では，日本における医薬品アライアンスマネジメントに関する勉強会の中核的メンバーとして活躍されており，医薬品研究開発のオープン化にもご尽力されているところです．この大手製

薬企業が集まるファルマアライアンス勉強会には編者も参加させていただいており，オープンイノベーションに関する現場の動きを体感する場として重宝しております．

編者は現在，東京大学工学系研究科に所属しておりますが，このバイオイノベーション研究プロジェクトのアイディアは，一橋大学イノベーションセンターに勤務していた5年ほど前まで遡ります．当時，バイオテクノロジーや医薬産業研究においては大先輩であった一橋大学大学院経済学研究科の小田切宏之教授と岡田羊祐教授に研究内容について相談することから始まりました．両先生は本書における研究グループの中核的メンバーであると同時にプロジェクト全体の進め方についてもさまざまなサジェションをいただきました．また，本書の執筆メンバーの方々とは毎月行われる研究会や夏休みに行った研究合宿などで密度の濃い意見交換をさせていただきました．合宿は神戸，札幌，大阪と合計で3回開催し，各メンバーの研究について自由闊達な意見交換を行いました．本書は編著のスタイルを取っていますが，実質的には研究グループのメンバー全体で共同執筆した共著本といってもいい内容です．3年間に渡って共同研究をさせていただいた研究メンバーの方々にも感謝申し上げたいと思います．

最後に白桃書房で編集を担当された河井宏幸氏にも感謝の意を表したいと思います．出版事情が厳しい中，学術本の出版を実現していただき，また我々の原稿に対しては，丁寧でかつ的確なコメントをいただきました．ありがとうございました．

本書でも述べているように日本における医薬品の研究開発プロセスはオープンイノベーションの波を受けて大きく変化しているところです．また，最近では大手製薬メーカーの合従連衡が急激に進んでいます．ライセンシングやバイオベンチャーの買収，海外におけるメガファーマとのアライアンスなど，オープンイノベーションの動きは急激に進んでいます．ただ，その一方で「アライアンス締結に向けて最もエネルギーを使うのは社内調整である」という現場の声もよく聞かれます．このようにマクロの動きとミクロの実態のズレをどのように調整していくかが，今後，日本の医薬品産業全体の浮沈を決める重要なファクターであると思います．日本の医薬品産業が国際競争

力を保ち続けるためにどうすべきか，企業のマネジメントレベルで，あるいは国家の政策レベルでそれぞれどのような対策をとるべきなのか，現実的で有効な解を見つけるために研究を続けていきたいと考えています．最新の研究成果につきましては，編者のHP（http://www.mo.t.u-tokyo.ac.jp/）をご参照ください．

 2009年9月

元橋　一之

索　引

アルファベット

BioAbility LLC ………………………… 240
Deloitte Recap ………………………… 173
DNA チップ …………………………… 288
IT バブル ……………………………… 242
NCE …………………………………… 116
Recombinant Capital …………………… 21

あ 行

アウトソーシング ……………………… 42
明日の新薬 ……………………………… 115
アフィメトリクス ……………………… 288
アライアンス ………………………… 41, 68
アライアンス契約 ……………………… 134
遺伝子組み換え技術 …………………… 24
イノベーションシステム …………… 2, 67
医療用医薬品 …………………………… 25
引用件数 ………………………………… 170
運営費交付金 …………………………… 94
オープンイノベーション …………… 2, 99
オープン型システム …………………… 4
オープン・サイエンス ………………… 260

か 行

海外研究開発活動 ……………………… 68
海外研究開発拠点 ……………………… 69
海外事業活動基本調査 ………………… 77
外資系企業総覧 ………………………… 117
科学技術基本計画 ………………… 162, 186
科学技術研究調査（総務省）………… 18
科学技術政策研究所 …………………… 189

企業の境界 ……………………………… 41
技術アライアンス ……………………… 69
技術導入 …………………………… 42, 68
技術知識のスピルオーバー …………… 126
技術の目利き …………………………… 108
吸収能力 …………………………… 60, 66
共同開発 ………………………………… 116
共同研究 ………………………………… 160
研究開発外部連携実態調査（経済産業研究所）………………………………… 20
研究提携 ………………………………… 42
顕示技術優位指標 ……………………… 75
権利の帰属 ……………………………… 174
国立大学の法人化 ……………………… 30
国立大学法人 …………………………… 94
国立大学法人法 ………………………… 162

さ 行

サイエンス型産業 ……………………… 214
産学官連携 ………………… 90, 266, 280
産業技術力強化法 ……………………… 186
産業活力再生特別措置法 ………… 162, 186
ジェネンテック社 ……………………… 214
塩野義製薬 ……………………………… 99
自前主義 …………………………… 2, 119
自前主義システム ……………………… 4
受託研究 ………………………………… 160
奨学寄付金 ……………………………… 160
上場企業の数 …………………………… 243
新規化学物質 …………………………… 116
スピルオーバー ………………………… 66
全国イノベーション調査 ……………… 45
創薬系バイオベンチャー ……………… 280

た 行

大学間格差……………………………… 94
大学等技術移転促進法（TLO 法）
　………………………… 29, 162, 186
大学等発ベンチャー…………………… 188
治験（臨床試験）……………………… 113
知的財産立国………………………… 1, 30
中小企業技術革新制度（日本版 SBIR 制度）
　……………………………………… 162
取引費用………………………………… 44

な 行

日米格差……………………………… 254
日本版バイ・ドール法…………… 162, 186

は 行

バイオ医薬……………………………… 24
㈶バイオインダストリー協会（JBA）
　……………………………………… 239
バイオベンチャー…… 96, 237, 238, 254, 269
バイオベンチャー統計調査報告書…… 239
バイオベンチャーの定義……………… 240
バイドール委託法……………………… 96
パスツール象限………………………… 58
日立ソフト…………………………… 287
プロパテント………………………… 172
米国取得特許データ…………………… 72
ベンチャーキャピタリスト…………… 255
ベンチャー投資……………………… 255

や 行

薬価基準………………………………… 26

ら 行

ライセンス…………………………… 176
ライフサイエンス関連の教育組織…… 215
ライフサイエンス事業………………… 289
リサーチツール………………… 58, 61, 177
臨床試験（治験）……………………… 27

■執筆者一覧（執筆順）

元橋　一之（編著者紹介参照）

小田切宏之（一橋大学大学院経済学研究科教授）

岩佐　朋子（横浜市立大学国際総合科学部准教授）

松本　弥生（塩野義製薬株式会社医薬開発本部戦略企画部門）

坂田　恒昭（塩野義製薬株式会社医薬開発本部戦略企画部門 部門長・大阪大学サイバーメディアセンター特任教授）

中村　　豪（東京経済大学経済学部准教授）

絹川　真哉（駒澤大学グローバル・メディア・スタディーズ学部講師）

中村　健太（神戸大学大学院経済学研究科講師）

小倉　　都（文部科学省科学技術政策研究所第3調査研究グループ研究官）

加藤　雅俊（一橋大学経済研究所専任講師・文部科学省科学技術政策研究所客員研究官）

西村　淳一（一橋大学大学院経済学研究科博士後期課程・医薬品産業政策研究所客員研究員）

岡田　羊祐（一橋大学大学院経済学研究科教授・医薬品産業政策研究所客員研究員）

太田　啓文（東京大学大学院工学系研究科先端学際工学専攻博士後期課程）

■編著者紹介

元橋　一之（もとはし　かずゆき）

1986 年　東京大学大学院工学系研究科修士課程修了（工学修士）
同　年　通商産業省（現経済産業省）入省
1993 年　コーネル大学経営大学院修了（MBA）
1998 年　OECD 科学技術産業局エコノミスト
2000 年　慶應義塾大学博士号（商学）取得
2002 年　一橋大学イノベーション研究センター助教授
2004 年　東京大学先端科学技術研究センター助教授，教授を経て
2006 年　東京大学大学院工学系研究科技術経営戦略専攻（TMI）教授
　　　　現在に至る

主な著作
『IT イノベーションの実証分析』東洋経済新報社（2005 年，単著），
『日本経済 競争力の構想』日本経済新聞社（2002 年，共著）など。

■日本のバイオイノベーション
――オープンイノベーションの進展と医薬品産業の課題――

■発行日――2009年11月16日　初版発行　　　　〈検印省略〉

■編著者――元橋　一之
■発行者――大矢栄一郎
■発行所――株式会社　白桃書房
　　　　〒101-0021　東京都千代田区外神田5-1-15
　　　　☎03-3836-4781　℻03-3836-9370　振替00100-4-20192
　　　　http://www.hakutou.co.jp/

■印刷・製本――藤原印刷

© Kazuyuki Motohashi 2009　Printed in Japan
ISBN 978-4-561-26522-1 C3034

JCOPY〈(社)出版者著作権管理機構　委託出版物〉
本書の無断複写は著作権法上での例外を除き禁じられています。複写される場合は，
そのつど事前に，(社)出版者著作権管理機構（電話03-3513-6969，FAX 03-3513-6979，
e-mail : info@jcopy.co.jp）の許諾を得てください。
落丁本・乱丁本はおとりかえいたします。

好評書

大薗恵美・児玉　充・谷地弘安・野中郁次郎【著】
イノベーションの実践理論 　　　本体 3500 円

妹尾　大・阿久津　聡・野中郁次郎【著】
知識経営実践論 　　　本体 5800 円

河野豊弘【著】
研究開発における創造性 　　　本体 2500 円

渡辺　孝【編著】
アカデミック・イノベーション 　　　本体 3800 円
　―産学連携とスタートアップス創出

柴田友厚・玄場公規・児玉文雄【著】
製品アーキテクチャの進化論 　　　本体 2300 円
　―システム複雑性と分断による学習

石井康之【著】
知的財産の経済・経営分析入門 　　　本体 3800 円
　―特許技術・研究開発の経済的・経営的価値評価

小川紘一【著】
国際標準化と事業戦略 　　　本体 3800 円
　―日本型イノベーションとしての標準化ビジネスモデル

三好博昭・谷下雅義【編著】
自動車の技術革新と経済厚生 　　　本体 3000 円
　―企業戦略と公共政策の効果分析

綿引宣道【著】
産学共同の現場管理 　　　本体 5000 円
　―企業と地方大学の挑戦

東京　**白桃書房**　神田

本広告の価格は本体価格です。別途消費税が加算されます。